全国高等职业院校临床医学专业第二轮教材

U0232698

传染病学

（供临床医学、基础医学、预防医学、检验医学、口腔医学等专业用）

主　编　李雪甫　马林伟

副主编　张玉领　余　芳　徐　慧　陈吉刚

编　者　（以姓氏笔画为序）

丁苏彭（江苏护理职业学院）

马林伟（江苏医药职业学院）

王　瑞（昆明卫生职业学院）

李雪甫（江苏护理职业学院）

余　芳（四川中医药高等专科学校）

张玉领（江苏护理职业学院）

张晓丹（广东江门中医药职业学院）

陈吉刚（重庆医药高等专科学校）

周　蔚（淮安区人民医院）

徐　慧（长沙卫生职业学院）

殷存静（遵义医药高等专科学校）

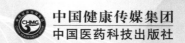
中国健康传媒集团
中国医药科技出版社

内 容 提 要

本教材是"全国高等职业院校临床医学专业第二轮教材"之一。本版教材共分八个章节，按总论、病毒性传染病、立克次体病、细菌性传染病、钩端螺旋体病、原虫病、蠕虫病、医院感染的顺序展开，精简了部分内容，更突出学习重点。本教材为书网融合教材，即纸质教材有机融合电子教材、教学配套资源（PPT、微课、视频等）、题库系统、数字化教学服务，以加深学生对教材理论知识的理解和掌握，促进自主学习。本教材可供全国高等职业院校临床医学、基础医学、预防医学、检验医学、口腔医学等专业的学生使用，也可供从事传染病学教学的教师参考，对于助理医师资格考试亦是很好的参考书。

图书在版编目（CIP）数据

传染病学/李雪甫，马林伟主编 . —北京：中国医药科技出版社，2022.12
全国高等职业院校临床医学专业第二轮教材
ISBN 978 – 7 – 5214 – 3549 – 8

Ⅰ. ①传… Ⅱ. ①李… ②马… Ⅲ. ①传染病学 – 高等职业教育 – 教材 Ⅳ. ①R51

中国版本图书馆 CIP 数据核字（2022）第 256824 号

美术编辑 陈君杞
责任编辑 刘　妍　董佳敏
版式设计 友全图文

出版 **中国健康传媒集团** | 中国医药科技出版社
地址 北京市海淀区文慧园北路甲 22 号
邮编 100082
电话 发行：010 – 62227427 邮购：010 – 62236938
网址 www.cmstp.com
规格 889 × 1194mm $\frac{1}{16}$
印张 10 $\frac{3}{4}$
字数 276 千字
版次 2022 年 12 月第 1 版
印次 2023 年 8 月第 2 次印刷
印刷 北京盛通印刷股份有限公司
经销 全国各地新华书店
书号 ISBN 978 – 7 – 5214 – 3549 – 8
定价 **39.00 元**

获取新书信息、投稿、为图书纠错，请扫码联系我们。

出版说明

为贯彻落实《国家职业教育改革实施方案》《职业教育提质培优行动计划（2020—2023年）》《关于推动现代职业教育高质量发展的意见》等有关文件精神，不断推动职业教育教学改革，对标国家健康战略、对接医药市场需求、服务健康产业转型升级，支撑高质量现代职业教育体系发展的需要，中国医药科技出版社在教育部、国家药品监督管理局的领导下，在本套教材建设指导委员会主任委员厦门医学院王斌教授，以及长春医学高等专科学校、江苏医药职业学院、江苏护理职业学院、益阳医学高等专科学校、山东医学高等专科学校、遵义医学高等专科学校、长沙卫生职业学院、重庆医药高等专科学校、重庆三峡医药高等专科学校、漯河医学高等专科学校、辽宁医药职业学院、承德护理职业学院、楚雄医药高等专科学校等副主任委员单位的指导和顶层设计下，通过走访主要院校对2018年出版的"全国高职高专院校临床医学专业'十三五'规划教材"进行了广泛征求意见，有针对性地制定了第二版教材的出版方案，旨在赋予再版教材以下特点。

1. 强化课程思政，体现立德树人

坚决把立德树人贯穿、落实到教材建设全过程的各方面、各环节。教材编写应将价值塑造、知识传授和能力培养三者融为一体，在教材专业内容中渗透我国医疗卫生事业人才培养需要的有温度、有情怀的职业素养要求，着重体现加强救死扶伤的道术、心中有爱的仁术、知识扎实的学术、本领过硬的技术、方法科学的艺术的教育，为人民培养医德高尚、医术精湛的健康守护者。

2. 体现职教精神，突出必需够用

教材编写坚持现代职教改革方向，体现高职教育特点，根据《高等职业学校专业教学标准》《职业教育专业目录（2021）》要求，以人才培养目标为依据，以岗位需求为导向，进一步优化精简内容，落实必需够用原则，以培养满足岗位需求、教学需求和社会需求的高素质技能型人才准确定位教材。

3. 坚持工学结合，注重德技并修

本套教材融入行业人员参与编写，强化以岗位需求为导向的理实教学，注重理论知识与岗位需求相结合，对接职业标准和岗位要求。在教材正文适当插入临床案例，起到边读边想、边读边悟、边读边练，做到理论与临床相关岗位相结合，强化培养学生临床思维能力和操作能力。

1

4. 体现行业发展，更新教材内容

教材建设要根据行业发展要求调整结构、更新内容。构建教材内容应紧密结合当前临床实际要求，注重吸收临床新技术、新方法、新材料，体现教材的先进性。体现临床程序贯穿于教学的全过程，培养学生的整体临床意识；体现国家相关执业资格考试的有关新精神、新动向和新要求；满足以学生为中心而开展的各种教学方法的需要，充分发挥学生的主观能动性。

5. 建设立体教材，丰富教学资源

依托"医药大学堂"在线学习平台搭建与教材配套的数字化资源（数字教材、教学课件、图片、视频、动画及练习题等），丰富多样化、立体化教学资源，并提升教学手段，促进师生互动，满足教学管理需要，为提高教育教学水平和质量提供支撑。

本套教材凝聚了全国高等职业院校教育工作者的集体智慧，体现了凝心聚力、精益求精的工作作风，谨此向有关单位和个人致以衷心的感谢！

尽管所有参与者尽心竭力、字斟句酌，教材仍然有进一步提升的空间，敬请广大师生提出宝贵意见，以便不断修订完善！

数字化教材编委会

主　编　李雪甫　马林伟
副主编　张玉领　余　芳　徐　慧　陈吉刚
编　者　(以姓氏笔画为序)
　　　　丁苏彭 (江苏护理职业学院)
　　　　马林伟 (江苏医药职业学院)
　　　　王　瑞 (昆明卫生职业学院)
　　　　李雪甫 (江苏护理职业学院)
　　　　余　芳 (四川中医药高等专科学校)
　　　　张玉领 (江苏护理职业学院)
　　　　张晓丹 (广东江门中医药职业学院)
　　　　陈吉刚 (重庆医药高等专科学校)
　　　　周　蔚 (淮安区人民医院)
　　　　徐　慧 (长沙卫生职业学院)
　　　　殷存静 (遵义医药高等专科学校)

前言 PREFACE

传染病学是研究传染病在人体内发生、发展及转归的原因和规律，探求对传染病具有针对性的诊治措施，以达到控制传染病的发生、发展和流行的科学。其与流行病学、神经病学、微生物学、免疫学、寄生虫学和生物化学等临床和基础医学具有密切的联系。在人类漫长的历史发展长河中，传染病一直都是严重危害和威胁人类生命健康的重要疾病。随着对传染病认识的不断深入和现代医学技术的飞速发展，人们在对传染病的诊、治、防方面取得了诸多进展的同时也逐渐认识到传染病难以完全消灭。从传染性非典型肺炎到埃博拉出血热，再到 2019 年进入大众视野的新型冠状病毒肺炎，传染病层出不穷，故需加强对医学生传染病学的教育，培养医学人才，以期掌握传染病的发生、发展规律，服务于临床，《传染病学》正是在这样的背景下编写的。

本教材在内容上，按总论、病毒性传染病、立克次体病、细菌性传染病、钩端螺旋体病、原虫病、蠕虫病、医院感染八个章节进行编写，较上一版精简了部分内容，以突出学习重点。同时，对教学资源进行了整体化处理，纸质内容与数字化资源一体化设计、互为补充。纸质内容详实，知识点突出；数字化资源内容丰富，包括 PPT 课件、微课视频、习题集，使教学更生动、更便捷、更直观，大幅提升了教材的可读性。本教材具有以下特点：①增加了新发传染病；②用案例引导教学，理论联系实际，既丰富教学内容，又有助于提高学生的学习兴趣、学习效率和思维能力；③教材中融入了课程思政元素，真正做到了隐性教育与显性教育相结合，"育德"与"育智"相统一，利于学生树立正确的人生观、价值观和世界观；④教材具有鲜明的针对性，突出传染病学教学重点内容，适应于高等职业院校临床医学专业学生的需要、适应于我国助理医师资格考试的需要；⑤各位编者均具有丰富的临床和教学经验，他们工作在医、教、研一线，为本书的编写奠定了坚实的基础。

本教材根据学科发展、科学技术发展和教学改革的需要进行编写，注重理论结合技能、理论联系实际，充分体现了教材的科学性、先进性和适用性，主要适用于临床医学、基础医学、预防医学、检验医学、口腔医学等专业学生使用，对于助理医师资格考试亦是很好的参考书。

在本教材编写过程中，各位编者精诚合作，把多年的临床经验、教学经验总结凝练于本书中，在此对各编者及众多关心及支持本书的人们表示衷心的感谢！本教材若有疏漏或不足之处，恳请广大专家、教师和读者提出宝贵意见和建议，以便今后再版时修正。

编　者
2022 年 10 月

CONTENTS **目录**

第一章 总 论

◎ 学习目标

    1. 通过本章学习，重点把握感染过程的表现，感染过程中病原体的作用和机体免疫应答的作用；传染病的流行过程及影响因素；传染病的基本特征、临床特点；传染病的诊断和治疗原则；传染病的预防措施。

    2. 学会传染病诊断的依据，具有传染病防治的基本技能。

感染性疾病（infectious diseases）是指由病原体感染所致的疾病，包括传染病和非传染性感染性疾病。

传染病（communicable diseases）是指由病原微生物，如朊粒（prion）、病毒、衣原体、立克次体、支原体、细菌、真菌、螺旋体和寄生虫如原虫、蠕虫、医学昆虫感染人体后产生的有传染性、在一定条件下可造成流行的疾病。

传染病学是一门研究各种传染病在人体内、外发生、发展、传播、诊断、治疗和预防规律的学科。重点研究各种传染病的发病机制、临床表现、诊断、治疗和预防措施，做到防治结合。

▶▶ 情境导入

情境描述 刘某，男，某高校的住校学生，于假期参加亲戚婚礼，6月份以来，出现持续性低热、乏力、食欲不振、夜间盗汗、咳嗽咳痰、胸痛，伴有轻微咳血症状。6月20日，校医务室初步结论：疑似肺结核，迅速转至市传染病医院诊治。

讨论 1. 进一步确诊，还需要哪些资料？

    2. 请为刘某提出正确治疗意见，并为刘某的同学制订预防措施。

第一节 感染与免疫

PPT

一、感染的概念 🅔 微课

感染（infection）又称传染，是指病原体侵入人体后在人体内寄生的过程，也是病原体与人体之间相互作用、相互斗争的过程。构成感染的三个必备条件是病原体、人体和它们所处的环境。

人类在漫长的进化过程中，不断与各种病原微生物、寄生虫接触，逐渐产生高度的适应性和斗争能力。当人体防御能力低下时，病原体便在人体内生长、繁殖，并致病。当人体免疫功能正常时，机体便有足够的防御能力，使病原体被消灭或排出体外。病原体作为致病条件，能否发病主要取决于人体的免疫、防御能力。

二、感染过程的表现

病原体通过各种途径进入人体后就开始了感染过程，感染后的表现取决于人体的防御机能强弱和病原体的数量、致病力，也与环境因素有关。

1. 病原体被清除 病原体进入人体后，首先被非特异性免疫防御能力清除，如皮肤和黏膜的屏障作用、胃酸的杀菌作用、多种体液成分的溶菌、杀菌作用、血脑屏障和吞噬细胞的吞噬作用等。也可通过特异性体液免疫和细胞免疫将病原体清除。

2. 病原携带状态 病原体进入人体后停留、存在于机体一定的部位生长繁殖，并能排出体外，引起轻度的病理损害，而人体不出现疾病的状态。按病原体种类不同将病原携带者分为带病毒者、带菌者与带虫者。按其发生和持续时间的长短，病原携带者一般分为潜伏期携带者、恢复期携带者。携带病原体持续时间短于 3 个月称为急性携带者，若长于 3 个月称为慢性携带者。所有病原携带者都有一个共同的特点：不出现临床症状而能排出病原体。因而在许多传染病中，如伤寒、细菌性痢疾、霍乱、流行性脑脊髓膜炎、乙型肝炎等，病原携带者成为重要的传染源。

3. 隐性感染 隐性感染又称亚临床感染，是指病原体侵入人体后，仅诱导机体产生特异性的免疫应答，而不引起或只引起轻微的组织损伤，临床上多无症状、体征和生化改变，只有经病原学、免疫学检查才能发现。隐性感染过程结束后，大多数人获得不同程度的特异性主动免疫，病原体被清除。少数人则转为病原携带状态，病原体持续存在于体内，成为无症状携带者。隐性感染者在传染病流行期间对防止流行扩散有积极意义，因为隐性感染者多，该病发病率就低。但隐性感染者也可能是传染源。

4. 潜伏性感染 潜伏性感染又称潜在性感染，病原体进入人体后，人体免疫功能将病原体局限在人体的某些部位，但又不能将病原体完全清除，病原体可长期潜伏下来，人体不出现临床表现，待人体防御功能降低，原已潜伏在人体内的病原体开始繁殖，引起人体发病。常见的潜伏性感染有单纯疱疹、带状疱疹、疟疾、结核病等。潜伏性感染期间，病原体一般不排出体外，不易成为传染源，这是与病原携带状态的不同之处。

5. 显性感染 显性感染又称临床感染，病原体侵入人体后，不但诱导人体产生免疫应答，而且通过病原体本身的作用或机体的变态反应导致组织损伤，引起相应的病理改变和临床表现。显性感染后，人体获得一定的免疫力。少数显性感染者可转为慢性病原携带者。

以上五种表现不是一成不变的，在一定条件下可以相互转化，除病原体被清除外，一般隐性感染最常见，其次为病原携带状态，显性感染所占比率最低，且易于识别。

三、感染过程中病原体的作用

在感染过程中人体免疫反应在抵御病原体致病方面起着主导作用，但病原体的致病力在感染过程中也起着重要作用。病原体的致病力包括：侵袭力、毒力、数量和变异性等。

1. 侵袭力 是指病原体侵入人体并在体内扩散的能力。有些病原体可直接侵入人体，如钩端螺旋体、血吸虫尾蚴、钩虫丝状蚴等。有些病原体经呼吸道、消化道进入人体，先黏附在呼吸道和消化道黏膜表面，再进一步侵入组织细胞，产生酶和毒素，引起病变，如溶血性链球菌产生致热性外毒素、透明质酸酶，金黄色葡萄球菌产生血浆凝固酶等。病原菌的荚膜能够抵抗吞噬细胞的吞噬，菌毛能黏附在黏膜上皮表面，也能增强其侵袭力。病毒常通过与细胞表面的受体结合进入细胞内。

2. 毒力 包括毒素和其他毒力因子。毒素包括外毒素和内毒素。外毒素主要指革兰阳性菌在生长繁殖过程中分泌到细胞外，具有酶活性的毒性蛋白质。具有代表性的是破伤风外毒素和白喉外毒素。少部分革兰阴性菌也能产生外毒素，如霍乱弧菌产生的霍乱肠毒素。内毒素主要是革兰阴性菌细胞壁中的一种脂多糖，菌体自溶或死亡裂解后释放出来，通过激活单核 – 吞噬细胞，释放细胞因子而致病，如伤寒杆菌、脑膜炎奈瑟菌等。

其他毒力因子中，有些具有穿透能力（如钩虫丝状蚴），有些具有侵袭能力（如志贺菌属），有些具有溶组织能力（如溶组织内阿米巴原虫）。许多细菌还能分泌一些针对其他细菌的毒力因子，如克服正常菌群的毒力因子、对抗体液免疫的毒力因子、对抗巨噬细胞的毒力因子等。

3. 数量　在同一种传染病中，入侵病原体的数量一般与致病能力成正比。然而，在不同的传染病中，能引起疾病的最低病原体数量可有较大差异，如伤寒需要 10 万个菌体，而细菌性痢疾仅需 10 个菌体。

4. 变异性　病原体可因遗传、环境、药物等因素而发生变异。一般来说，经过人工多次传代培养，可使病原体的致病力减弱，如用于预防结核病的卡介苗（BCG）。在宿主之间反复传播，可使病原体的致病力增强，如肺鼠疫。病原体的抗原变异可逃避机体的特异性免疫作用而继续引起疾病或使疾病慢性化，如流行性感冒病毒、艾滋病病毒等。

四、感染过程中机体免疫应答的作用

人体的免疫反应对感染过程的表现和转归起着重要的作用。可分为保护性免疫反应（抗感染免疫）和变态反应两种。增加人体保护性免疫反应能力，减少、控制变态反应发生则是传染病防治中的两项重要内容。保护性免疫应答分为非特异性免疫应答与特异性免疫应答两种。

（一）非特异性免疫

在抵御感染过程中非特异性免疫首先发挥作用，这是人类在长期进化过程中形成的，出生时即有的较为稳定的免疫能力。

1. 天然屏障　包括皮肤、黏膜及其分泌物（胃酸、溶菌酶等）与附属器（鼻毛、气管黏膜上皮细胞的纤毛）等外部屏障及血脑屏障和胎盘屏障等内部屏障。

2. 吞噬作用　单核－吞噬细胞系统包括血液中的游走性单核细胞、以中性粒细胞为主的各种粒细胞和肝、脾、骨髓、淋巴结中固有的吞噬细胞，它们都具有非特异性吞噬功能，可清除体内的病原体。

3. 体液因子　存在于体液中的补体、溶菌酶和干扰素等，均对清除病原体起着重要作用。

（二）特异性免疫

是指由于对抗原进行特异性识别而产生的免疫。感染和免疫接种均能产生特异性免疫。特异性免疫通过细胞免疫（T 细胞）和体液免疫（B 细胞）作用而产生免疫应答。

1. 细胞免疫　T 细胞被某种病原体抗原刺激后能对该抗原致敏，当再次与该抗原相遇时，则通过细胞毒性和淋巴因子杀伤病原体及其所寄生的细胞。细胞免疫在对抗病毒、真菌、原虫和部分在细胞内寄生的细菌（如伤寒杆菌、布鲁菌、结核杆菌、麻风杆菌）的感染中起重要作用。T 细胞还有调节体液免疫的功能。

2. 体液免疫　当被某种病原体抗原致敏的 B 细胞再次受到该抗原刺激后，即转化为浆细胞，并产生能与致敏 B 细胞抗原相对应的抗体，即免疫球蛋白（Ig），如 IgG、IgM、IgA、IgD、IgE 等。在感染过程中最早出现 IgM，持续时间短，是近期感染的标志，有早期诊断意义。IgG 在感染后临近恢复期时出现，持续时间较长，是既往感染的标志。IgG 在体内含量最高，能通过胎盘，是用于防治某些传染病的丙种球蛋白及抗毒血清的主要成分。IgA 是呼吸道和消化道黏膜上的主要局部抗体。IgE 主要作用于入侵的原虫和蠕虫。

第二节　传染病的发病机制

PPT

一、传染病的发生与发展

传染病的发展有阶段性，发病机制的阶段性及临床表现的阶段性大多是一致的。

1. 入侵部位　病原体的入侵部位与发病机制有密切关系，入侵部位适当，病原体才能定居、生长、繁殖以及引起病变。如霍乱弧菌和志贺菌属必须经口感染，破伤风杆菌必须经伤口感染，才能引起病变。

2. 机体内定位　病原体入侵成功并定居后，可在入侵部位直接引起损伤；也可在入侵部位繁殖，分泌毒素，在远离入侵部位引起病变，如白喉和破伤风；也可通过血液循环，再定位于某一脏器引起该脏器的病变，如流行性脑脊髓膜炎和病毒性肝炎；还可经过一系列的生活史阶段，在某脏器中定居，如蠕虫病；每个传染病在机体内定位都有其本身的规律。

3. 排出途径　机体排出病原体的途径，是患者、隐性感染者和病原携带者有传染性的重要因素。有些病原体的排出途径是单一的，如志贺菌属只通过粪便排出；有些是多个的，如脊髓灰质炎病毒既能通过粪便又能通过飞沫排出。有些病原体是由机体主动排出；有些病原体则是被动排出，如存在于血液中的疟原虫、丙型肝炎病毒等，必须通过虫媒叮咬或采血才离开人体。病原体排出体外的持续时间有长有短，因此不同传染病有不同的传染期。

二、组织损伤的发生机制

组织损伤和功能受损是疾病发生的基础。传染病导致组织损伤有三种发生方式。

1. 直接侵犯　病原体可通过分泌酶直接破坏组织，如溶组织内阿米巴原虫；也可直接破坏细胞，如脊髓灰质炎病毒；还可以产生炎症反应，而引起组织坏死，如鼠疫。

2. 毒素作用　某些病原体可以产生毒力很强的外毒素，导致组织损伤和功能障碍，如肉毒杆菌的神经毒素、霍乱肠毒素。革兰阴性杆菌裂解可产生内毒素，刺激单核 – 吞噬细胞分泌白细胞介素 – 1 和肿瘤坏死因子，导致发热、休克及弥散性血管内凝血，如志贺菌属、伤寒杆菌等。

3. 免疫机制　大部分传染病的发病机制与免疫应答有关。如麻疹病毒能抑制细胞免疫；艾滋病病毒直接破坏 T 细胞。某些病原体通过变态反应导致组织损伤，其中以 Ⅲ 型反应（见于肾综合征出血热等）及 Ⅳ 型反应（见于结核病、血吸虫病等）为最常见。

三、重要的病理生理变化

（一）发热

发热是传染病的一个重要临床表现。当机体发生感染时，病原体及其产物作用于单核 – 吞噬细胞系统，使之释放内源性致热原。内源性致热原通过血液循环刺激体温调节中枢，产生大量前列腺素 E2（PGE2），后者作用于体温调节中枢，提高恒温点，使产热超过散热而引起体温升高。

（二）急性期改变

感染过程可诱发机体一系列应答，伴有特征性的代谢改变。应答往往出现于感染的几小时至几天之后，故称为急性期改变，但有些改变也可见于慢性病期。

1. 蛋白代谢　肝脏合成一些急性期蛋白质，其中以 C – 反应蛋白为标志，可作为急性感染的重要指标。血浆内蛋白浓度升高是血沉加快的原因。与此相反，肝衰竭时肝脏合成白蛋白减少。由于糖原异生作用加速，能量消耗，肌肉蛋白分解增多，进食减少等可导致消瘦。

2. 糖代谢　由于糖原异生作用加速及内分泌影响，葡萄糖生成加速，导致血糖升高，糖耐量短暂下降。在新生儿及营养不良、肝衰竭患者，糖原异生作用也可下降而导致血糖下降。

3. 水、电解质代谢　急性感染时，氯化钠因出汗、呕吐或腹泻而丢失，加上抗利尿激素分泌增加，尿量减少，水潴留而导致低钠血症，至恢复期才出现利尿。由于钾的摄入减少和排出增加而导致低钾血症。

4. 内分泌改变 急性感染早期，随着发热开始，由促肾上腺皮质激素（ACTH）介导的糖皮质激素和类固酮在血液中浓度即增高，其中糖皮质激素水平可高达正常的 5 倍。但在败血症并发肾上腺出血时可引起糖皮质激素分泌不足或停止。胰高血糖素和胰岛素分泌有所增加，甲状腺素因消耗增多而在血中浓度下降。

第三节 传染病的流行过程及影响因素

传染病的流行过程就是传染病在人群中发生、发展和转归的过程。流行过程的发生需要三个基本条件：传染源、传播途径和人群易感性。流行过程本身又受社会因素、个人因素和自然因素的影响。

一、流行过程的基本条件

（一）传染源

传染源是指病原体已在体内生长、繁殖并能将病原体排出体外的人和动物。传染源包括下列四个方面。

1. 患者 大多数患者是重要的传染源。慢性患者可长期排出病原体；轻型患者数量多而不易被发现。在不同传染病中，不同类型患者的流行病学意义各异。

2. 隐性感染者 在某些传染病（如脊髓灰质炎）中，隐性感染者是重要的传染源。

3. 病原携带者 慢性病原携带者不显出症状而长期排出病原体，在某些传染病（如伤寒、细菌性痢疾）中有重要的流行病学意义。

4. 受感染的动物 某些动物间的传染病，如狂犬病、鼠疫等，也可传给人类，引起严重疾病。还有一些传染病如血吸虫病，动物储存宿主是传染源中的一部分。

（二）传播途径

病原体离开传染源后，到达另一个易感者的途径，称为传播途径。传播途径由外界环境中各种因素组成，从最简单的一个因素到包括许多因素的复杂传播途径。

1. 空气、飞沫、尘埃 主要见于以呼吸道为进入门户的传染病，如麻疹、白喉等。

2. 水、食物、苍蝇 主要见于以消化道为进入门户的传染病，如伤寒、细菌性痢疾等。

3. 手、用具、玩具 又称日常生活接触传播，既可传播消化道传染病，也可传播呼吸道传染病。

4. 吸血节肢动物 又称虫媒传播，见于以吸血节肢动物（蚊子、跳蚤、白蛉、恙虫等）为中间宿主的传染病，如疟疾、斑疹伤寒等。

5. 血液、体液、血制品 见于乙型肝炎、丙型肝炎、艾滋病等。

6. 土壤 当病原体的芽孢（如破伤风、炭疽）或幼虫（如钩虫）、虫卵（如蛔虫）污染土壤时，土壤则成为这些传染病的传播途径。

（三）人群易感性

对某一传染病缺乏特异性免疫力的人称为易感者，易感者在某一特定人群中的比例决定该人群的易感性。易感者的比例在人群中达到一定水平时，如果又有传染源和合适的传播途径，则传染病的流行很容易发生。某些病后免疫力很巩固的传染病（如麻疹），经过一次流行之后，要等待几年直至易感者比例再次上升至一定水平时，才发生另一次流行。这种现象称为传染病流行的周期性。在普遍推行人工主动免疫的干预下，可把易感者水平降至最低，从而阻止流行周期性的发生。

二、影响流行过程的因素

1. 自然因素　自然环境中的各种因素，包括地理、气象和生态等条件对传染病流行的发生和发展发挥着重要的作用。寄生虫病和虫媒传染病对自然条件的依赖性尤为明显。传染病的地区性和季节性与自然因素有密切关系，如我国北方有黑热病地方性流行区，南方有血吸虫病地方性流行区，流行性乙型脑炎夏秋季发病率较高等，都与自然因素有关。

2. 社会因素　社会因素包括社会制度、生产活动、生活条件、医疗卫生状况、经济发展、文化水平、人口发展、宗教信仰、风俗习惯、生活方式、社会安定等，对传染病流行过程有决定性的影响。近年来新发、死灰复燃的传染病的流行，很大程度上受到了社会因素的影响。如：抗生素和杀虫剂的滥用使病原体和传播媒介耐药性日益增强；城市化和人口爆炸使人类传染病有增无减；战争、动乱、难民潮和饥荒促进了传染病的传播和蔓延；全球旅游业的急剧发展，航运速度的不断加快也有助于传染病的全球性蔓延；环境污染和环境破坏造成生态环境的恶化，森林砍伐改变了媒介昆虫和动物宿主的栖息习性，均可能导致传染病的蔓延和传播。

第四节　传染病的特征

PPT

一、基本特征　Ⓔ微课

传染病与其他疾病的主要区别在于：传染病具有病原体、传染性、流行病学特征、感染后免疫四个基本特征。

（一）病原体

每一个传染病都是由特异性的病原体所引起的。病原体包括病原微生物与寄生虫。在历史上许多传染病，如霍乱、伤寒等都是先认识其临床特点和流行病学特征，然后认识其病原体的。特定病原体的检出在确定传染病的诊断和流行中有着重大意义。随着技术的发展与成熟，一些传染病的病原体逐渐被认识和发现。

（二）传染性

传染性是传染病与其他感染性疾病的主要区别。例如耳源性脑膜炎和流行性脑脊髓膜炎，在临床上都表现为化脓性脑膜炎，但前者无传染性，无须隔离，后者则有传染性，必须隔离。传染性意味着病原体能通过某种途径感染他人。传染病患者有传染性的时期称为传染期，作为传染病患者隔离期限的重要依据。

（三）流行病学特征

流行病学特征主要指传染病的流行性、季节性和地方性。

1. 流行性　流行性指传染病在人群中连续发生，造成不同程度蔓延，包括散发、暴发、流行和大流行。

（1）散发　是指某地区该病的发病率维持在历年的一般发病水平，且病例间无明显联系。

（2）暴发　是指某传染病在短时间内集中出现。

（3）流行　是指某地区该传染病发病率水平为散发时数倍。

（4）大流行　是指某传染病流行范围广泛，甚至超过国界或洲境。

2. 季节性　是指传染病发病率在时间上的分布，如流行性乙型脑炎主要在夏、秋季节流行。

3. 地方性 指传染病发病率在空间（地区）上的分布，如血吸虫病只是一种地方性传染病。

此外，传染病的流行病学特征还包括传染病在不同人群（年龄、性别、职业等）中的分布特点。

（四）感染后免疫

感染后免疫指免疫功能正常的人体经显性或隐性感染某种病原体后，都能产生针对该病原体及其产物（如毒素）的特异性免疫。通过血清中特异性抗体的检测可知其是否具有免疫力。感染后获得的免疫力和疫苗接种一样都属于主动免疫。通过注射或从母体获得抗体的免疫力都属于被动免疫。感染后免疫力的持续时间在不同传染病中有很大差异。有些传染病，如麻疹、脊髓灰质炎和流行性乙型脑炎等，感染后免疫力持续时间较长，甚至保持终生。但有些传染病感染后免疫力持续时间较短，如流行性感冒、细菌性痢疾和阿米巴病等。在临床上，感染后免疫如果持续时间较短，可出现下列现象：

1. 再感染 指同一传染病在痊愈后，经过长短不等间隙再度感染，如流行性感冒、细菌性痢疾。

2. 重复感染 指疾病尚在进行过程中，同一种病原体再度侵袭而又感染，在蠕虫感染中较为常见，如血吸虫病、丝虫病等，因其感染后通常不产生保护性免疫，是发展为重症的主要原因。

二、临床特点

（一）病程发展的阶段性

急性传染病的发生、发展和转归，通常分为四个阶段。

1. 潜伏期 从病原体侵入人体起，至开始出现临床症状的时期，称为潜伏期。每一个传染病的潜伏期都有一个范围（最短、最长），并呈常态分布，是检疫工作观察、留验接触者的重要依据。

潜伏期通常相当于病原体在体内定位、繁殖、转移、引起组织损伤和功能改变，导致临床症状出现之前的整个过程。因此潜伏期的长短一般与病原体感染的数量成反比。如果主要由毒素引起病理生理改变，则与毒素产生和播散所需时间有关。如细菌性食物中毒，毒素在食物中已预先生成，则潜伏期可短至数十分钟。狂犬病的潜伏期取决于病毒进入体内的部位（伤口），与伤口至中枢神经系统的距离有关。

2. 前驱期 从起病至症状明显开始的时期称为前驱期。在前驱期中的临床表现通常是非特异性的，如头痛、发热、疲乏、食欲缺乏和肌肉酸痛等，为许多传染病所共有，一般持续 1~3 日。起病急骤者，可无前驱期。

3. 症状明显期 急性传染病患者度过前驱期后，在某些传染病中，如脊髓灰质炎、乙型脑炎等，大部分患者随即转入恢复期，临床上称为顿挫型，仅少部分转入症状明显期。某些传染病，如麻疹、水痘患者则绝大多数转入症状明显期。在此期间该传染病所特有的症状和体征通常都获得充分表达，如具有特征性的皮疹、肝脾肿大、黄疸和脑膜刺激征等。

4. 恢复期 机体免疫力增长至一定程度，体内病理生理过程基本终止，患者症状及体征基本消失，临床上称为恢复期。在此期间病原体可能还未完全清除，如霍乱、细菌性痢疾；体内可能还有残余病理改变，如伤寒；或生化改变，如病毒性肝炎。

复发与再燃 有些传染病患者进入恢复期后，已稳定退热一段时间，由于潜伏于组织内的病原体再度繁殖至一定程度，使初发病的症状再度出现，称为复发。见于伤寒、疟疾、细菌性痢疾等。有些患者在恢复期时，体温未稳定下降至正常，又再发热时，称为再燃。

后遗症 传染病患者在恢复期结束后，机体功能仍长期未能恢复正常者称为后遗症，多见于中枢神经系统传染病，如脊髓灰质炎、脑炎、脑膜炎等。

（二）常见的症状与体征

1. 发热 在感染性发热中，急性传染病占重要地位。传染病的发热过程可分为 3 个阶段：①体温上升期，体温可骤然上升至39℃以上，通常伴有寒战，见于疟疾、登革热等；亦可缓慢上升，呈梯形曲线，见于伤寒、副伤寒等。②极期，体温上升至一定高度，然后持续数天至数周。③体温下降期，体温可缓慢下降，几天后降至正常，如伤寒、副伤寒；亦可在一天之内降至正常，如间日疟和败血症，此时多伴有大量出汗。

热型是传染病的重要特征之一，具有鉴别诊断意义。常见热型有：①稽留热，见于伤寒、斑疹伤寒等。②弛张热，见于伤寒缓解期、肾综合征出血热等。③间歇热，见于疟疾、败血症等，又称为败血症型热。④回归热，见于回归热、布鲁菌病等；在多次重复出现，并持续数月之久时，称为波状热。⑤不规则热，见于流行性感冒、败血症等。

2. 发疹 许多传染病在发热的同时伴有发疹，称为发疹性传染病。发疹时出现皮疹，包括外疹和内疹（黏膜疹）两大类。皮疹的出现时间、部位和先后次序对诊断和鉴别诊断有重要参考价值。如水痘、风疹多发生于起病第一日、猩红热多于第二日、麻疹多于第三日、斑疹伤寒多于第五日、伤寒多于第六日等。水痘的皮疹主要分布于躯干；麻疹有黏膜斑（科氏斑），皮疹先出现于耳后、面部，然后向躯干、四肢蔓延。皮疹的形态可分为4大类：①斑丘疹：多见于麻疹、风疹、科萨奇病毒及埃可病毒感染、EB病毒感染等病毒性传染病和伤寒、猩红热等细菌性传染病；②出血疹：多见于肾综合征出血热、登革热等病毒性传染病，以及斑疹伤寒、恙虫病等立克次体病和流行性脑脊髓膜炎、败血症等细菌性疾病；③疱疹或脓疱疹：多见于水痘、单纯疱疹、带状疱疹等病毒性传染病，立克次体病及金黄色葡萄球菌败血症等；④荨麻疹：多见于血清病、病毒性肝炎等。

3. 毒血症状 病原体的各种代谢产物，包括细菌毒素在内，可引起除发热以外的多种症状，如疲乏、全身不适、厌食、头痛，肌肉、关节、骨骼疼痛等。严重者可有意识障碍、谵妄、脑膜刺激征、中毒性脑病、呼吸衰竭及休克等表现，有时还可引起肝、肾损害，表现为肝、肾功能的改变。

4. 单核－吞噬细胞系统反应 在病原体及其代谢产物的作用下，单核－吞噬细胞系统可出现充血、增生等反应，临床上表现为肝、脾和淋巴结肿大。

（三）临床类型

根据传染病临床过程的长短、轻重及临床特征，可分为急性、亚急性和慢性；根据病情轻重可分为：轻型、中型、重型、暴发型；根据临床特征可分为典型及非典型等。典型相当于中型或普通型，非典型则可轻可重，极轻者可照常工作，又称逍遥型。

第五节　传染病的诊断

正确的早期诊断是有效治疗的先决条件，又是早期隔离患者所必需的。传染病的诊断要综合分析临床资料、流行病学资料、实验室检查及其他检查资料。

一、临床资料

全面、准确的临床资料来源于详尽的病史和全面的体格检查。起病方式有鉴别意义，必须加以注意。发热、腹泻、头痛、黄疸等症状都要从鉴别诊断的角度来加以描述。进行体格检查时不要忽略有诊断意义的体征，如玫瑰疹、焦痂、腓肠肌压痛、科氏斑等。

二、流行病学资料

患者的发病年龄、性别、职业、居住状况、饮食习惯、输血史、手术外伤史、预防接种史、既往史、接触史、旅行史、发病季节、发病地区等流行病学资料在传染病的诊断中占有重要的地位。由于某些传染病在发病年龄、职业、季节及地区方面有高度选择性，考虑诊断时必须取得有关流行病学资料作为参考。预防接种史和既往病史有助于了解患者免疫状况，当地或同一集体中传染病的发生情况也有助于诊断。

三、实验室检查及其他检查

实验室检查对传染病的诊断具有特殊意义，病原体的检出或被分离培养可以直接确定诊断，而血清免疫学检查亦是确诊某些传染病的重要依据。对许多传染病来说，一般实验室检查对早期诊断也有很大帮助。

（一）一般实验室检查

包括血液常规检查，大、小便常规检查和生化检查。

1. 血液常规检查 血液常规检查中以白细胞计数和分类的用途最广。白细胞总数显著增多常见于化脓性细菌感染，如流行性脑脊髓膜炎、败血症和猩红热等。革兰阴性杆菌感染时白细胞总数往往升高不明显甚至减少，例如伤寒、副伤寒和布鲁菌病等。病毒性感染时白细胞总数通常减少或正常，如流行性感冒、病毒性肝炎等。原虫感染时白细胞总数也常减少，如疟疾、黑热病等。传染性单核细胞增多症患者淋巴细胞增多并有异型淋巴细胞出现。钩虫、血吸虫、肺吸虫等蠕虫感染时，嗜酸性粒细胞通常增多。嗜酸性粒细胞减少则常见于伤寒、流行性脑脊髓膜炎等。

2. 大、小便常规检查 尿常规检查有助于钩端螺旋体病和肾综合征出血热的诊断，患者尿内常有蛋白、红细胞、白细胞，肾综合征出血热患者的尿内有时还有膜状物。大便常规检查有助于肠道细菌与原虫感染的诊断。

3. 生化检查 肝、肾等生化检查有助于病毒性肝炎、肾综合征出血热的诊断。

（二）病原学检查

1. 直接检出病原体 许多传染病可通过肉眼或显微镜检出病原体而确诊，例如血吸虫毛蚴经孵化法可用肉眼检出，绦虫节片也可用肉眼检出。从血液或骨髓涂片中检出疟原虫、利什曼原虫、微丝蚴和回归热螺旋体等，从大便涂片中检出各种寄生虫卵、阿米巴原虫等。

2. 分离培养病原体 细菌、螺旋体和真菌通常可用人工培养基分离培养，如伤寒杆菌、志贺菌属、霍乱弧菌、钩端螺旋体、新生隐球菌等，是临床常用的诊断方法。立克次体则需要动物接种或组织培养才能分离出来，如斑疹伤寒、恙虫病等。病毒分离一般需用组织培养，如登革热、脊髓灰质炎等。用以分离病原体的检材可采自血液、尿液、粪便、脑脊液、痰、骨髓、皮疹吸出液等。采集标本时应注意病程阶段，有无应用抗微生物药物，标本的保存与运送。怀疑败血症时，应在体温上升过程中有明显的畏寒、寒战时采集血样。疟原虫检查的最佳采血时间为体温的高峰期或稍后一点时间。

（三）分子生物学检测

1. 分子杂交技术 利用放射性核素或生物素标记的分子探针可以检出特异性的病毒核酸如乙型肝炎病毒 DNA，或检出特异性的毒素如大肠埃希菌肠毒素。

2. 聚合酶链反应 用于病原体核酸检查，能把标本中的 DNA 分子扩增一百万倍以上。如用于乙型肝炎病毒核酸检测，可显著提高灵敏度。逆转录聚合酶链反应（RT‒PCR）则用于检测标本中的 RNA，如用于检测丙型肝炎病毒核酸。

（四）免疫学检查

应用已知抗原或抗体检测血清或体液中的相应抗体或抗原是最常用的免疫学检查方法。若能进一步鉴定其抗体是属于 IgM 或 IgG 型，对近期感染或过去发生过的感染有鉴别诊断意义。免疫学检测还可用于判断受检者的免疫功能是否缺损。

1. 特异性抗体检测 在传染病早期，特异性抗体在血清中往往尚未出现或滴度很低，而在恢复期或后期则抗体滴度有显著升高，故在急性期及恢复期双份血清检测其抗体由阴性转为阳性或滴度升高 4 倍以上时往往有重要的意义。既往感染过某病原体或接受预防接种者，再感染同种病原体时，原有抗体滴度亦可升高，双份血清抗体滴度升高常在 4 倍以下，有助于鉴别。特异性 IgM 型抗体的检出有助于现存或近期感染的诊断。

特异性抗体检测方法很多：凝集反应使用颗粒性抗原，常用于检测伤寒、副伤寒抗体（肥达反应），或与变形杆菌抗原起交叉反应的斑疹伤寒抗体（外斐反应）或布鲁菌病抗体。沉淀反应使用可溶性抗原，进行琼脂扩散、对流免疫电泳等。补体结合反应利用抗原抗体复合物可结合补体而抑制溶血反应的原理，常用于病毒感染的诊断。中和反应利用中和抗体在动物或组织培养中可中和病毒的原理，常用于流行病学调查，以判断人群免疫力的组成。免疫荧光检查可在较短时间内检出抗体，具有快速诊断的作用。放射免疫测定（RIA）有灵敏度和特异性较高的优点，但设备条件要求较高。酶联免疫吸附测定（ELISA）则具有灵敏度高、操作简便和设备条件要求较低的优点，易于推广应用。

2. 特异性抗原检测 病原体特异性抗原的检测有助于在病原体直接分离培养不成功的情况下提供病原体存在的直接证据。其诊断意义往往较抗体检测更为可靠。如在乙型肝炎病毒分离培养还未成功时，乙型肝炎表面抗原的检出即可给诊断提供明确根据。在化脓性脑膜炎及阿米巴肝脓肿时特异性抗原检测对诊断也有很大帮助。大多数用以检测抗体的方法都可用于检测抗原，其原理相同。

3. 皮肤试验 用特异性抗原作皮内注射，可通过皮肤反应了解受试者对该抗原的变态反应，常用于结核病和血吸虫病的流行病学调查。

4. 免疫球蛋白检测 血清免疫球蛋白浓度检测有助于判断体液免疫功能。降低者见于先天性免疫缺损疾患，升高者见于慢性肝炎、黑热病和艾滋病等。

5. T 细胞亚群检测 用单克隆抗体检测 T 淋巴细胞亚群可了解各亚群的 T 细胞数量和比例，常用于艾滋病的诊断。

（五）其他检查

1. 内镜检查 对传染病的诊断有帮助的内镜检查包括以下几种。

（1）纤维结肠镜 常用于诊断细菌性痢疾、阿米巴痢疾、真菌性肠炎、弯曲菌肠炎、耶尔森菌病和血吸虫病等。

（2）纤维支气管镜 常用于诊断艾滋病并发肺孢子虫病和支气管淋巴结核病等。

2. 影像学检查 X 线检查常用于诊断肺结核和肺吸虫病。超声检查常用于诊断肝炎、肝硬化和肝脓肿等。计算机断层扫描和磁共振成像常用于诊断脑脓肿和脑囊尾蚴病等。

3. 活体组织检查 常用于下列传染病的诊断。

（1）各型慢性肝炎和肝硬化 肝活体组织标本用于病理组织学和分子生物学检查，对诊断病毒性肝炎的类型和发展阶段具有很重要的价值。

（2）各型结核病 如淋巴结结核、副睾结核、骨结核及软组织结核等。

（3）艾滋病 并发卡波西肉瘤和其他淋巴瘤。

（4）各种寄生虫病。

第六节　传染病的治疗

PPT

一、治疗原则

治疗传染病的目的不仅是促进患者的康复，还要控制传染源，防止进一步传播。要坚持综合治疗的原则，即治疗、护理与隔离、消毒并重，一般治疗、对症治疗与特效治疗（病原治疗）并重的原则。

二、治疗方法

1. 一般治疗及支持疗法　一般治疗包括隔离和消毒、护理和心理治疗。患者的隔离因其传播途径和病原体排出方式及时间而异，并随时做好消毒工作。良好的护理对于保证患者处于舒适而卫生的环境、各项诊断及治疗措施的正确执行和密切观察病情变化具有非常重要的意义。医护人员的良好服务态度、工作作风和对患者的同情心都是心理治疗的重要组成部分，有助于提高患者战胜疾病的信心。

支持疗法包括适当的营养，如在不同疾病过程中的各种合理饮食、足量维生素供给等；增强患者体质和免疫功能，如各种血液和免疫制品的应用；以及维持患者水和电解质平衡等各项必要的措施。这些措施对调动患者机体防御和免疫功能起重要的作用。

2. 病原或特效疗法　针对病原体的疗法具有清除病原体的作用，达到根治和控制传染源的目的。常用药物有抗生素、化学治疗制剂和血清免疫制剂等。针对细菌和真菌的药物主要为抗生素与化学制剂，针对病毒的药物除少数（如抗丙型肝炎病毒药物）外目前疗效还不理想。血清免疫制剂包括白喉和破伤风抗毒素、干扰素和干扰素诱导剂等。抗生素特别是青霉素和抗毒素都容易引起过敏反应，在应用前都应详细询问药物过敏史和做好皮肤敏感试验，对抗毒素过敏者必要时可用小剂量逐渐递增的脱敏方法。在治疗原虫及蠕虫病时，化学制剂占重要地位。

3. 对症疗法　对症疗法不但有减轻患者痛苦的作用，而且通过调整患者各系统的功能，可达到减少机体消耗，保护重要器官，使损伤减至最低限度的目的。例如在高热时采取的各种降温措施，脑水肿时采取的脱水疗法，抽搐时采取的镇静措施，昏迷时采取的苏醒措施，心力衰竭时采取的强心措施，休克时采取的改善微循环措施，严重毒血症时采用肾上腺糖皮质激素疗法等，都是基于上述原则，使患者度过危险期，以便机体免疫功能及病原疗法发挥清除病原的作用，促进和保证康复。

4. 康复疗法　某些传染病如脊髓灰质炎和脑膜炎等可引起一定程度的后遗症，需要采取针灸、理疗、康复锻炼等，促进机体功能恢复。

5. 中医、中药疗法　对调整患者各系统功能起相当重要的作用，某些中药如黄连、鱼腥草、板蓝根等还有抗微生物作用，青蒿素是治疗疟疾耐药性效果最好的药物。

第七节　传染病的预防

PPT

传染病的预防是传染病学工作者的重要任务。作为传染源的传染病患者总是由临床工作者首先发现，因而及时报告和隔离患者就成为临床工作者的责任。同时，应当针对构成传染病流行过程的三个基本环节采取综合性措施，根据各个传染病的特点，针对主导环节采取适当的措施，防止传染病继续传播。应坚持经常性的预防和在传染病发生后积极防治相结合的原则。

一、管理传染源

传染病报告制度是早期发现传染病的重要措施，必须严格遵守。根据《中华人民共和国传染病防治法》以及《突发公共卫生应急事件与传染病监测信息报告》，将法定传染病分为3类：

甲类为强制管理传染病，包括：鼠疫、霍乱。发现后2小时内通过传染病疫情监测信息系统上报。

乙类为严格管理传染病，包括：传染性非典型肺炎、艾滋病、病毒性肝炎、脊髓灰质炎、人感染高致病性禽流感、麻疹、肾综合征出血热、狂犬病、流行性乙型脑炎、登革热、炭疽、细菌性和阿米巴性痢疾、肺结核、伤寒和副伤寒、流行性脑脊髓膜炎、百日咳、白喉、新生儿破伤风、猩红热、布鲁菌病、淋病、梅毒、钩端螺旋体病、血吸虫病、疟疾、人感染 H7N9 禽流感、新型冠状病毒肺炎。发现后24 小时内通过传染病疫情监测信息系统上报。

对乙类传染病中传染性非典型肺炎、炭疽中的肺炭疽、脊髓灰质炎、人感染高致病性禽流感、新型冠状病毒肺炎，采取甲类传染病的预防、控制措施。

丙类为监测管理传染病，包括：流行性感冒、流行性腮腺炎、风疹、急性出血性结膜炎、麻风病、流行性和地方性斑疹伤寒、黑热病、棘球蚴病、丝虫病以及除霍乱、细菌性和阿米巴性痢疾、伤寒和副伤寒以外的感染性腹泻病。采取乙类传染病的报告、控制措施。

对传染病的接触者，应分别按具体情况采取检疫措施、临床密切观察措施、药物预防或预防接种。尽可能在人群中检出病原携带者，进行治疗、教育、调整工作岗位和随访观察。

对动物传染源，尽可能进行宰杀或消灭。

二、切断传播途径

对于消化道传染病、虫媒传染病以及许多寄生虫病来说，切断传播途径通常是起主导作用的预防措施。其措施主要包括隔离和消毒。

隔离是将患者或病原体携带者妥善地安排在指定的隔离单位，暂时与人群隔离，积极进行治疗、护理，并对具有传染性的分泌物、排泄物、用具等进行必要的消毒处理，防止病原体向外扩散。

消毒是指用物理、化学等方法杀灭或消除环境中致病微生物的一种措施。消毒是切断传播途径的重要措施。消毒有疫源地消毒（包括随时消毒与终末消毒）及预防性消毒两大类。

开展爱国卫生运动、搞好环境卫生是预防传染病的重要措施。

三、保护易感人群

改善营养、锻炼身体、提高生活水平等措施可以提高机体非特异性免疫力。在传染病流行期间，应保护好可能感染的人群，避免与患者接触，及时给予预防性措施。

保护易感人群的关键是通过预防接种提高人群的主动或被动特异性免疫力。接种疫苗、菌苗、类毒素等之后可使机体具有对抗病毒、细菌毒素的特异性主动免疫，接种抗毒素、丙种球蛋白或高滴度免疫球蛋白，可使机体具有特异性被动免疫。人类由于普遍接种牛痘苗，现已在全球范围内消灭天花。儿童计划免疫对传染病预防起关键性的作用。多种传染病的预防接种列入我国国家规定。

素质提升

传染病一直伴随着人类历史，甚至可以改变人类历史的进程。在人类社会曾数次出现多种影响人类文明的世界范围内的传染病。

由于疫苗的问世、抗生素的诞生等，人类战胜了许多传染病。然而，艾滋病、埃博拉出血热、全球范围暴发流行的新型冠状病毒肺炎等传染病相继出现；同时，登革热、结核病、疟疾等传染病死灰复燃，严重影响世界经济及社会发展。新传染病的出现，老传染病的再度肆虐，病原体耐药性的增加，警示着传染病对人类健康仍构成巨大威胁。

人类是一个命运共同体，传染病防治是人类社会共同关心和面对的艰巨任务。

答案解析

目标检测

一、选择题

1. 传染病隐性感染的特点不包括
   A. 感染结束后少数人可转变为病原携带状态
   B. 病原体感染人体后诱导机体产生特异性免疫应答
   C. 不引起或仅引起轻微组织损伤
   D. 无明显临床表现
   E. 在传染病中少见

2. 构成传染病流行的三个基本条件是
   A. 宿主、环境、病因
   B. 传染源、传播途径、易感人群
   C. 寄生虫、中间宿主、终末宿主
   D. 社会因素、自然因素、遗传因素
   E. 病原体及机体

3. 传染病与其他感染性疾病的区别是
   A. 有传染性
   B. 有病原体
   C. 有感染后免疫
   D. 有发热
   E. 有毒血症状

4. 对于某些传染病早期诊断的免疫学检查，主要指测定血清中的
   A. IgG
   B. IgA
   C. IgM
   D. IgD
   E. IgE

5. 传染病的预防不属于管理传染源的措施是
   A. 传染病报告制度
   B. 对传染病的接触者，应分别按具体情况采取检疫措施
   C. 对人群中检出病原携带者，进行治疗和随访观察
   D. 对动物传染源，尽可能进行宰杀或消灭
   E. 消毒

二、思考题

1. 试述传染病的诊断依据。
2. 试述传染病的基本特征。

（李雪甫　丁苏彭　马林伟　张玉领）

书网融合……

本章小结　　　　　　微课1　　　　　　微课2　　　　　　题库

第二章 病毒性传染病

◎ 学习目标

　　1. 通过本章学习，重点把握病毒性肝炎、流行性乙型脑炎、肾综合征出血热、艾滋病、水痘、麻疹的临床表现、诊断、鉴别诊断和治疗；狂犬病的预防。

　　2. 学会病毒性传染病诊断的临床思维和初步诊断常见病毒性传染病的技能，具有识别病毒性肝炎、艾滋病、麻疹、水痘等传染病的能力并且能对这些传染病进行健康宣教。

≫ 情境导入

　　情境描述　患儿，男，2岁，3天前无明显诱因出现发热、咳嗽，体温最高达39.1℃，曾在本村诊所按上呼吸道感染治疗，用药不详，治疗效果差。昨天患儿耳后、发际、颈部和胸部出现红色斑丘疹，压之褪色，疹间皮肤正常。双肺呼吸音粗，双下肺可闻及湿性啰音。

　　讨论　1. 进一步确诊，还需要哪些资料？
　　　　　2. 请给出患儿的治疗意见。

第一节　病毒性肝炎

PPT

　　病毒性肝炎（viral hepatitis）是由多种肝炎病毒引起的，以肝脏损害为主的一组全身性传染病。按照病原学分类，病毒性肝炎目前已发现的有甲型肝炎、乙型肝炎、丙型肝炎、丁型肝炎和戊型肝炎，其中甲型和戊型主要表现为急性肝炎，预后大多良好；而乙型、丙型和丁型主要表现为慢性肝炎，少数可发展为肝硬化和肝细胞癌。临床上主要表现为全身乏力、食欲减退、厌油、肝肿大和肝功能异常等，部分患者可出现黄疸。

一、病原学 🄴 微课

　　病毒性肝炎的病原体是肝炎病毒，种类较多，目前已经确定的有甲、乙、丙、丁、戊五型肝炎病毒。巨细胞病毒、EB病毒、单纯疱疹病毒、风疹病毒等也可引起肝脏的炎症，但这类病毒所致的肝炎是全身感染的一部分，所以不包括在"病毒性肝炎"的范畴内。

（一）甲型肝炎病毒

　　甲型肝炎病毒（hepatitis A virus，HAV）属于微小RNA病毒科中的嗜肝RNA病毒属，该属仅有HAV一个种。HAV呈球形，直径27～32nm，无包膜，由32个壳粒组成20面对称体颗粒。HAV基因组为单链线状RNA，由7478个核苷酸组成。电镜下可以看见实心和空心两种颗粒，实心颗粒为完整的HAV，具有传染性；空心颗粒为不成熟的不含RNA的颗粒，只有抗原性，没有传染性。能感染人的血清型只有1个，故只有1个抗原抗体系统，感染后早期可产生IgM型抗体，一般持续8～12周，少数可持续6个月，是近期感染的标志。IgG型抗体则是既往感染或免疫接种后的标志，可长期存在。

　　许多灵长类动物，如黑猩猩、狨猴等均对HAV易感。在细胞培养中HAV生长复制缓慢，接种后约需 4 周才可检出抗原。经多次传代后，HAV 的致病性大大减弱甚至消失，根据此特性已制备出 HAV 减毒活疫苗。

HAV 对外界抵抗力较强，耐酸碱、耐乙醚，室温下可生存 1 周，干粪中 25℃ 能生存 30 天，在毛蚶等贝壳类动物、污水、海水、泥土中能生存数月。对紫外线、氯、甲醛等敏感。加热 100℃ 1 分钟、紫外线照射 1 分钟、余氯 25～50mg/L 30 分钟、3% 甲醛 5 分钟均可将其灭活。

（二）乙型肝炎病毒

乙型肝炎病毒（hepatitis B virus，HBV）为嗜肝 DNA 病毒科正嗜肝 DNA 病毒属的一种。

1. 形态结构 在电镜下观察 HBV 感染者血清可以看到三种形式的颗粒：大球形颗粒、小球形颗粒和丝状颗粒。大球形颗粒又称为 Dane 颗粒，是完整的 HBV 颗粒，直径为 42nm，由包膜与核心两部分组成。包膜是由蛋白质和双层膜脂质组成，HBsAg 镶嵌在此脂质双层中。大颗粒的核心部分是病毒复制的主体，直径为 27nm，内含乙型肝炎病毒基因组（HBV DNA）、DNA 聚合酶（DNAP）、核心抗原（HBcAg）。小球形颗粒直径为 22nm。丝状颗粒直径为 22nm，长 100～1000nm。这两种颗粒均由 HBsAg 组成，是空心包膜，不含核酸，无感染性。

2. 生物学特性 HBV 的抵抗力很强，能够耐受高热、低温、干燥、紫外线和一般浓度的消毒剂。在 37℃ 环境中可存活 7 天，在血清中 30～32℃ 可保存 6 个月，-20℃ 中可保存 15 年。100℃ 10 分钟、65℃ 10 小时或高压蒸汽消毒均可被灭活。0.2% 苯扎溴铵、0.5% 过氧乙酸、含氯制剂和环氧乙烷也可将其灭活。

3. HBV 基因组 HBV 基因组由不完全的环状双链 DNA 组成，由正链（短链 S）和负链（长链 L）构成。L 链约含 3200 个碱基，S 链的长度可变。HBV 基因组有 4 个开放读码区均位于负链上，分别是 S 区、C 区、X 区和 P 区。其中 S 区又分为前 S1、前 S2 和 S 三个编码区，分别编码包膜上的前 S1 蛋白、前 S2 蛋白和 HBsAg；C 区又分为前 C 基因和 C 基因，编码 HBeAg 和 HBcAg；X 区编码乙型肝炎病毒 X 抗原（HBxAg）；P 区是最长的可读框，编码具有反转录酶活性的 DNA 聚合酶。

4. 抗原抗体系统

（1）HBsAg 和抗-HBs 成人感染 HBV 后最早 1～2 周，最迟 11～12 周患者血中首先出现 HBsAg。若是急性自限性 HBV 感染，血中 HBsAg 大多持续 1～6 周，最长可达 20 周。无症状携带者和慢性患者血中 HBsAg 可持续多年，甚至终身。HBsAg 本身只有抗原性，而无传染性。在急性 HBV 感染后期，HBsAg 转阴后一段时间开始出现抗-HBs，抗-HBs 是一种保护性抗体，6～12 个月逐步上升达到高峰，可持续多年，但滴度会逐步下降。半数患者在 HBsAg 转阴后数月血中才可检出抗-HBs，少数患者 HBsAg 转阴后一直不出现抗-HBs。抗-HBs 阳性表示对 HBV 有免疫力，见于乙型肝炎恢复期、既往感染和乙肝疫苗接种后。

（2）HBeAg 和抗-HBe HBeAg 是一种可溶性蛋白，一般仅见于 HBsAg 阳性血清。急性 HBV 感染时 HBeAg 略晚于 HBsAg 在血中出现，在病变极期后消失，HBeAg 与 HBV DNA、DNA 聚合酶密切相关，是 HBV 活动性复制和传染性强的标志。HBeAg 消失而抗-HBe 产生称为 e 抗原血清转换，常意味着机体由免疫耐受转为免疫激活，此时常有病变活动。抗-HBe 阳转后，病毒复制多处于静止状态，传染性降低。

（3）HBcAg 和抗-HBc 血液中 HBcAg 主要存在于 Dane 颗粒的核心，而肝组织中 HBcAg 主要存在于受感染的肝细胞核内，用一般方法均不易检出，所以很少作为临床常规检测项目。HBcAg 有很强的免疫原性，HBV 感染者几乎均可检测出抗-HBc。抗-HBc IgM 在 HBV 感染后出现的较早，多在发病第 1 周出现，6 个月内消失，抗-HBc IgM 阳性提示急性期或慢性肝炎急性发作。抗-HBc IgG 出现较迟，但可持续多年甚至终身，是感染过 HBV 的标志。在 HBV 感染过程中，HBsAg 已消失但抗-HBs 尚未出现，此时在血液中只能检出抗 – HBe 和抗 – HBc，这个阶段称为 HBV 感染的"窗口期"。

5. 分子生物学标志 HBV DNA 和 HBV DNA 聚合酶均位于 HBV 的 Dane 颗粒核心部位，是 HBV 复制和传染性强的直接标志。定量检测 HBV DNA 对判断乙型肝炎病毒复制程度、传染性大小、抗病毒药物疗效等有重要意义。HBV DNA 聚合酶检测受到限制，多不作为临床常规检查项目。

（三）丙型肝炎病毒

丙型肝炎病毒（hepatitis C virus，HCV）为黄病毒科丙型肝炎病毒属。

1. 形态结构 HCV 直径为 30~60nm，呈球形颗粒，外有脂质外壳、囊膜和棘突结构，内有由核心蛋白和核酸组成的核衣壳。

2. 生物学特性 HCV 对 10% 三氯甲烷等有机溶剂敏感，紫外线、煮沸等也可灭活 HCV。血清经 60℃ 10 小时可使 HCV 的传染性丧失。血制品中的 HCV 可用干热 80℃ 72 小时使之灭活。

3. HCV 基因组 HCV 基因组为单股正链 RNA，全长约 9600 个碱基。基因组两侧分别为 5' 和 3' 非编码区，中间为 ORF，编码区从 5' 端到 3' 端依次为核心蛋白区（C）、包膜蛋白区（E_1，E_2/NS_1）和非结构蛋白区（NS_2，NS_3，NS_{4A}，NS_{4B}，NS_{5A}，NS_{5B}）。核心蛋白与核酸结合组成核衣壳。包膜蛋白为病毒外壳主要成分，可能含有与肝细胞结合的表位，推测其可刺激机体产生保护性抗体。NS_3 基因区编码螺旋酶和蛋白酶，NS_3 蛋白具有强免疫原性，可刺激机体产生抗体，在临床诊断上有重要价值。NS_5 区编码依赖 RNA 的 RNA 聚合酶，在病毒复制中起重要作用。

4. 抗原抗体系统

（1）HCVAg 和抗 – HCV 血清中 HCVAg 很低，检出率不高。在血液中可检出抗 – HCV，抗 – HCV 并非保护性抗体，是 HCV 感染的标志。抗 – HCV 分为 IgM 型和 IgG 型，在发病后即可检测到抗 – HCV IgM，一般持续 1~3 个月。如果抗 – HCV IgM 持续阳性，提示 HCV 持续复制，易转为慢性。

（2）HCV RNA 人感染 HCV 后可在肝组织或血液中检出 HCV RNA，HCV RNA 阳性是病毒感染和复制的直接标志，定量检测有助于了解病毒复制程度、抗病毒治疗选择和疗效评估。

（四）丁型肝炎病毒

丁型肝炎病毒（hepatitis D virus，HDV）是一种缺陷病毒，必须有 HBV 或其他嗜肝 DNA 病毒的辅助才能复制。HDV 定位于肝细胞核和细胞质内，在血液中由 HBsAg 包被形成直径 35~37nm 的球形颗粒。HDV 基因组为单股环状闭合负链 RNA，长约 1680 个碱基。HDV 只有一个血清型和一个抗原抗体系统。HDVAg 最早出现，然后分别是抗 – HDV IgM 和抗 – HDV IgG，一般情况下三者不会同时存在，抗 – HDV 不是保护性抗体。血液或肝组织中检出 HDV RNA 是诊断 HDV 感染的最直接依据。HDV 可与 HBV 同时感染人体，但大多是在 HBV 感染的基础上重叠感染 HDV。当 HBV 感染结束时，HDV 感染也随之结束。

（五）戊型肝炎病毒

戊型肝炎病毒（hepatitis E virus，HEV）为无包膜的圆球形颗粒，直径 27~34nm。HEV 基因组为单股正链 RNA，全长 7.2~7.6kb。HEVAg 主要存在于肝细胞质，血液中检测不到。抗 – HEV IgM 一般在发病初期产生，多在 3 个月内阴转，抗 – HEV IgM 阳性是近期 HEV 感染的标志。抗 – HEV IgG 持续时间差异较大，多数于发病后 6~12 个月转阴。戊型肝炎患者发病早期，粪便和血液中存在 HEV，但持续时间不长。HEV 在碱性环境下比较稳定，高热、三氯甲烷、氯化铯可将 HEV 灭活。

二、流行病学

（一）传染源

1. 甲型肝炎和戊型肝炎的传染源 急性期患者和隐性感染者是甲型肝炎和戊型肝炎的传染源。

血液中 HAV 主要出现在黄疸前 2~3 周，持续至黄疸出现为止，此期有很强的传染性，黄疸发生后患者血液通常无传染性。粪便排毒期在起病前两周至血清丙氨酸氨基转移酶高峰期后 1 周。当血清抗 - HAV 出现时，粪便排毒基本停止。

戊型肝炎以急性期患者为主。志愿者试验感染 HEV 后，28~45 天（发病前 9 天至发病后 8 天）可从粪便中检出 HEV，黄疸出现后 4 天粪便中 HEVAg 开始出现。

2. 乙型肝炎、丙型肝炎、丁型肝炎的传染源 急、慢性肝炎患者和病毒携带者是乙型肝炎、丙型肝炎、丁型肝炎的传染源。

急性乙型肝炎患者的传染期是从潜伏期末持续到整个急性期结束，均具有传染性。慢性患者和病毒携带者是乙型肝炎的主要传染源，其传染性的大小和病毒复制是否活跃有关。

急性丙型肝炎患者在起病前 2 周即有传染性，起病后血中 HCV RNA 阳性者也具有传染性。慢性丙型肝炎患者和病毒携带者是丙型肝炎的主要传染源。

丁型肝炎患者均以 HBV 感染为基础，慢性患者与病毒携带者为丁型肝炎的主要传染源。

（二）传播途径

1. 甲型肝炎和戊型肝炎的传播途径 甲型肝炎和戊型肝炎主要通过粪 - 口途径传播。经水和食物传播是甲型肝炎暴发流行的主要传播方式，容易发生在集体单位如托幼机构、学校和部队。饮用水污染则是戊型肝炎暴发流行的主要传播方式。日常生活接触是散发性发病的主要传播方式。

2. 乙型肝炎、丙型肝炎、丁型肝炎的传播途径 血液及其他体液传播是 HBV、HCV 和 HDV 的主要传播途径，含有上述肝炎病毒的血液可通过输血及血制品、集体预防接种、药物注射和针刺、共用剃刀和牙刷、血液透析、器官移植等方式传播。

性接触是体液传播的一种方式，HBV 和 HCV 可通过唾液、精液和阴道分泌物排出，所以性接触也是 HBV 和 HCV 非常重要的传播方式。

母婴传播也是重要的传播途径，可经胎盘、分娩、哺乳、喂养等方式导致 HBV 的传播，是我国婴幼儿时期 HBV 感染的重要途径之一。丙型肝炎也能发生母婴传播。

（三）易感人群

人类对各型肝炎病毒普遍易感。甲型肝炎在幼儿、学龄前儿童感染发病最多，随着年龄的增长，隐性感染率增多，易感性随之下降。感染 HAV 后可产生持久免疫力，一般认为可维持终身。乙型肝炎有地区性差异、性别差异（男性多于女性）和家族聚集现象，易感人群是抗 - HBs 阴性者，尤其以新生儿、婴幼儿和青少年为易感，随着年龄增长，发生 HBV 感染的概率逐渐减小。乙型肝炎的高危人群包括 HBsAg 阳性母亲分娩的新生儿、HBsAg 阳性者的家属、反复输血及血制品者（如血友病患者）、血液透析者、多个性伴侣者、静脉药瘾者、接触血液的医务人员等。人类对 HCV 普遍易感，其高危人群与乙型肝炎相似。抗 - HCV 不是保护性抗体，不同 HCV 病毒株之间不存在交叉免疫。人类对 HDV 和 HEV 均普遍易感。

（四）流行特征

病毒性肝炎发病率与经济水平、卫生状况和习惯密切相关。据 WHO 报道，全球约 20 亿人曾感染过 HBV，其中 2.4 亿人为慢性 HBV 感染者，每年约有 100 万人死于 HBV 感染所致的肝衰竭、肝硬化和原发性肝细胞癌。我国是病毒性肝炎的高发区，HAV 自然感染率为 60%~80%；HBV 感染者约 9300 万人，其中慢性患者约 2000 万例；HCV 感染者约 3000 万。甲型肝炎多流行于秋冬季，戊型肝炎多发生于雨季或洪水后。乙型、丙型、丁型肝炎无明显季节性，以散发为主。

三、发病机制和病理

（一）发病机制

1. 甲型肝炎　HAV 经口进入机体后，先在肠道黏膜增殖，随后进入血流，引起短暂的病毒血症，约 1 周后 HAV 才到达肝脏，即在肝细胞内复制并引起病变，2 周后通过胆汁排出体外。目前甲型肝炎的发病机制尚未完全明了，一般认为甲型肝炎的肝细胞损伤继发于宿主的免疫反应。

2. 乙型肝炎　乙型肝炎的发病机制非常复杂，目前尚未完全阐明。

HBV 侵入机体后，未被单核－吞噬细胞系统清除的病毒迅速通过血流到达肝脏及肝外的一些组织，如胰、肾、脾、淋巴结、骨髓、胆管等。HBV 主要在肝细胞内复制。HBV 的包膜与肝细胞融合，导致 HBV 侵入肝细胞，HBV 进入肝细胞后即开始其复制过程，引起肝细胞的病变。HBV 不直接杀伤肝细胞，其引起的免疫应答是肝细胞损伤及炎症发生的主要机制。机体免疫反应不同，导致临床表现和转归各异。当机体处于免疫耐受状态时，不发生免疫应答，多成为无症状携带者；当免疫功能正常时，多表现为急性肝炎，预后良好，大部分患者可彻底清除 HBV 而痊愈；当机体免疫功能低下时，不完全免疫耐受、自身免疫反应产生时可导致慢性肝炎，其中部分慢性 HBV 感染者可发生肝硬化和晚期肝病；当机体处于超敏反应时，可导致补体系统被激活，在大量细胞因子的参与下，导致大片肝细胞坏死，发生重型肝炎（肝衰竭）。HBV 与肝癌的关系密切，有少数肝癌可发生在慢性乙型肝炎基础上，而大部分肝癌发生在 HBV 感染的晚期，尤以肝硬化基础上发生多见，且与家族遗传背景密切相关。

3. 丙型肝炎　目前认为丙型肝炎与 HCV 对肝细胞有直接杀伤作用以及同时发生的免疫应答、细胞凋亡等因素有关。HCV 感染后易慢性化的原因可能与 HCV 的高度变异性、HCV 对肝外细胞的泛嗜性以及 HCV 在血液中滴度低、免疫原性弱、免疫应答水平低下甚至产生免疫耐受等有关。

4. 丁型肝炎　发病机制目前尚未明确。可能是 HDV 本身及其表达产物对肝细胞有直接的损害，同时宿主免疫反应也造成了肝细胞损伤。

5. 戊型肝炎　目前发病机制尚不清楚，可能与甲型肝炎相似。细胞免疫是引起肝损伤的主要原因。

（二）病理

1. 急性肝炎　肝大，肝细胞气球样变和嗜酸性变，呈点、灶状坏死，门管区炎症细胞浸润，坏死区肝细胞增生，网状支架和胆小管结构正常。黄疸型有明显的肝细胞内胆汁淤积。

2. 慢性肝炎　肝细胞变性和点、灶状坏死，常发生肝细胞碎屑状坏死和桥接坏死，门管区炎症细胞浸润，肝小叶及门管区内胶原及纤维组织增生，肝细胞再生结节形成。病变进一步发展可导致肝硬化。

3. 重型肝炎

（1）急性重型肝炎　发病早期表现为肝细胞变性肿胀，约 1 周后肝细胞呈大块坏死或亚大块坏死或桥接坏死，坏死肝细胞占 2/3 以上，网状纤维支架塌陷，残存肝细胞淤胆，周围有中性粒细胞浸润，无纤维组织增生，也无明显的肝细胞再生，肉眼可见肝体积明显缩小，外观呈红色或黄绿色，又称为红色或黄色肝萎缩。

（2）亚急性重型肝炎　肝细胞呈亚大块坏死，坏死面积小于 1/2。肝小叶周边可见肝细胞再生，形成再生结节，周围被增生胶原纤维包绕，伴小胆管增生，淤胆明显。肉眼可见肝脏表面大小不等的小结节。

（3）慢性重型肝炎　在慢性肝炎或肝硬化病变基础上出现亚大块或大块坏死，大部分病例尚可见桥接坏死及碎屑状坏死。

4. 肝炎肝硬化　活动性肝硬化，除肝硬化病变外还有明显炎症，假小叶边界不清；而静止性肝硬化，肝硬化结节内炎症轻，假小叶边界清楚。

5. 淤胆型肝炎 除有轻度急性肝炎变化外，还有毛细胆管内胆栓形成，肝细胞内胆色素滞留，门管区水肿和小胆管扩张，中性粒细胞浸润。

6. 慢性无症状携带者 仅有10%携带者肝组织正常，称为非活动性携带者；其余为活动性携带者，表现以肝细胞变性为主，伴轻微炎症细胞浸润，也可表现为慢性肝炎甚至肝硬化病理改变。

四、病理生理

1. 黄疸 以肝细胞性黄疸为主，血清直接和间接胆红素均升高。肝细胞膜通透性增加及胆红素的摄取、结合、排泄等功能障碍都可引起黄疸。胆小管管壁破裂，胆汁反流入血窦，肿胀的肝细胞和炎症细胞压迫胆小管，胆小管内胆栓形成等均可导致淤胆。

2. 肝性脑病 肝性脑病的发生因素是多方面的，目前认为血氨和某些毒性物质，如短链脂肪酸、硫醇、某些有毒氨基酸（如色氨酸、甲硫氨酸、苯丙氨酸等）的贮积是主要原因。支链氨基酸/芳香氨基酸比例失调，芳香氨基酸显著升高，支链氨基酸减少，羟苯乙醇胺等假性神经递质透过血-脑脊液屏障取代正常的神经递质，也都有可能导致肝性脑病。大量利尿引起的低钾和低钠血症、消化道大出血、高蛋白饮食、合并感染、使用镇静药、大量放腹水等都可诱发肝性脑病。

3. 出血 肝细胞坏死可导致由肝脏合成的多种凝血因子减少，肝硬化、脾功能亢进导致血小板减少，重型肝炎时DIC也可导致凝血因子和血小板消耗，少数患者并发血小板减少性紫癜或再生障碍性贫血，这些因素都可引起出血。

4. 急性肾功能不全 又称肝肾综合征，在重型肝炎或肝硬化时，由于内毒素血症、肾血管收缩、有效血容量下降等因素导致肾小球滤过率和肾血浆流量降低，引起急性肾功能不全。肾损害多是功能性的，也可发展为急性肾小管坏死。

5. 腹水 重型肝炎和肝硬化时，由于醛固酮分泌过多和利钠激素的减少导致钠潴留。钠潴留是早期腹水产生的主要原因。门静脉高压、低蛋白血症和肝硬化时增殖的结节压迫血窦，使肝淋巴液生成增多则是后期腹水形成的主要原因。

6. 肝肺综合征 重型肝炎和肝硬化患者可出现肺水肿、间质性肺炎、胸腔积液和低氧血症等改变，统称为肝肺综合征。主要表现为低氧血症和高动力循环症，临床上患者可出现胸闷、气促、呼吸困难、胸痛、发绀、头晕等症状，严重者可导致晕厥与昏迷。其发生的根本原因是肺内毛细血管扩张，出现动-静脉分流，严重影响气体交换功能，使肺通气/血流比例失调。同时肝功能衰竭出现门-腔静脉分流，使肠道细菌进入肺循环释放内毒素也可能是发病的原因之一。

五、临床表现

（一）潜伏期

各型病毒性肝炎的潜伏期不同，甲型肝炎潜伏期2～6周，平均为4周；乙型肝炎潜伏期1～6个月，平均为3个月；丙型肝炎潜伏期14天～6个月，平均为40天；丁型肝炎的潜伏期为4～20周；戊型肝炎潜伏期2～9周，平均为6周。

（二）急性肝炎

各型肝炎病毒均可引起急性肝炎，甲型肝炎和戊型肝炎不转为慢性，仅有10%的成人急性乙型肝炎转为慢性，超过50%的丙型肝炎转为慢性，约70%丁型肝炎会发展为慢性。急性肝炎包括急性黄疸型肝炎和急性无黄疸型肝炎。

1. 急性黄疸型肝炎 急性黄疸型肝炎的典型临床表现可分为三期，总病程2～4个月。

（1）黄疸前期（前驱期）　甲型肝炎和戊型肝炎起病较急，80%的患者有畏寒、发热。乙型、丙型、丁型肝炎大多缓慢起病，多数患者无发热。主要的临床表现有全身乏力、食欲不振、厌油、恶心、呕吐、肝区隐痛、尿色逐渐加深，至本期末呈浓茶样。肝功能异常表现为丙氨酸氨基转移酶（ALT）和天冬氨酸氨基转移酶（AST）升高。本期持续1~2周，平均5~7日。

（2）黄疸期　自觉乏力和消化道症状减轻，发热消退，但尿色继续加深，巩膜和皮肤出现黄染，1~3周内达高峰。可有大便颜色变浅、皮肤瘙痒、心动过缓等梗阻性黄疸表现。约80%的患者有肝脏肿大，质地软，边缘锐利，伴触痛及叩击痛。约10%的患者有轻度脾肿大。肝功能检查ALT和胆红素升高，尿胆红素阳性。本期持续2~6周，平均4周。

（3）恢复期　精神、食欲好转，乏力缓解，消化道症状减轻或消失。黄疸逐渐消退，肝、脾回缩，肝功能逐渐恢复正常。本期持续1~2个月。

2. 急性无黄疸型肝炎　急性无黄疸型肝炎可见于五种病毒性肝炎中的任何一种，是一种轻型的肝炎。除无黄疸外，其他症状与黄疸型相似，但发病率比黄疸型高。该型肝炎通常起病缓慢，症状轻，临床表现为乏力、食欲减退、恶心、腹胀和肝区痛等，肝脏肿大，质地软，有轻压痛和叩击痛，脾大少见。肝功能轻、中度异常。病情恢复较快，病程2~3个月。由于急性无黄疸型肝炎患者症状较轻、又无黄疸，故不易被发现，容易被漏诊，也因此成为重要的传染源。

（三）慢性肝炎

慢性肝炎仅见于乙型、丙型、丁型肝炎。急性肝炎病程超过6个月；或原有乙型、丙型、丁型肝炎急性发作再次出现肝炎症状、体征或肝功能异常者；或发病日期不明确或虽没有肝炎病史，但根据肝组织病理学或根据症状、体征、实验室检查及肝脏B超检查结果综合分析符合慢性肝炎表现者均可诊断为慢性肝炎。根据患者的症状、体征及肝功能变化将其分为轻度、中度和重度。

1. 轻度慢性肝炎　病情较轻，可有轻度乏力、食欲减退、厌油、尿黄等症状，肝脏轻度肿大，也可无明显症状和体征。肝功能指标仅1或2项轻度异常。

2. 中度慢性肝炎　症状、体征、实验室检查居于轻度和重度之间。

3. 重度慢性肝炎　有明显或持续的肝炎症状，如乏力、纳差、腹胀、尿黄等，伴肝病面容、肝掌、蜘蛛痣、脾脏肿大，ALT和（或）AST反复或持续升高，白蛋白降低或白蛋白/球蛋白（A/G）比值异常，丙种球蛋白明显升高。

（四）重型肝炎

所有肝炎病毒均可引起重型肝炎，国内以乙型肝炎最多见，甲型、丙型少见，病死率高。重型肝炎发生的病因及诱因复杂，往往是多因素共同参与而形成。包括营养不良、过度疲劳、精神刺激、饮酒、应用肝损伤药物、肝炎病毒重叠感染、机体免疫状况、合并细菌感染、有其他合并症（如甲状腺功能亢进、糖尿病）等。

1. 根据肝炎病理组织学特征和病情发展速度，重型肝炎分为四类。

（1）急性重型肝炎　又称暴发性肝炎，发病多有诱因。病情发展快，2周内患者出现极度乏力和严重消化道症状，并出现嗜睡、性格改变、烦躁不安、昏迷等神经、精神症状。体检可见扑翼样震颤及病理反射，肝脏进行性缩小、凝血酶原活动度（PTA）低于40%、有出血倾向、中毒性鼓肠、有肝臭、不同程度的肝性脑病及急性肾功能不全（肝肾综合征）。本型病死率高，病程不超过3周。

（2）亚急性重型肝炎　又称亚急性肝坏死。起病较急，15日至24周患者出现极度乏力，消化道症状明显，黄疸进行性加深，胆红素每天上升≥17.1μmol/L或大于正常值10倍，肝性脑病Ⅱ度以上，腹水，有明显出血现象，PT 显著延长及凝血酶原活动度低于 40%。晚期可并发脑水肿、消化道出血、严重感染、肝肾综合征等。本型病程常超过 3 周至数月，容易转化为慢性肝炎或肝硬化。

（3）慢加急性重型肝炎 又称为慢加急性肝衰竭。是在慢性肝病基础上出现的急性或亚急性肝功能失代偿。

（4）慢性重型肝炎 又称慢性肝衰竭，是在肝硬化的基础上，肝功能进行性减退导致的以腹水或门静脉高压、凝血功能障碍和肝性脑病为主要表现的慢性肝功能失代偿，预后较差，病死率高。

2. 根据临床表现的严重程度，重型肝炎可分为早、中、晚三期。

（1）早期 ①乏力严重伴有明显厌食、呕吐和腹胀等严重消化道症状；②黄疸进行性加深（血清总胆红素 ≥171μmol/L 或每日上升 ≥17.1μmol/L）；③有出血倾向，30%＜PTA≤40%；④未发生肝性脑病或其他并发症。

（2）中期 在肝衰竭早期表现基础上，病情进一步发展，出现以下两条之一者：①出现 Ⅱ 度以下肝性脑病（或）明显腹水；②有出血倾向（出血点及瘀斑），20%＜PTA≤30%。

（3）晚期 在肝衰竭中期表现基础上，病情进一步加重，并出现以下三条之一者：①有严重出血倾向，PTA≤20%；②出现严重并发症如肝肾综合征、上消化道大出血、严重感染等；③出现 Ⅲ 度以上肝性脑病。

（五）淤胆型肝炎

又称为毛细胆管炎型肝炎，起病类似急性黄疸型肝炎，黄疸较深，持续 3 周以上，甚至持续数月或更长。患者表现为皮肤瘙痒，大便颜色变浅，肝大，消化道症状较轻。肝功能检查血清总胆红素明显升高，以直接胆红素为主，AST、ALT 可无明显升高。大多数患者可完全恢复，但在慢性肝炎或肝硬化基础上发生的慢性淤胆型肝炎，预后很差。

（六）肝炎肝硬化

根据肝脏炎症情况分为活动性与静止性两型。①活动性肝硬化：有慢性肝炎活动的表现，乏力及消化道症状明显。肝功能检查 ALT 升高，黄疸，白蛋白下降。肝缩小，质地变硬，脾进行性增大。伴有门脉高压征表现如腹壁、食管静脉曲张，腹水，门静脉、脾静脉增宽等。②静止性肝硬化：无肝脏炎症活动的表现，症状轻或无特异性，可有上述体征。

六、并发症

肝内并发症多发生在 HBV 和 HCV 感染时，主要有肝硬化、肝细胞癌、脂肪肝。肝外并发症包括胆道炎症、胰腺炎、胃炎、糖尿病、甲状腺功能亢进、再生障碍性贫血、溶血性贫血、心肌炎、肾小球肾炎、肾小管性酸中毒等。重型肝炎可发生严重并发症如肝性脑病、上消化道出血、肝肾综合征、肝肺综合征、感染等。

七、实验室检查及其他检查

（一）血常规检查

急性肝炎初期白细胞总数正常或略高，黄疸期白细胞总数正常或降低，淋巴细胞相对增多，偶可见异型淋巴细胞。重型肝炎时白细胞升高，红细胞和血红蛋白下降。肝炎肝硬化合并脾功能亢进者可出现红细胞、白细胞、血小板减少。

（二）尿常规检查

肝细胞性黄疸时尿胆红素和尿胆原两者均为阳性；溶血性黄疸以尿胆原升高为主；梗阻性黄疸以尿胆红素升高为主。

（三）肝功能检查

1. 血清酶

（1）丙氨酸氨基转移酶（ALT） 是目前临床上反映肝细胞损伤最特异、最灵敏、最常用的指标，ALT 升高与肝病严重程度呈正相关。急性肝炎时 ALT 明显升高，AST/ALT 常小于 1，黄疸出现后 ALT 开始下降，病程中 AST/ALT 比值越高，病情越重，预后越差。慢性肝炎和肝硬化时 ALT 轻度或中度升高或反复异常，AST/ALT 常大于 1。重型肝炎由于大量肝细胞坏死出现 ALT 快速下降，而胆红素不断升高，出现胆 - 酶分离现象，提示预后较差。

（2）天冬氨酸氨基转移酶（AST） 肝细胞炎症时 AST 也会升高，诊断的特异性比 ALT 稍差。在肝脏，80% 的 AST 存在于肝细胞线粒体中，故肝病时 AST 升高提示线粒体受损，通常与肝病严重程度呈正相关。急性肝炎时如果 AST 持续在高水平，提示转为慢性的可能性较大。

（3）γ - 谷氨酰转肽酶（γ-GT） 急、慢性肝炎、肝癌患者可显著升高。

（4）乳酸脱氢酶（LDH） 肝病时可显著升高，但肌病时也可升高，需结合临床资料加以鉴别。

（5）碱性磷酸酶（ALP 或 AKP） 正常人血清中 ALP 主要来源于肝脏和骨组织，主要用于肝病和骨病的临床诊断。当肝内、外胆汁排泄受阻时，肝组织表达的 ALP 不能排出体外而回流入血，导致 ALP 升高。

（6）胆碱酯酶（ChE） 由肝细胞合成，胆碱酯酶降低，提示肝细胞有损伤，其值越低，病情越重。

2. 血清胆红素 血清胆红素是判定肝损伤严重程度的重要指标之一。一般情况下，肝脏损伤程度与胆红素水平呈正相关。急、慢性黄疸型肝炎时血清胆红素升高，活动性肝硬化时也可升高但消退缓慢，重型肝炎常超过 171μmol/L。淤胆型肝炎结合胆红素会明显升高。

3. 血清蛋白 血清白蛋白主要由肝细胞合成，球蛋白由浆细胞合成。急性肝炎时，血清蛋白在正常范围。慢性肝炎中度以上、肝硬化、重型肝炎时，可有血清白蛋白下降，球蛋白升高，白蛋白/球蛋白（A/G）比值下降甚至倒置。

4. 凝血酶原活动度（PTA）测定 PTA 的高低与肝脏损害程度呈反比，其值越低，肝损伤越重。PTA≤40% 是诊断重型肝炎（肝衰竭）的重要依据。PTA 也是判断肝炎预后的最敏感指标，其值越低，病情越重，预后越差。

5. 血氨 肝衰竭时清除氨的能力减退，导致血氨升高，常见于重型肝炎和肝性脑病患者。

6. 血浆胆固醇 大部分血浆胆固醇是由肝细胞合成。当肝细胞损伤严重时，血浆胆固醇合成减少，导致胆固醇明显下降，其值越低，预后越差。梗阻性黄疸时胆固醇可升高。

7. 总胆汁酸 正常人血清胆汁酸含量很低，当肝炎活动时，总胆汁酸就会升高。

（四）甲胎蛋白（AFP）

血清 AFP 是早期诊断原发性肝细胞癌的重要指标。肝炎活动和肝细胞修复时可有 AFP 轻度升高，应动态观察 AFP 的变化并结合临床表现和肝脏超声等进行综合分析。

（五）肝纤维化指标测定

Ⅲ型前胶原氨基端肽、Ⅳ型胶原、层粘连蛋白、透明质酸、脯氨酰羟化酶等，对诊断肝纤维化有一定参考价值，但缺乏特异性。瞬时弹性成像能够比较准确地识别出轻度肝纤维化和进展性肝纤维化或早期肝硬化，但其测定成功率受肥胖、肋间隙大小以及操作者的经验等多种因素的影响。

（六）病原学检查

1. 甲型肝炎

（1）抗 – HAV IgM　抗 – HAV IgM 在发病后数天即可阳性，3～6个月后转阴，是早期诊断甲型肝炎最简便和最可靠的指标。

（2）抗 – HAV IgG　属于保护性抗体，出现稍晚，在2～3个月达到高峰，持续多年甚至终身。阳性表示既往 HAV 感染或疫苗接种后现已产生免疫。

（3）HAV 颗粒　用免疫电镜法可从患者粪便中检出 HAV 颗粒，是现症感染的证据。

2. 乙型肝炎

（1）HBsAg 与抗 – HBs　HBsAg 在感染 HBV 2 周后即可阳性，HBsAg 阳性可诊断 HBV 感染，但阴性不能排除 HBV 感染。抗 – HBs 属于保护性抗体，阳性表示对 HBV 有免疫力，见于乙型肝炎恢复期、过去感染以及乙肝疫苗接种后。阴性说明对 HBV 易感。

（2）HBeAg 与抗 – HBe　HBeAg 阳性表示 HBV 复制活跃且有较强的传染性，持续阳性容易转为慢性肝炎。抗 – HBe 阳性提示病毒多处于静止状态，复制减弱、传染性减低。长期抗 – HBe 阳性不能说明没有传染性，部分抗 – HBe 阳性患者 HBV DNA 检测阳性，可能是由于前 C 区基因变异，不能形成HBeAg。

（3）HBcAg 与抗 – HBc　HBcAg 存在于 HBV 的核心，常规方法不易在血液中检出。HBcAg 阳性是 HBV 处于复制状态的直接证据，提示有传染性。抗 – HBc 阳性提示 HBV 现症感染。抗 – HBc IgG 在血清中可长期存在。高滴度的抗 – HBc IgG 阳性提示 HBV 现症感染，常与 HBsAg 并存；低滴度的抗 – HBc IgG 阳性提示既往 HBV 感染，常与抗 – HBs 并存。单一抗 – HBc IgG 阳性可以是过去感染，也可以是低水平感染。

（4）HBV DNA　血液中 HBV DNA 阳性是病毒复制和有传染性的直接标志。定量检测对于判断HBV 复制程度、传染性大小以及抗病毒疗效有重要意义。

3. 丙型肝炎

（1）抗 – HCV IgM 和抗 – HCV IgG　HCV 抗体不是保护性抗体，是 HCV 感染的标志。抗 – HCVIgM 阳性提示现症 HCV 感染。抗 – HCV IgG 阳性提示现症感染或既往感染。抗 – HCV 转阴不能作为抗病毒疗效的指标。

（2）HCV RNA　HCV RNA 阳性是病毒感染和复制的直接标志。

4. 丁型肝炎

（1）HDVAg、抗 – HDV IgM 和抗 – HDV IgG　HDVAg 阳性是诊断急性 HDV 感染的直接证据。抗 –HDV IgM 阳性是现症 HDV 感染的标志。抗 – HDV IgG 不是保护性抗体，高滴度提示感染持续存在，低滴度提示感染静止或终止。

（2）HDV RNA　血清或肝组织中 HDV RNA 阳性是病毒感染和复制的直接证据。

5. 戊型肝炎　抗 – HEV IgM 阳性是近期 HEV 感染的标志。抗 – HEV IgG 在急性期滴度较高，恢复期下降。如果抗 – HEV IgG 滴度较高，或由阴性转为阳性，或由低滴度升为高滴度，或由高滴度降至低滴度甚至转阴，均可诊断 HEV 感染。但少数戊型肝炎患者两者均可阴性。采用 RT – PCR 法在粪便和血液中检测到 HEV RNA，即可明确诊断。

（七）其他检查

B 超、CT、MRI 等影像学检查对于肝硬化和肝内占位性病变的诊断非常有帮助。肝组织病理检查是衡量炎症活动度、纤维化程度及评估疗效的金标准。还可在肝组织中原位检测出病毒，了解病毒复制状态。

八、诊断和鉴别诊断

（一）诊断

1. 流行病学资料 肝炎流行高峰期在秋、冬季节，或由食物或水引起流行暴发，病前有进食未煮熟的毛蚶、蛤蜊等水产品等有助于甲型肝炎的诊断。与乙型肝炎患者或 HBsAg 携带者有密切接触史、有不洁注射史和多个性伴侣者，特别是 HBsAg 阳性母亲分娩的婴儿，对乙型肝炎的诊断有重要意义。对有输血史、静脉吸毒史、血液透析史的肝炎患者，应考虑丙型肝炎的可能。丁型肝炎同乙型肝炎，戊型肝炎基本同甲型肝炎。

2. 临床诊断

（1）急性肝炎 起病较急，发病初常有畏寒、发热、乏力、食欲减退、恶心、呕吐等急性感染症状，伴腹泻、肝区疼痛等症状。部分患者出现黄疸、肝大质地偏软、ALT 显著升高。黄疸型肝炎血清胆红素 >17.1μmol/L，尿胆红素阳性。急性黄疸型肝炎有黄疸前期、黄疸期和恢复期三期经过，病程一般不超过 6 个月。

（2）慢性肝炎 病程超过 6 个月或发病日期不明确且有慢性肝炎的症状、体征、实验室检查改变者。患者常有乏力、厌油、肝区不适等症状，可有慢性肝病面容、蜘蛛痣、肝掌、肝大质地较硬、脾大等体征。根据病情轻重、实验室指标可将慢性肝炎分为轻度、中度和重度。

（3）重型肝炎 主要表现为肝衰竭综合征。急性黄疸型肝炎病情迅速恶化，2 周内出现Ⅱ度以上肝性脑病或其他重型肝炎表现者为急性重型肝炎；15 日至 26 周出现上述表现者为亚急性重型肝炎；在慢性肝炎或肝硬化基础上发生的重型肝炎为慢性肝衰竭。

（4）淤胆型肝炎 起病类似急性黄疸型肝炎，但黄疸持续时间长，症状轻，有粪色变浅、皮肤瘙痒等肝内梗阻的表现。

（5）肝炎后肝硬化 多有慢性乙型或丙型肝炎病史，出现乏力、食欲减退、腹胀等消化道症状，有肝功能受损（肝掌、蜘蛛痣、白蛋白下降、A/G 倒置）和门脉高压的表现（脾大、腹水、胃底食管下段静脉曲张）。

3. 病原学诊断

（1）甲型肝炎 有急性肝炎的临床表现，并具备下列任何一项均可诊断为甲型肝炎：①抗 - HAV IgM 阳性；②抗 - HAV IgG 急性期阴性，恢复期阳性；③粪便中检出 HAV 颗粒或抗原或 HAV RNA。

（2）乙型肝炎 急性乙型肝炎很少见。慢性乙型肝炎可分为：

1）慢性乙型肝炎根据 HBeAg 是否为阳性可分为 ①HBeAg 阳性慢性乙型肝炎：血清 HBsAg、HBeAg 阳性和 HBV DNA 阳性，抗 - HBe 阴性，血清 ALT 持续或反复升高，或肝组织学检查有肝炎病变。②HBeAg 阴性慢性乙型肝炎：血清 HBsAg 和 HBV DNA 阳性，HBeAg 持续阴性，抗 - HBe 阳性或阴性，血清 ALT 持续或反复异常，或肝组织学检查有肝炎病变。

根据临床表现和生化检查结果，可将上述两型慢性乙型肝炎进一步分为轻度、中度和重度。

2）HBV 携带者可分为 ①慢性 HBV 携带者：患者血清 HBsAg 和 HBV DNA 阳性，HBeAg 或抗 - HBe 阳性，1 年内连续随访 3 次以上，每次间隔 3 个月，血清 ALT 和 AST 均在正常范围内，肝组织学检查一般无明显病变或病变轻微。②低复制 HBsAg 携带者：患者血清 HBsAg 阳性、HBeAg 阴性、抗 - HBe 阳性或阴性，HBV DNA 检测不到，1 年内连续随访 3 次以上，每次间隔 3 个月，ALT 均在正常范围内，肝组织学检查显示病变轻微。③隐匿性慢性乙型肝炎：患者血清 HBsAg 阴性，但血清和（或）肝组织中 HBV DNA 阳性，并有慢性乙型肝炎的临床表现。患者除 HBV DNA 阳性外，可伴有血清抗 – HBs、抗 – HBe 和（或）抗 – HBc 阳性。约 20% 隐匿性慢性乙型肝炎患者 HBV 血清学标志均为阴性。

（3）丙型肝炎 抗 – HCV 阳性或 HCV RNA 阳性，且有急、慢性肝炎的临床表现，可诊断为丙型肝炎。若无任何症状和体征，肝功能和肝组织学正常者为无症状 HCV 携带者。

（4）丁型肝炎 有现症 HBV 感染，同时血清 HDVAg 或抗 – HDV IgM 或高滴度抗 – HDV IgG 或 HDV RNA 阳性，或肝内 HDVAg 或 HDV RNA 阳性，具备急、慢性肝炎的临床表现，可诊断为丁型肝炎。低滴度抗 – HDV IgG 有可能为过去感染。患者无症状和体征，仅血清 HBsAg 和 HDV 血清标志物阳性可诊断为无症状 HDV 携带者。

（5）戊型肝炎 患者有急性肝炎症状和体征，同时血 HEV RNA 阳性，或粪便 HEV RNA 阳性或检出 HEV 颗粒，可确诊为戊型肝炎。抗 – HEV IgG 高滴度，或由阴性转为阳性，或由低滴度到高滴度，或由高滴度到低滴度甚至阴转，均可诊断为 HEV 感染。抗 HEV IgM 阳性，可作为诊断参考，但须排除假阳性。

（二）鉴别诊断

1. 其他原因引起的黄疸

（1）溶血性黄疸 患者常有药物或感染等诱因，表现为寒战、高热、腰痛、贫血、网织红细胞升高、血红蛋白尿，黄疸较轻，主要为非结合胆红素升高。

（2）肝外梗阻性黄疸 常见病因有胆囊炎、胆石症等，患者有原发病的症状和体征，肝功能损害较轻，以直接胆红素为主。

2. 其他原因引起的肝炎

（1）其他感染性肝炎 巨细胞病毒、EB 病毒等非肝炎病毒感染后的肝损害，可根据原发病的临床特点、病原学和血清学检查结果进行鉴别。

（2）药物性肝损害 患者有长期使用肝损害药物的历史，停药后肝功能可逐渐恢复。肝炎病毒标志物检测阴性。

（3）酒精性肝病 患者有长期大量饮酒史，停止酗酒后肝功能可逐渐恢复。肝炎病毒标志物检测阴性。

（4）脂肪肝 脂肪肝大多继发于肝炎后或身体肥胖者。血中甘油三酯多增高，肝脏 B 超检查有特异性的表现。

九、治疗

病毒性肝炎目前缺乏可靠的特效治疗，治疗时应根据不同的病原、临床类型、病情轻重及组织学损害区别对待。各型肝炎的治疗原则均以足够的休息和合理的营养为主，辅以适当药物，避免饮酒、过劳和损害肝脏的药物。

（一）急性肝炎

急性肝炎多为自限性，一般可完全恢复。以一般治疗和支持治疗为主。急性期应注意隔离和早期卧床休息，至症状明显缓解，可逐步增加活动，避免过度劳累。饮食宜清淡易消化，保证摄入足够的热量。可适当补充 B 族维生素和维生素 C。进食量过少者可由静脉补充葡萄糖和维生素 C。避免饮酒和应用损害肝脏药物。辅以药物对症治疗和恢复肝功能时使用的药物不宜太多，以免加重肝脏负担。一般急性黄疸型肝炎患者于隔离期满，临床症状消失，血清胆红素在 17.1μmol/L 以下，ALT 在正常值两倍以下时可以出院。

急性肝炎一般不采用抗病毒治疗，但急性丙型肝炎例外。急性丙型肝炎容易转为慢性，为降低发展为慢性丙型肝炎的危险，只要检查 HCV RNA 阳性，应尽快开始抗病毒治疗。可选用干扰素（IFN）或长效干扰素，可同时加用利巴韦林治疗。

（二）慢性肝炎

应根据患者具体情况采用以抗病毒治疗为主的综合性治疗方案，包括卧床休息、加强营养以及心理平衡。

1. 一般治疗 病情严重或症状明显者必须卧床休息，卧床可增加肝脏血流量，有助于尽快恢复肝功能。病情较轻者以活动后不感觉疲乏为宜。适当增加高蛋白、高热量、高维生素的易消化食物，有利于肝脏修复，应避免高糖和过高热量饮食，以防发生糖尿病和脂肪肝，严禁饮酒。给予患者心理治疗，帮助患者树立战胜肝炎的信心，保持乐观的态度。

2. 药物治疗

（1）改善和恢复肝功能 ①非特异性护肝药：维生素类、葡萄糖醛酸内酯、还原型谷胱甘肽等；②降酶药：五味子类（联苯双酯等）、垂盆草、山豆根类、甘草提取物等；③退黄药物：茵栀黄、丹参、腺苷蛋氨酸、门冬氨酸钾镁、前列腺素 E1、低分子右旋糖酐、苯巴比妥、糖皮质激素等。糖皮质激素须慎用，全身症状较轻，其他退黄药物无效，无禁忌证时可选用。

（2）免疫调节 目前尚缺乏特异性免疫治疗方法，下列药物可能有一定的免疫调节作用。如胸腺肽、抗乙肝转移因子、特异性免疫核糖核酸等。某些中草药（猪苓多糖、香菇多糖、云芝多糖等）提取物也有免疫调节效果。

（3）抗纤维化 临床使用的抗纤维化药物有丹参、冬虫夏草、核仁提取物、γ-干扰素等。

（4）抗病毒治疗 抗病毒的目的是最大限度抑制病毒，减少传染性；减轻肝细胞炎症坏死及肝纤维化，减轻肝组织病变；延缓和减少肝脏失代偿、肝硬化、肝癌及其并发症的发生，从而改善生活质量和延长存活时间。在慢性乙型肝炎和丙型肝炎的治疗方案中，抗病毒治疗是核心和关键，只要有适应证，且条件允许，就应进行规范的抗病毒治疗。在治疗过程中，对于部分适合的慢性乙型肝炎患者应尽可能追求临床治愈。

抗病毒治疗的适应证：主要根据血清 HBV DNA 水平、血清 ALT 和肝脏疾病严重程度来决定，同时结合患者年龄、家族史和伴随疾病等因素，综合评估患者的疾病进展风险后决定是否需要启动抗病毒治疗。推荐接受抗病毒治疗的患者包括下列条件：①HBV DNA $\geqslant 10^5$ 拷贝/ml（HBeAg 阴性患者，HBV DNA $\geqslant 10^4$ 拷贝/ml）；②ALT 持续升高，ALT $\geqslant 2 \times$ 正常上限（ULN）；如用干扰素治疗，一般情况下 ALT 应 $\leqslant 10 \times$ ULN，血清总胆红素应 $\leqslant 2 \times$ ULN；③丙型肝炎 HCV RNA 阳性。

1）干扰素 α（IFN - α） 可用于慢性乙型肝炎和丙型肝炎抗病毒治疗，它主要通过诱导宿主产生细胞因子起作用，在多个环节抑制病毒复制，还能增强和促进巨噬细胞、细胞毒性 T 细胞和自然杀伤细胞的活性。干扰素的疗效与病例选择有明显关系，如肝炎处于活动期，ALT 升高；病程短；女性；年轻；HBV DNA 滴度低；HCV 非 1b 基因型；组织病理有活动性炎症存在等均有利于提高干扰素的疗效。

干扰素 α 治疗慢性乙型肝炎，成年人每次 3~5MU，推荐剂量为每次 5MU，每周 3 次，皮下或肌内注射，疗程 6 个月，根据病情可延长至 1 年。长效干扰素每周 1 次，疗程 1 年。长效干扰素抗病毒效果优于普通干扰素。干扰素 α 常见的不良反应包括流感样症候群、骨髓抑制、神经精神症状、诱导自身免疫性疾病等。少见的不良反应有肾病综合征、癫痫、间质性肺炎等。

干扰素治疗的绝对禁忌证包括妊娠、精神病史（如严重抑郁症）、未能控制的癫痫、未戒断的酗酒及吸毒者、未经控制的自身免疫性疾病、失代偿期肝硬化、有症状的心脏病。

干扰素 α 治疗丙型肝炎，只要血清 HCV RNA 阳性，伴或不伴 ALT 升高者，均应给予干扰素 α 并联合利巴韦林治疗以提高疗效。治疗方案为普通 IFN - α 每次 3MU 或组合干扰素每次 9~15μg，每周3次，或长效 IFN 每次 180μg，每周 1 次，疗程 6～12 个月。利巴韦林用量为 10～15mg/天。用药期间少数病例可发生溶血性贫血。孕妇禁用，用药期间及治疗结束后至少 6 个月应避孕。

2）核苷类似物 用于慢性乙型肝炎的抗病毒治疗，该类药作用于 HBV 的聚合酶区，通过取代病毒复制过程中延长聚合酶链所需的结构相似的核苷，终止链的延长，从而抑制病毒复制。目前核苷类似物大致可分为两类，即核苷类似物和核苷酸类似物，前者包括恩替卡韦、拉米夫定、替比夫定，后者包括阿德福韦酯、替诺福韦等。

①恩替卡韦（entecavir，ETV）：是环戊酰鸟苷类似物，能有效抑制 HBV DNA 复制，用药后在 HBV DNA 下降、ALT 恢复正常、肝组织学改善等方面疗效优于拉米夫定，对初治患者耐药发生率低。成人每天口服剂量为 0.5mg。

②拉米夫定（lamivudine，LAM）：是一种反转录酶抑制剂，具有较强的抑制 HBV 复制的作用，可竞争性抑制 HBV DNA 聚合酶，并参与到 HBV DNA 合成过程中阻止新链合成，使 HBV DNA 水平下降或阴转、改善肝组织病变。主要用于治疗慢性乙型肝炎，剂量为 100mg/d，顿服，疗程至少 1 年。有自身免疫性肝病，遗传性肝病，骨髓抑制，明显心、脑、神经、精神疾病等不宜应用此药。随拉米夫定治疗时间延长，HBV 耐药突变的发生率增高，所以不作为首选用药。

③替比夫定（telbivudine，Ldt）：是一种合成的胸腺嘧啶核苷类似物，具有抑制 HBV DNA 聚合酶的作用。可迅速降低患者 HBV 病毒载量，HBeAg 血清转换率较高，耐药率低。用于乙型肝炎治疗的剂量为每天一次口服 600mg，不受进食影响。常见的不良反应包括头晕、头痛、疲劳、腹泻、恶心、皮疹等。

④阿德福韦酯（adefovir dipivoxil，ADV）：ADV 是阿德福韦的前体，在体内水解为阿德福韦发挥抗病毒作用，可明显抑制 HBV DNA 复制。剂量为每天 10mg，顿服。该药适用于肝功能代偿的成年慢性乙型肝炎患者，尤其适合需长期用药或已发生拉米夫定耐药者。较大剂量时有一定肾毒性。

⑤替诺福韦（tenofovir，TDF）：是一种核苷酸类似物，结构与阿德福韦酯相似。TDF 每日剂量 300mg，耐药率低。

（三）重型肝炎

目前重型肝炎的内科治疗尚无特效药物和手段。治疗原则为早期诊断、早期治疗，针对不同病因和诱因采取相应的综合治疗措施，积极防治各种并发症。

1. 一般支持治疗 患者应绝对卧床休息，保持情绪稳定，密切观察病情，防止医院感染。避免油腻饮食，宜清淡易消化饮食，减少饮食中的蛋白质，以控制肠内氨的产生。进食不足者，可静脉补给足够的热量和液体，补充足量维生素 B、C 及 K。积极纠正低蛋白血症，静脉输入血浆白蛋白或新鲜血浆。注意维持水和电解质平衡，保持机体内环境的稳定。禁用对肝、肾有损害的药物。

2. 抗病毒治疗 乙型肝炎导致的肝衰竭患者应尽早使用核苷类药物抗病毒治疗，可改善患者病情、提高生存率、降低肝衰竭相关并发症的发生率和肝移植后乙型肝炎复发的风险。一般不主张使用干扰素。

3. 免疫调节治疗 重型肝炎的发生、发展过程中，机体免疫变化明显，早期以免疫亢进为主，后期以免疫抑制为主。故在重型肝炎早期可酌情使用激素，后期使用免疫增强药物对机体是有益的。

4. 促肝细胞再生 肝细胞生长因子是小分子多肽类物质，能促进肝细胞 DNA 合成。每日 120～200mg，静脉滴注，疗程一个月或更长。前列腺素 E1 可以保护肝细胞，减少肝细胞坏死，改善肝脏的血液循环，促进肝细胞再生。肝细胞及肝干细胞或干细胞移植对于重型肝炎（肝衰竭）患者治疗的有效性和安全性有待进一步证实。

5. 人工肝支持系统 非生物型人工肝支持系统可清除患者血中毒性物质及补充生物活性物质，使血胆红素明显下降，凝血酶原活动度升高，对早期重型肝炎有较好疗效，对于晚期重型肝炎有助于争取时间让肝细胞再生或为肝移植作准备。生物型人工肝正在研究开发中。

6. 并发症的治疗

（1）肝性脑病　去除诱因如感染等；低蛋白饮食；保持大便通畅，可口服乳果糖、诺氟沙星或生理盐水清洁灌肠等措施减少肠道氨的产生和吸收，达到降低血氨的目的。还可以静脉应用乙酰谷酰胺、谷氨酸钠、精氨酸、门冬氨酸钾镁等，均有一定的降血氨作用。纠正假性神经递质可用左旋多巴，左旋多巴在大脑转变为多巴胺后可以取代奥克巴胺等假性神经递质，从而促进患者苏醒，但不宜与维生素 B_6 同用。维持支链氨基酸/芳香氨基酸平衡可用氨基酸制剂，氨基酸制剂可促进支链氨基酸通过血脑屏障进入大脑。有脑水肿表现者可用 20% 甘露醇和呋塞米，必要时可两者合用，但须注意维持水和电解质平衡。

（2）上消化道出血　预防出血可使用组胺 H_2 受体拮抗剂，如雷尼替丁、法莫替丁、西米替丁等，有消化道溃疡者可用奥美拉唑、雷贝拉唑、兰索拉唑等；针对凝血功能减退者，可输注凝血酶原复合物、新鲜血液或血浆、浓缩血小板、纤维蛋白原等，同时补充维生素 K、C；对门静脉高压出血者，为降低门静脉压力，首选生长抑素类似物，也可使用垂体后叶素，必要时在内镜下直接止血（血管套扎，电凝止血，注射硬化剂等）。肝硬化门脉高压引起出血还可使用介入及手术治疗。出血抢救时应消除患者紧张情绪，并给氧。

（3）继发感染　重型肝炎患者极易合并感染，感染多发生于腹腔、呼吸道、胆道、泌尿道等。必须加强护理，严格消毒隔离。一旦出现感染，应根据细菌培养结果和临床经验选择抗生素。严重感染可选用强效广谱抗生素如头孢他啶、头孢曲松、头孢吡肟、亚胺培南等，或联合用药，同时要警惕二重感染的发生；有真菌感染时，可选用氟康唑等。

（4）肝肾综合征　目前对肝肾综合征尚无有效的治疗方法，应避免肾损药物，避免引起血容量降低的各种因素。一旦出现少尿和无尿，应鉴别是血容量不足还是肾功能不全，如系后者，应进一步鉴别是肾小管坏死还是肝肾综合征。少尿时可应用前列腺素 E 或多巴胺静脉滴注并配合使用利尿剂，使 24 小时尿量不低于 1000ml，大多不适宜透析治疗。有腹水者可早期腹腔穿刺放液，并在腹腔内注射血管活性药物和利尿剂，积极补充人血白蛋白。对难治性腹水进行大量腹腔穿刺放液，往往也不能获得满意疗效，且有诱发肝性脑病发生的危险，应尽早争取肝脏移植。

7. 肝移植　内科治疗和人工肝治疗疗效欠佳的中晚期肝衰竭患者，可采用肝移植的方法，目前肝移植技术基本成熟。近年常使用核苷类似物、高效价抗乙肝免疫球蛋白进行移植前、后的抗病毒治疗，可明显提高 HBV 感染所致的重型肝炎患者肝移植的成功率。目前由于肝移植价格昂贵，供肝来源困难，容易出现排异反应和继发感染等原因，所以在临床应用还不广泛。

（四）淤胆型肝炎

早期治疗同急性黄疸型肝炎，黄疸持续不退时，可加用泼尼松 40～60mg/d 口服或静脉滴注地塞米松 10～20mg/d，两周后如血清胆红素显著下降，则逐步减量。也可应用熊去氧胆酸、中药退黄治疗。

（五）肝炎后肝硬化

可参照慢性肝炎和重型肝炎治疗，有脾功能亢进或明显门静脉高压时可选用手术或介入治疗。

（六）慢性乙型和丙型肝炎病毒携带者

可照常工作，但应定期检查，随访观察，有条件时可做肝穿刺活检，以便进一步确诊和采取相关治疗。

素质提升

骆抗先

　　骆抗先是我国著名的传染病学专家，南方医科大学南方医院一级教授。他提出的"无症状慢性活动性肝炎"理论，为我国乙型肝炎防治工作作出了突出贡献。骆抗先有浓厚的家国情怀，始终不忘初心——为了尽早摘掉我国"乙肝大国"的帽子一直在奋斗，用生命在践行大医精诚的精神。一位患者曾向他建议："您一天门诊只能看几十个号，如果能够利用网络，就能帮助到更多病人。"骆抗先把这句话记在了心里。没学过拼音、不会打字的他，从零开始学习电脑操作，75 岁时开通了"骆抗先的乙肝频道"博客，并坚持了 10 余年——这期间，共发表 460 篇文章，访问量超过 1600 万次，他总是认真回复网友评论，回复内容全是"干货"，这使他成为名副其实的"网红"。从 75 岁到 90 岁，这位"网红医生"，已经数不清在网上解答了多少肝病患者的疑问。骆老深深明白，他的命运始终与祖国紧紧相连，要以自己的专业知识去报效国家、服务人民，始终当好"人民的医生"。

十、预后

　　（1）**急性肝炎**　甲型肝炎预后良好，大多数患者在 3 个月内恢复健康。戊型肝炎总体预后良好，妊娠后期合并戊型肝炎者病死率高，预后较差。

　　（2）**慢性肝炎**　急性乙型肝炎 10%～40%，急性丙型肝炎 60%～80% 转为慢性。中度以上慢性乙型肝炎若反复发作且治疗效果较差者预后不良，部分可发展至肝硬化、肝细胞癌。慢性丙型肝炎较慢性乙型肝炎预后稍好。

　　（3）**重型肝炎**　总体预后不良，病死率高达 70% 以上。急性重型肝炎若年龄较小、治疗及时、无并发症者病死率较低。慢性重型肝炎预后极差。

　　（4）**淤胆型肝炎**　急性淤胆型肝炎预后较好，通常病程延长至 8 周以上，但可逐渐康复。慢性淤胆型肝炎容易转变为胆汁性肝硬化，预后较差。

十一、预防

（一）控制传染源

　　对甲型、戊型肝炎患者按肠道传染病隔离至病毒消失。乙型、丙型肝炎及病毒携带者按血液和密切接触隔离至病毒学指标转为阴性，抗病毒治疗是有效控制传染性的重要措施，凡符合抗病毒治疗的患者应尽可能给予抗病毒治疗。慢性肝炎患者和病毒携带者不能从事食品加工、饮食服务、饮水供应、托幼保育等工作。对密切接触者按潜伏期进行检疫。对献血员严格筛选，不合格者不得献血。

（二）切断传播途径

　　1. 甲型和戊型肝炎搞好环境卫生，养成良好的个人卫生习惯，饭前、便后用肥皂和流动水洗手，防止"病从口入"。加强粪便、水源管理，做好食品卫生和食具、饮水消毒等工作。

　　2. 乙型、丙型、丁型肝炎重点在于防止通过血液和体液传播。加强托幼单位和服务行业的卫生监管，严格执行餐具、食具消毒制度。加强血液管理，保证血液、血制品和生物制品的安全生产与供应，严格掌握血液和血制品使用指征。医疗及预防用的注射器应实行"一人一针一管"制，各种医疗器械及用具应实行"一人一用一消毒"制。对血液、各种体液及其污染物品应严格消毒处理。洗漱、剃须用具专用，理发、美容、洗浴等用具应按规定进行消毒处理。严防血液透析、介入性诊疗、脏器移植时感染肝炎病毒。性生活时使用避孕套是防止体液传播的主要方法。

（三）保护易感人群

1. 甲型肝炎　对婴幼儿、学龄前儿童及血抗 – HAV IgG 阴性者均可接种甲型肝炎减毒活疫苗以获得主动免疫，免疫期可达 5 年以上。对近期与甲型肝炎患者密切接触的易感者尽早使用人丙种球蛋白预防注射以获得被动免疫，越早越好，免疫期 2 ~ 3 个月。

2. 乙型肝炎　接种乙肝疫苗是我国预防和控制乙型肝炎流行的最关键措施和最有效方法。新生儿应进行普种，抗 – HBs 阴性者为易感人群，可接种乙肝疫苗。与 HBV 感染者密切接触者、医务人员、药物依赖者、静脉吸毒者、免疫功能低下者、器官移植患者、经常接受输血或血液制品者、同性恋或多个性伴侣者、HBsAg 阳性者的家庭成员等高危人群及从事托幼保育、食品加工、饮食服务等职业人群也是主要的接种对象。目前国内普遍采用 0、1、6 个月的接种程序，即接种第 1 针疫苗后间隔 1 个月及 6 个月注射第 2 针和第 3 针疫苗。新生儿接种乙型肝炎疫苗要求在出生后 24 小时内接种，越早越好。接种后随着时间的推移，部分人抗 – HBs 水平会逐渐下降，宜加强注射一次。

对 HBV 慢性感染母亲的新生儿出生后应使用乙型肝炎疫苗和乙型肝炎免疫球蛋白（HBIG）联合免疫，即出生后立即注射 HBIG 及乙型肝炎疫苗，出生后 1 个月和 6 个月时分别再注射一次乙型肝炎疫苗，保护率可达 95% 以上。意外暴露于 HBV 的易感者，应及早注射 HBIG，保护期约 3 个月。

3. 戊型肝炎　世界上第一个用于预防戊型肝炎的疫苗是重组戊型肝炎疫苗（大肠埃希菌），该疫苗由我国厦门大学夏宁邵教授带领的研究小组于 2012 年研制成功。目前采用 0、1、6 个月的接种程序，保护率达到 100%。

对丙型、丁型肝炎目前尚缺乏特异性免疫预防制剂。

第二节　流行性乙型脑炎

PPT

流行性乙型脑炎（epidemic encephalitis B）简称乙脑，国际上又称为日本脑炎，是由乙型脑炎病毒引起的以脑实质炎症为主要病变的中枢神经系统急性传染病。本病通过蚊虫叮咬传播，主要传染源是猪，流行于夏、秋季节。临床上急性起病，以高热、意识障碍、呼吸衰竭、抽搐、病理反射和脑膜刺激征为特征。病死率较高，部分患者留有神经系统后遗症。

一、病原学

乙脑病毒属虫媒病毒乙组的黄病毒科，直径 40 ~ 50nm，病毒颗粒呈球形，核心含有单股正链 RNA 和核心蛋白，核心被外膜包裹，外膜主要是膜蛋白和糖蛋白，其表面含有血细胞凝集素刺突，能凝集鸡、鹅、鸽等红细胞。

乙脑病毒对外界抵抗力不强，对一般消毒剂如乙醚、乙醇和酸类均很敏感，不耐热，加热 56℃ 30 分钟或 100℃ 2 分钟即可将其灭活，但其耐低温和干燥，用冷冻干燥法在 4℃ 环境中可以保存数年。乙脑病毒的抗原性较稳定，很少变异，人与动物感染乙脑病毒后，可产生中和抗体、补体结合抗体和血凝抑制抗体，临床上对这些特异性抗体的检测有助于诊断和流行病学调查。

二、流行病学

（一）传染源

乙脑是人兽共患的自然疫源性疾病，人和动物（包括猪、牛、羊、马、狗、鸭、鸡等）均可成为传染源。人感染乙脑病毒后，病毒血症期短且病毒数量少，所以人不是乙脑的主要传染源。在乙脑流行区，家禽、家畜的乙脑病毒感染率很高，其中猪的感染率可高达100%，感染后血中病毒数量多，病毒血症期长，所以猪是乙脑的主要传染源，尤其是未经过流行季节的幼猪。一般在人类乙脑流行前1~2个月，先在家畜中流行。所以在人群乙脑发生流行前，检查猪的乙脑病毒感染率，可以预测当年乙脑在人群中的流行趋势。

（二）传播途径

本病主要通过蚊虫叮咬感染人和动物。蚊虫是主要传播媒介，其中以三带喙库蚊传播最强。蚊虫感染乙脑病毒后，可带病毒越冬或经卵传代，是乙脑病毒的长期储存宿主。此外，受感染的蠛蠓、蝙蝠也是乙脑病毒的越冬宿主。

（三）易感人群

人对乙脑病毒普遍易感，感染后多数呈隐性感染，乙脑患者与隐性感染者之比为1∶（300~2000）。发病者多见于10岁以下儿童，以2~6岁发病率最高。感染后可获较持久的免疫力，再次发病者少见。

（四）流行特征

本病流行于热带、亚热带和温带地区，我国除东北、青海、新疆外均有本病流行，农村发病高于城市，有严格的季节性，大部分集中于7、8、9三个月，这主要与蚊虫繁殖、气温和雨量有关。近年来由于儿童广泛接种乙脑疫苗，使儿童发病率明显下降，但成年人和老年人发病相对增多。本病呈高度散发性，家庭成员中少有同时发病者。

三、发病机制和病理

（一）发病机制

带有病毒的蚊虫叮咬人后，病毒经皮肤、毛细血管进入人体，在单核－吞噬细胞系统内繁殖，随后进入血液循环引起病毒血症。乙脑病毒进入人体后，是否发病以及致病的严重性取决于人体的免疫力和防御能力，还与病毒的数量和毒力有关。此时，若机体免疫力强，感染后仅形成短暂的病毒血症，病毒迅速被清除，不侵入中枢神经系统，表现为隐性感染或轻型病例，并可获得终身免疫力。若机体免疫力弱或毒力强，则病毒经血脑屏障侵入中枢神经系统引起脑炎。乙脑的发病机制与病毒对神经组织的直接侵袭有关，也与免疫损伤有关。

（二）病理

乙脑病变主要在中枢神经系统，病变范围较广，脑和脊髓均可受累，尤以大脑皮质、丘脑和中脑最严重。肉眼观察：可见大脑和脑膜充血、水肿和出血，严重者脑实质可见大小不等的坏死软化灶，是本病的特征性诊断。镜下观察：可见血管扩张、充血，血管周围间隙变宽，脑组织水肿。小血管内皮细胞肿胀、坏死、脱落及血管周围坏死、出血，神经细胞变性、肿胀与坏死，胶质细胞增生及血管周围淋巴细胞和大单核细胞浸润形成"血管套"，小胶质细胞、中性粒细胞侵入神经细胞内形成噬神经细胞现象。

四、临床表现

潜伏期为4~21天，一般为10~14天。

（一）典型的临床表现

1. 初期 病程的第1~3天。起病急，体温在1~2天内升至39~40℃，伴头痛、食欲差、恶心、呕吐、嗜睡或精神倦怠，小儿可有上呼吸道或胃肠道症状，容易误诊为上呼吸道感染。少数患者有颈项强直和抽搐。

2. 极期 病程的第 4~10 天，初期症状加重，主要为脑实质损害的表现。

（1）**持续高热** 体温可达 40℃，多呈稽留热型，一般持续 7~10 天，轻者可持续 3~5 天，重者可持续 3 周以上。发热越高，热程越长，则病情越严重。

（2）**意识障碍** 是本病主要的表现，多发生在病程第 3~8 天，患者可有嗜睡、谵妄、昏迷、定向力障碍等。嗜睡具有早期的诊断意义，是大脑皮层、丘脑、脑干网状结构功能障碍所致。昏迷是意识障碍最严重的阶段，昏迷越早、越深，持续时间越长，则病情越重，预后越差。昏迷多持续 1 周左右，重者可达一个月以上。

（3）**惊厥或抽搐** 是病情严重的表现，多见于病程第 2~5 天，发生率在 40%~60%，主要是由高热、脑实质炎症及脑水肿等引起，患者先出现面部、眼肌、口唇等处小抽搐，随后出现肢体阵挛性抽搐，可为单肢或双肢，严重者可出现全身强直性抽搐，持续数分钟至数十分钟不等，均伴有意识障碍。频繁抽搐可导致发绀，甚至出现呼吸暂停，使脑缺氧和脑水肿加重。

（4）**呼吸衰竭** 多见于重症患者，主要表现为中枢性呼吸衰竭，是本病的主要死亡原因，主要由脑实质炎症、缺氧、脑水肿、脑疝、颅内压增高及低血钠脑病等引起。患者表现为呼吸节律不整和幅度不均，如呼吸表浅、潮式呼吸、双吸气、叹息样呼吸、抽泣样呼吸等，严重者出现呼吸暂停或呼吸停止。继发颞叶钩回疝者有瞳孔扩大、上眼睑下垂、对侧肢体抽搐、昏迷等；枕骨大孔疝者有极度烦躁、深昏迷、面色苍白、眼球固定、瞳孔散大、对光反射消失等表现。若合并肺部感染、呼吸道痰液阻塞、呼吸肌麻痹者可表现为周围性呼吸衰竭，出现呼吸困难、呼吸表浅短促、呼吸先增快后变慢、发绀等，但呼吸节律整齐。

（5）**其他神经系统症状和体征** 多在病程 10 天内出现，2 周后很少出现新的神经系统表现。常有浅反射（如腹壁反射）减弱或消失、深反射（如肱二头肌、肱三头肌反射）先亢进后消失，病理反射阳性，脑膜刺激征阳性。昏迷时可有肢体强直性瘫痪，伴肌张力增高。自主神经受累时可出现膀胱和直肠麻痹，表现为大小便失禁和尿潴留。

（6）**循环衰竭** 少见。常与呼吸衰竭同时出现，表现为血压下降、脉搏细数、肢体湿冷、消化道出血。

高热、惊厥和呼吸衰竭是乙脑极期的严重表现，三者互为因果，相互影响。呼吸衰竭是本病的主要致死原因。

3. 恢复期 少数患者在极期因呼吸衰竭或严重并发症死亡，多数患者在病程 8~11 天后进入恢复期。患者体温逐渐下降，神志逐渐清楚，神经反射逐渐恢复正常，病理体征消失。一般患者两周左右可完全恢复，重症患者需 1~6 个月才能恢复。恢复期患者可出现低热、多汗、失眠、失语、神志迟钝、吞咽困难、颜面瘫痪、肢体强直性瘫痪或不自主运动等，经积极治疗大多数患者能康复。

4. 后遗症期 少数重症患者在发病半年后，仍有神经系统表现，患者表现为精神失常、失语、强直性瘫痪、痴呆等，此期称为后遗症期。有的后遗症经积极治疗可有不同程度恢复，而癫痫后遗症可持续终生。

（二）临床分型

1. 轻型 体温 38~39℃，患者神志清楚，轻度嗜睡，无抽搐，脑膜刺激征不明显，病程 1 周左右，无后遗症。

2. 普通型 体温 39~40℃，患者嗜睡或浅昏迷，偶有惊厥，脑膜刺激征明显，浅反射消失，深反射亢进或消失，病程 7~14 日，无后遗症。

3. 重型 体温 40℃以上，患者昏迷，烦躁不安，反复或持续惊厥，可有神经系统定位症状或体征以及呼吸衰竭。病程 2 周以上，部分患者留有不同程度的后遗症。

4. 极重型　体温急骤上升至 40℃ 以上，患者出现反复或难以控制的持续惊厥伴深昏迷、肢体强直性瘫痪，迅速发展为中枢性呼吸衰竭和脑疝。此型病死率高，存活者常留有严重的后遗症。

五、并发症

发生率约为 10%，以支气管肺炎最常见，多见于吞咽反射减弱或消失以及昏迷的患者，常因呼吸道分泌物不能排出引起。其次为肺不张、败血症、泌尿系统感染、压力性损伤等。重型患者容易发生应激性溃疡而导致上消化道大出血。

六、实验室检查

1. 血常规　白细胞计数增高，常在（10～20）$\times 10^9$/L 以上，中性粒细胞达 80% 以上。部分患者血象始终正常。

2. 脑脊液　压力增高，外观无色透明或微混，细胞数大多在（50～500）$\times 10^6$/L；少数患者可高达 1000×10^6/L 以上。分类早期以中性粒细胞为主，随后以淋巴细胞为主，蛋白轻度增高，糖含量正常或偏高，氯化物正常。少数患者早期脑脊液检查正常。

3. 血清学检查

（1）特异性 IgM 抗体测定　通常在感染后第 3～4 天出现，脑脊液中最早在病程第二天即可检测到，两周达高峰，可用于乙脑的早期诊断。

（2）血凝抑制试验　血凝抑制抗体一般在病程第 4～5 天出现，2 周时达高峰，抗体水平持续 1 年以上，阳性率为 81.1%，可出现假阳性。该方法操作简便，用于诊断及流行病学调查。

（3）补体结合试验　补体结合抗体属于特异性 IgG 抗体，出现比较迟，于病后 2～3 周才出现，5～6 周达高峰，持续 1～2 年，其特异性和敏感性较高，多用于回顾性诊断或流行病学调查。

4. 病原学检查

（1）病毒分离　乙脑病毒主要存在于脑组织中，血液及脑脊液中不易分离出病毒。在病程第一周内死亡者脑组织中可分离出乙脑病毒。

（2）病毒抗原或核酸检测　在组织、血液或其他体液中通过聚合酶链反应（PCR）或直接免疫荧光可检测出乙脑病毒抗原或特异性核酸。

七、诊断和鉴别诊断

1. 诊断

（1）流行病学资料　多在 7、8、9 三个月发病，发病人群多见于儿童，近年来成人及老年人发病率有增加趋势。

（2）临床资料　起病急，高热、头痛、呕吐、惊厥、意识障碍、病理反射及脑膜刺激征阳性等。

（3）实验室检查　血白细胞总数及中性粒细胞均增高，脑脊液细胞数增多，压力和蛋白增高，糖、氯化物正常，特异性 IgM 抗体阳性。

2. 鉴别诊断

（1）中毒性菌痢　乙脑和中毒性菌痢发病季节相同，多见于夏秋季节，以 10 岁以下儿童多见。中毒性菌痢比乙脑起病更急，常在发病 24 小时内即出现高热、惊厥、昏迷、中毒性休克，一般无脑膜刺激征，脑脊液多正常。用生理盐水灌肠或肛拭子取粪便做常规检查可见大量脓细胞或白细胞。粪便培养志贺菌属呈阳性。

（2）化脓性脑膜炎　多发生于冬春季，大多患者有皮肤、黏膜瘀点、瘀斑，病情发展迅速，1~2天出现昏迷，脑膜刺激征明显，脑脊液呈化脓性改变，涂片及培养可发现细菌。

（3）结核性脑膜炎　无明显季节性，多有结核病接触史或结核病史。起病较缓、病程长，以脑膜刺激征为主，意识障碍较轻。脑脊液氯化物与糖降低，蛋白明显增加，白细胞增多，以淋巴细胞为主，薄膜涂片或培养可检出结核分枝杆菌。X线胸片有时可发现结核病灶，结核菌素试验可呈阳性。

八、治疗

目前尚无特效治疗，一般采用对症和支持治疗。治疗的重点是处理好高热、惊厥和呼吸衰竭等危重症状。

（一）一般治疗

患者住院隔离治疗，病室应安静、清洁，有防蚊和降温设备。室温控制在30℃以下。密切观察患者体温、呼吸、脉搏、血压、神志、瞳孔、肌张力等变化。注意口腔清洁和保持皮肤干燥，防止压力性损伤发生。给予足够的营养及水分，注意水、电解质平衡，昏迷者可鼻饲。昏迷患者应定时翻身、拍背、吸痰，预防肺部感染。重症患者应静脉输液，适当控制液体量和钠盐，以免加重脑水肿。

（二）对症治疗

1. 高热　持续性高热可诱发惊厥，加重脑缺氧和脑水肿，应积极采取降温措施。可采取物理降温，如头部冰帽，用冷水湿敷颈部、腋下、腹股沟等部位和体表大血管处，用酒精擦浴等，也可酌情使用药物降温。注意降温不宜过快、过猛，防止引起虚脱。高热伴持续抽搐者可使用亚冬眠疗法，以氯丙嗪和异丙嗪每次各0.5~1mg/kg，肌内注射，每4~6小时1次，疗程3~5天，用药过程注意保持呼吸道通畅，密切观察生命体征变化。

2. 惊厥或抽搐　应根据引起惊厥的病因不同，给予不同处理。因高热所致者以降温为主。因脑水肿所致者以脱水治疗为主，可用20%甘露醇静脉滴注或静脉推注（20~30分钟内），每次1~2g/kg，根据患者病情每4~6小时可重复应用，必要时可合用50%葡萄糖液、肾上腺皮质激素、呋塞米静脉注射。因呼吸道分泌物堵塞导致脑细胞缺氧者，应给予吸痰、吸氧，保持呼吸道通畅，必要时行气管切开。因脑实质病变引起抽搐的患者，可使用镇静剂。常用的镇静剂有地西泮肌内注射或缓慢静脉注射，成人每次10~20mg；或水合氯醛鼻饲或灌肠，成人每次1~2g。巴比妥钠可用于预防抽搐。

3. 呼吸衰竭　处理原则是保持呼吸道通畅，促进气体交换，解除二氧化碳潴留，积极治疗诱发呼吸衰竭的原因。①氧疗，可选用鼻导管或面罩给氧纠正患者缺氧状态。②因脑水肿所致者以脱水治疗为主。③因呼吸道分泌物阻塞所致者应定时吸痰、翻身拍背和引流，必要时用化痰药物和糖皮质激素进行雾化吸入，对上述方法处理无效的病情危重患者，可采取气管插管或气管切开建立人工气道。④对中枢性呼吸衰竭患者，可用呼吸中枢兴奋剂，首选洛贝林，成人每次3~6mg，肌内注射或静脉滴注，也可选用尼可刹米，成人每次0.375~0.75g，肌内注射或静脉滴注。⑤可用血管扩张剂改善脑微循环、消除脑水肿，解除脑血管痉挛和兴奋呼吸中枢，常用山莨菪碱（654-2）、东莨菪碱等。纳洛酮是特异性的吗啡受体拮抗剂，对退热、止痉、神志转清、纠正呼吸衰竭等方面具有较好的治疗作用，可早期使用。

4. 纠正循环衰竭　根据患者具体情况补充血容量，可应用升压药物、利尿剂、强心剂等，并注意维持水、电解质平衡。

（三）恢复期及后遗症期治疗

注意功能锻炼，可采用理疗、按摩、推拿、高压氧治疗，有利于患者恢复。

九、预后

流行性乙型脑炎轻型和普通型多能顺利恢复；重型和极重型病死率高达 20% 以上，死亡的主要原因是中枢性呼吸衰竭，存活者可留有不同程度的后遗症。

十、预防

采取以灭蚊、防蚊及预防接种为主的综合性预防措施预防乙脑。

1. 控制传染源　早期发现并隔离患者至体温正常。乙脑的主要传染源为家畜，尤其是幼猪，所以要搞好饲养场所的环境卫生，人畜居住地分开。乙脑流行季节前给幼猪接种疫苗，减少猪群的病毒血症，能有效控制人群的乙脑流行。

2. 切断传播途径　灭蚊、防蚊是预防乙脑传播的重要措施，消灭蚊虫滋生地，消灭成蚊和越冬蚊，做好猪圈等场所的灭蚊工作，流行季节可使用蚊帐、驱蚊剂等措施防止蚊虫叮咬。

3. 保护易感人群　预防接种是保护易感人群的根本措施。目前我国普遍使用的是地鼠肾细胞灭活和减毒活疫苗，人群保护率可达 60%～90%。疫苗接种对象是 10 岁以下的儿童和从非流行地区进入流行地区的人员，应在流行季节前 1～2 个月接种。一般接种 2 次，2 次间隔 7～10 天，于第二年加强注射 1 次，连续加强 3 次后可获得持久的免疫力。

第三节　肾综合征出血热

PPT

肾综合征出血热（hemorrhagic fever with renal syndrome，HFRS），又称流行性出血热（epidemic hemorrhagic fever），是由汉坦病毒属（hanta virus）的各型病毒引起的，以鼠类为主要传染源的一种自然疫源性疾病。本病的主要病理变化是全身小血管和毛细血管广泛性损害，临床上以发热、低血压休克、充血、出血和肾损害为主要表现。典型病例病程呈五期经过。广泛流行于亚欧地区，我国为高发区。

一、病原学 　微课

汉坦病毒属布尼亚病毒科（bunyaviridae），为负性单链 RNA 病毒，形态呈圆形或卵圆形，有双层包膜，外膜上有纤突。直径 78～210nm，平均 120nm。其基因 RNA 可分为大、中、小三个片段，即 L、M 和 S，其中 S 基因编码核衣壳蛋白，M 基因编码膜蛋白，可分为 G1 和 G2，L 基因编码聚合酶。核衣壳蛋白是病毒的主要结构蛋白之一，它包裹着病毒的各基因片段，G1 和 G2 糖蛋白构成病毒的包膜。

汉坦病毒的核衣壳蛋白有较强的免疫原性和稳定的抗原决定簇，宿主感染后核衣壳蛋白抗体出现最早，在病程第 2～3 日即能检出，有助于早期诊断。

由于抗原结构的不同，汉坦病毒至少有 20 个血清型。不同鼠类携带不同血清型，临床表现轻重程度也不一致。其中Ⅰ型汉坦病毒（hantaan virus，HTNV）、Ⅱ型汉城病毒（seoul virus，SEOV）、Ⅲ型普马拉病毒（puumala virus，PUUV）和Ⅳ型希望山病毒（prospect hill virus，PHV）是经世界卫生组织（WHO）认定的。其余包括辛诺柏病毒（sin nombre virus，SNV）、多布拉伐病毒（dobrava virus，DOBV）等。在我国流行的主要是Ⅰ型和Ⅱ型病毒。近年来在我国还发现了Ⅲ型普马拉病毒。而辛诺柏病毒等主要引起以呼吸窘迫和呼吸衰竭为主要表现的汉坦病毒肺综合征（hantavirus pulmonary syndrome，HPS）。由于病毒型别不同，引起人类疾病的临床症状轻重有所不同，其中Ⅰ型较重，Ⅱ型次之，Ⅲ型多为轻型，多布拉伐病毒类似Ⅰ型。汉坦病毒对乙醚、三氯甲烷、去氧胆酸盐敏感，不耐热和不耐酸，高于 37℃ 及 pH 5.0 以下易被灭活，56℃ 30 分钟或 100℃ 1 分钟可被灭活。对紫外线、乙醇和碘酒等消毒剂敏感。

二、流行病学

（一）传染源

据国内外不完全统计，有170多种脊椎动物能自然感染汉坦病毒，我国发现53种动物携带本病毒，主要宿主动物是啮齿类，其他动物包括猫、猪、犬和兔等。在我国以黑线姬鼠（apodemus agrarius）、褐家鼠（rattus norvegicus）为主要宿主动物和传染源。林区则以大林姬鼠（apodemus peninsulae）为主。由于肾综合征出血热患者早期的血液和尿液中携带病毒，虽然有接触后发病的个别病例报告，但人不是主要传染源。

（二）传播途径

1. 呼吸道传播 鼠类携带病毒的排泄物，如尿、粪、唾液等污染尘埃后形成气溶胶（aerosol）能通过呼吸道而感染人体。

2. 消化道传播 进食被鼠类携带病毒的排泄物所污染的食物可经口腔或胃肠道黏膜感染。

3. 接触传播 被鼠咬伤或破损伤口接触带病毒的鼠类排泄物或血液后亦可导致感染。

4. 垂直传播 孕妇感染本病后病毒可以经胎盘感染胎儿，曾从感染肾综合征出血热孕妇的流产儿脏器中分离到汉坦病毒。

5. 虫媒传播 尽管我国从恙螨和柏氏禽刺螨中分离到汉坦病毒，但其传播作用尚有待进一步证实。

（三）易感人群

人群普遍易感，在流行区隐性感染率可达3.5%~4.3%。

（四）流行特征

1. 地区性 主要分布在亚洲，其次为欧洲和非洲，美洲病例较少。我国疫情最重，除青海和新疆外，均有病例报告。目前我国的流行趋势是老疫区病例逐渐减少，新疫区则不断增加。

2. 季节性和周期性 虽本病四季均能发病，但有较明显的高峰季节，其中姬鼠传播者以11月~1月份为高峰，5~7月为小高峰。家鼠传播者以3~5月为高峰。林区姬鼠传播者以夏季为流行高峰。本病非高峰季节发病较过去明显增多，并呈现出老疫区轻患者较多，新疫区重患者较多的特点。

本病发病率有一定周期性波动，以姬鼠为主要传染源的疫区，一般相隔数年有一次较大流行，以家鼠、黄鼠为传染源的疫区周期性尚不明确。实验用老鼠也有感染实验人员的疫情发生，不受季节的影响。

3. 人群分布 以男性青壮年农民和工人发病较高，其他人群亦可发病。不同人群发病的多少与接触传染源的机会多少有关。

三、发病机制

肾综合征出血热的发病机制至今仍未完全阐明，汉坦病毒进入人体后随血液到达全身，通过位于血小板、内皮细胞和巨噬细胞表面的β_3整合素介导进入血管内皮细胞内以及骨髓、肝、脾、肺、肾和淋巴结等组织，进一步增殖后再释放入血引起病毒血症。一方面病毒能直接破坏感染细胞的功能和结构，另一方面病毒感染诱发人体的免疫应答和各种细胞因子的释放，导致机体组织损伤。由于汉坦病毒对人体呈泛嗜性感染，因而能引起多器官损害。

1. 病毒直接作用 临床上患者均有病毒血症期，且有相应的中毒症状，不同血清型的病毒所引起的临床症状轻重不同。在肾综合征出血热患者几乎所有的脏器组织中均能检出汉坦病毒抗原，尤其是在肾综合征出血热基本病变部位血管内皮细胞中，而且有抗原分布的细胞往往发生病变，体外培养的正常人骨髓细胞和血管内皮细胞，在排除细胞免疫和体液免疫作用的情况下，感染汉坦病毒后，出现细胞膜和细胞器的损害。

2. 免疫损伤作用

（1）免疫复合物引起的损伤（Ⅲ型变态反应）　本病患者早期血清补体下降，血循环中存在特异性免疫复合物。近年来发现用免疫组化方法证明患者皮肤小血管壁、肾小球基底膜、肾小管和肾间质血管均有特异性免疫复合物沉积，同时有补体裂解片段，故认为免疫复合物是本病血管和肾脏损害的主要原因。

（2）其他免疫反应

1）变态反应　汉坦病毒侵入人体后可引起机体一系列免疫应答。①本病早期特异性 IgE 抗体升高，其上升水平与肥大细胞脱颗粒阳性率呈正相关，提示存在Ⅰ型变态反应；②患者血小板存在免疫复合物，电镜观察肾组织除颗粒状 IgG 沉着外，肾小管基底膜存在线状 IgG 沉积，提示临床上血小板的减少和肾小管的损害与Ⅱ型变态反应有关；③电镜观察发现淋巴细胞攻击肾小管上皮细胞，认为病毒可以通过细胞毒性 T 细胞的介导损伤机体细胞，提示存在Ⅳ型变态反应。至于以上存在的Ⅰ、Ⅱ、Ⅲ、Ⅳ型变态反应在本病发病机制中的地位尚有待进一步研究。

2）细胞免疫反应　多数报告肾综合征出血热患者急性期外周血 $CD8^+T$ 细胞明显升高，$CD4/CD8$ 比值下降或倒置，抑制性 T 细胞（Ts）功能低下，细胞毒性 T 淋巴细胞（CTL）明显升高，且重型患者比轻、中型显著增加。CTL 的功能为分泌细胞毒素诱导细胞凋亡以及直接杀死表面具有抗原的靶细胞导致靶细胞的损伤，说明 CTL 在灭活病毒的同时，也大量损伤了感染汉坦病毒的靶细胞。曾有报道，在啮齿类宿主，持续病毒感染与缺乏病毒特异性 $CD8^+T$ 细胞有密切关系。在患者的肾脏尸检标本中发现有大量 $CD8^+CTL$ 的积聚。

3）各种细胞因子和介质的作用　汉坦病毒能诱发机体的巨噬细胞和淋巴细胞等释放各种细胞因子和介质，引起临床症状和组织损害。如白细胞介素 1（IL-1）和肿瘤坏死因子（TNF）能引起发热，一定量的 TNF 和 γ 干扰素是血管渗透性升高的重要因素，能引起休克和器官功能衰竭。此外，血浆内皮素、血栓素 $β_2$、血管紧张素Ⅱ等的升高能显著减少肾血流量和肾小球滤过率，促进肾功能衰竭的发生。

四、临床表现

潜伏期为 4～46 天，一般为 7～14 天，以 2 周多见。典型病例病程中有发热期、低血压休克期、少尿期、多尿期和恢复期的五期经过，但非典型病例明显增加。如轻型病例可出现越期现象，而重症患者则可出现发热期、休克期和少尿期之间的互相重叠。

（一）发热期

主要表现为发热、全身中毒症状、毛细血管损伤和肾损害。患者多起病急，畏寒，发热常在 39～40℃ 之间，热型以弛张型为多，少数呈稽留型或不规则型。热程多数为 3～7 天，少数达 10 天以上。一般体温越高，热程越长，则病情越重。少数患者起病时以低热、胃肠不适和呼吸道前驱症状开始。轻型患者热退后症状缓解，重症患者热退后反而加重。

全身中毒症状表现为全身酸痛、头痛、腰痛和眼眶痛。头痛、腰痛、眼眶痛一般称为"三痛"。头痛为脑血管扩张充血所致，腰痛与肾周围组织充血、水肿以及腹膜后水肿有关，眼眶痛是眼球周围组织水肿所致，重者可伴有眼压升高和视力模糊。多数患者可以出现胃肠中毒症状，如食欲减退、恶心、呕吐或腹痛、腹泻，腹痛剧烈者，腹部有压痛、反跳痛，易误诊为急腹症而手术。此类患者多为肠系膜局部极度充血和水肿所致。腹泻可带黏液和血，易误诊为肠炎或痢疾。部分患者可出现嗜睡、烦躁、谵妄或抽搐等神经精神症状，此类患者多数发展为重型。

毛细血管损害征主要表现为充血、出血和渗出水肿征。皮肤充血潮红主要见于颜面、颈、胸等部位，重者呈酒醉貌。黏膜充血见于眼结膜、软腭和咽部。皮肤出血多见于腋下及胸背部，常呈搔抓样、条索点状瘀点。黏膜出血常见于软腭，呈针尖样出血点，眼结膜呈片状出血。少数患者有鼻出血、咯血、黑便或血尿。如在病程第 4 ~ 6 天，腰、臀部或注射部位出现大片瘀斑和腔道大出血可能为 DIC 所致，是重症表现。渗出水肿征主要表现为球结膜水肿，轻者眼球转动时球结膜有涟漪波，重者球结膜呈水泡样，甚至突出眼裂。部分患者出现眼睑和脸部水肿，亦可出现腹水，一般渗出水肿越重，病情越重。肾损害主要表现在蛋白尿和镜检可发现管型等。

（二）低血压休克期

一般发生于第 4 ~ 6 病日，迟者 8 ~ 9 病日出现。多数患者在发热末期或热退同时出现血压下降，少数在热退后发生。轻型患者可不发生低血压或休克。本期持续时间，短者数小时，长者可达 6 天以上，一般为 1 ~ 3 天。其持续时间的长短与病情轻重、治疗措施是否及时和正确有关。一般血压开始下降时四肢尚温暖。当血容量继续下降则出现脸色苍白、四肢厥冷、脉搏细弱或不能触及、尿量减少等。当大脑供血不足时，可出现烦躁、谵妄、神志恍惚。少数顽固性休克患者，由于长期组织血流灌注不良，而出现发绀，并促使 DIC、脑水肿、急性呼吸窘迫综合征（ARDS）和急性肾功能衰竭的发生。

（三）少尿期

常继于低血压休克期出现，亦可与低血压休克期重叠或由发热期直接进入本期。与低血压休克期重叠的少尿应和肾前性少尿相鉴别。一般认为 24 小时尿量少于 400ml 为少尿，少于 50ml 为无尿，少数患者无明显少尿而存在氮质血症，称为无少尿型肾功能不全，这是肾小球受损而肾小管受损不严重所致。少尿期一般发生于第 5 ~ 8 病日，持续时间短者 1 天，长者 10 余天，一般为 2 ~ 5 天，少尿期的主要表现为尿毒症酸中毒和水、电解质紊乱，严重患者可出现高血容量综合征和肺水肿。临床表现为厌食、恶心、呕吐、腹胀和腹泻等，常有顽固性呃逆，可出现头晕、头痛、烦躁、嗜睡、谵妄，甚至昏迷和抽搐等症状。一些患者出血现象加重，表现为皮肤瘀斑增加、鼻出血、便血、呕血、咯血、血尿或阴道出血，少数患者可出现颅内出血或其他内脏出血。酸中毒表现为呼吸增快或库斯莫尔（Kussmaul）深大呼吸。水钠潴留，使组织水肿加重，可出现腹水和高血容量综合征，后者表现为体表静脉充盈，收缩压增高，脉压增大而使脉搏洪大，脸部胀满和心率增快。电解质紊乱主要表现为高血钾、低血钠和低血钙，少数亦可发生低血钾和高血镁，高血钾和低血钾均能引起心律失常，低血钠表现为头晕、倦怠。严重者可有视力模糊和脑水肿。低血钙可引起手足搐搦。本期病情轻重与少尿持续时间和氮质血症的高低相平行，若血尿素氮（BUN）每天上升 21mmol/L 以上为高分解型肾功能衰竭，预后较差。

（四）多尿期

此期为新生的肾小管重吸收功能尚未完善，加上尿素氮等潴留物质引起高渗性利尿作用，使尿量明显增加。多数患者少尿期后进入此期，少数患者可由发热期或低血压休克期转入此期。多尿期一般出现在病程第 9 ~ 14 天，持续时间短者 1 天，长者可达数月之久。根据尿量和氮质血症情况可分以下三期：

1. 移行期 每天尿量由 400ml 增至 2000ml，此期虽尿量增加，但 BUN 和肌酐等反而升高，症状加重，不少患者因并发症而死于此期，应特别注意观察病情。

2. 多尿早期 每天尿量超过 2000ml，氮质血症未见改善，症状仍重。

3. 多尿后期 尿量每天超过 3000ml，并逐日增加，氮质血症逐步下降，精神、食欲逐日好转，此期每天尿量可达 4000 ~ 8000ml，少数可达 15000ml 以上。此期若水和电解质补充不足或继发感染，可发生继发性休克，亦可发生低血钠、低血钾等症状。

（五）恢复期

经多尿期后，尿量恢复为 2000ml 以下，精神、食欲基本恢复，一般尚需 1～3 个月体力才能完全恢复。少数患者可遗留高血压、肾功能障碍、心肌劳损和垂体功能减退等症状。

五、并发症

（一）腔道出血

腔道出血以呕血、便血最为常见，咯血、腹腔出血、鼻出血和阴道出血等均较常见。

（二）中枢神经系统并发症

中枢神经系统并发症包括由汉坦病毒侵犯中枢神经而引起的脑炎和脑膜炎，因休克、凝血机制异常、电解质紊乱和高血容量综合征等引起的脑水肿、高血压脑病和颅内出血等，CT 颅脑检查有助于以上诊断。

（三）肺水肿

1. 急性呼吸窘迫综合征 由于肺毛细血管损伤，通透性增高使肺间质大量渗液。此外肺内微小血管的血栓形成和肺泡表面活性物质生成减少均能促成 ARDS，可表现为呼吸急促，出现发绀；肺部可闻及支气管呼吸音和干、湿啰音；X 线表现为双侧斑点状或片状阴影，呈毛玻璃样。血气分析动脉氧分压降低至 60mmHg 以下，常见于休克期和少尿期。美国报道发生在新墨西哥州等地的汉坦病毒感染，以 ARDS 为主要表现，常于发病 2～6 天内因呼吸窘迫导致急性呼吸衰竭而死亡，病死率高达 67%。

2. 心源性肺水肿 可以由肺毛细血管受损，肺泡内大量渗液所致，亦可由高血容量或心肌受损引起。

（四）其他

包括继发性感染、自发性肾破裂、心肌损害和肝损害等。

六、实验室检查

（一）血常规

病程第 1～2 天白细胞计数多正常，第三病日后逐渐升高，可达（15～30）×10⁹/L，少数重型患者可达（50～100）×10⁹/L，早期中性粒细胞增多，核左移，有中毒颗粒，重症患者可见幼稚细胞呈类白血病反应。第 4～5 病日后淋巴细胞增多，并出现较多的异型淋巴细胞。由于血浆外渗，血液浓缩，所以从发热后期开始至低血压休克期，血红蛋白和红细胞数均升高，血小板从第 2 病日起开始减少，并可见异型血小板。

（二）尿常规

病程第 2 天可出现尿蛋白，第 4～6 病日尿蛋白常达（＋＋＋）～（＋＋＋＋），突然出现大量尿蛋白对诊断很有帮助。部分患者尿中出现膜状物，这是大量尿蛋白与红细胞和脱落上皮细胞相混合的凝聚物。镜检可见红细胞、白细胞和管型，此外尿沉渣中可发现巨大的融合细胞，这是汉坦病毒的包膜糖蛋白在酸性条件下引起泌尿系脱落细胞的融合，这些融合细胞中能检出汉坦病毒抗原。

（三）血液生化检查

BUN 及肌酐在低血压休克期，少数患者在发热后期开始升高，移行期末达高峰，多尿后期开始下降。发热期血气分析以呼吸性碱中毒多见，休克期和少尿期以代谢性酸中毒为主。血钠、氯、钙在本病各期中多数降低，而磷、镁等则增高。血钾在少尿期升高，但亦有少数患者少尿期仍出现低血钾。肝功能检查可见氨基转移酶升高、胆红素升高。

（四）凝血功能检查

血小板常减少至 $50 \times 10^9/L$ 以下，DIC 的高凝期出现凝血时间缩短，消耗性低凝血期则纤维蛋白原降低，凝血酶原时间延长和凝血酶时间延长，进入纤溶亢进期则出现纤维蛋白降解产物（FDP）升高。

（五）免疫学检查

1. 特异性抗体检测　在第 2 病日即能检出特异性 IgM 抗体，1∶20 为阳性。IgG 抗体 1∶40 为阳性，1 周后滴度上升 4 倍或以上有诊断价值。

2. 特异性抗原检测　常用免疫荧光法或 ELISA 法，胶体金法则更为敏感。早期患者的血清及周围血中性粒细胞、单核细胞、淋巴细胞和尿沉渣细胞均可检出汉坦病毒抗原。

（六）分子生物学方法

应用巢式 RT – PCR 方法可以检出汉坦病毒的 RNA，敏感性较高，具有诊断价值。

（七）病毒分离

将发热期患者的血清、血细胞和尿液等接种 Vero – E6 细胞或 A549 细胞中可分离汉坦病毒。

（八）其他检查

心电图可出现窦性心动过缓、传导阻滞等心律失常和心肌受损表现，此外高血钾时出现 T 波高尖，低血钾时出现 U 波等。部分患者眼压增高，若明显增高者常为重症。脑水肿患者可见视神经乳头水肿。胸部 X 线约 30% 患者有肺水肿表现，约 20% 患者出现胸腔积液和胸膜反应。

七、诊断与鉴别诊断

诊断依据主要依靠临床特征性症状和体征，结合实验室检查，参考流行病学资料进行诊断。

（一）流行病学资料

流行病学资料包括发病季节，病前两个月内进入疫区并有与鼠类或其他宿主动物接触史。

（二）临床特征

临床特征包括早期三种主要表现和病程的五期经过，前者为发热中毒症状，充血、出血、渗出水肿征和肾损害。患者热退后症状反而加重。典型病例有发热期、低血压休克期、少尿期、多尿期和恢复期。不典型者可越期或前三期之间重叠。

（三）实验室检查

实验室检查包括血液浓缩、血红蛋白和红细胞增高、白细胞计数增高、血小板减少。尿蛋白大量出现和尿中带膜状物有助于诊断。血清、血细胞和尿中检出肾综合征出血热病毒抗原和血清中检出特异性 IgM 抗体可以明确诊断。特异性 IgG 抗体需双份血清效价升高 4 倍以上者才有诊断意义。反转录 – 聚合酶链反应（RT – PCR）检测汉坦病毒的 RNA 有助于早期和非典型患者的诊断。

（四）鉴别诊断

发热期应与上呼吸道感染、败血症、急性胃肠炎和细菌性痢疾等鉴别。低血压休克期应与其他感染性休克鉴别。少尿期应与急性肾炎及其他原因引起的急性肾功能衰竭相鉴别。出血明显者需与消化性溃疡出血、血小板减少性紫癜和其他原因所致的 DIC 鉴别。以 ARDS 为主要表现者应注意与其他原因引起的 ARDS 鉴别。腹痛为主要表现者应与外科急腹症相鉴别。

八、治疗

本病治疗以综合疗法为主，早期应用抗病毒治疗，中晚期则针对病理生理进行对症治疗。"三早一就"是本病的治疗原则，即早发现、早期休息、早期治疗和就近治疗。治疗中要注意防治休克、肾功能衰竭和出血。

（一）发热期

治疗原则：抗病毒、减轻外渗、改善中毒症状和预防 DIC。

1. 抗病毒 发热期患者，成人可应用利巴韦林每天 1g 加入 10% 葡萄糖液 500ml 中静脉滴注，持续 3～5 天，能抑制病毒，减轻病情和缩短病程。

2. 减轻外渗 应早期卧床休息，为降低血管通透性可给予路丁、维生素 C 等，每天输注平衡盐溶液或葡萄糖盐水 1000ml 左右。高热、大汗或呕吐、腹泻者可适当增加。

3. 改善中毒症状 高热以物理降温为主，忌用强烈发汗退热药，以防大汗而进一步丧失血容量，中毒症状重者可给予地塞米松 5～10mg 静脉滴注，呕吐频繁者给予甲氧氯普胺（灭吐灵）10mg 肌内注射。

4. 预防 DIC 适当给予低分子右旋糖酐或丹参注射液静脉滴注，以降低血液黏滞性。中毒症状和渗出征严重者，应定期检查凝血时间，处于高凝状态时可给予小剂量肝素抗凝，一般用量 0.5～1ml/kg 体重，6～12 小时 1 次缓慢静脉注射。

（二）低血压休克期

治疗原则：积极补充血容量、注意纠正酸中毒和改善微循环。

1. 补充血容量 宜早期、快速和适量，争取 4 小时内稳定血压。液体应晶胶结合，以平衡盐为主，切忌单纯输入葡萄糖液。平衡盐液所含电解质、酸碱度和渗透压与人体细胞外液相似。

2. 纠正酸中毒 主要用 5% 碳酸氢钠溶液，可根据二氧化碳结合力结果分次补充或每次 60～100ml，根据病情每天给予 1～4 次，5% 碳酸氢钠溶液渗透压为血浆的 4 倍，既能纠酸亦有扩容作用。

3. 血管活性药和肾上腺糖皮质激素的应用 经补液、纠酸后，血红蛋白已恢复正常，但血压仍不稳定者可应用血管活性药物如多巴胺 100～200mg/L 静脉滴注。山莨菪碱具有扩张微血管、解除血管痉挛的作用，可酌情应用。也可同时用地塞米松 10～20mg 静脉滴注。

（三）少尿期

治疗原则为"稳、促、导、透"，即稳定机体内环境、促进利尿、导泻和透析治疗。

1. 稳定内环境 由于部分患者少尿期与休克期重叠，因此少尿早期需与休克所致的肾前性少尿相鉴别，若尿比重 >1.20，尿钠 <40mmol/L，尿尿素氮与血尿素氮之比 >10∶1，应考虑肾前性少尿。可输注电解质溶液 500～1000ml，并观察尿量是否增加，亦可用 20% 甘露醇 100～125ml 静脉注射，观察 3 小时，若尿量不超过 100ml，则为肾实质损害所致少尿，此时宜严格控制输入量。每天补液量为前一天尿量和呕吐量再加 500～700ml。纠正酸中毒应根据 CO_2CP 检测结果，用 5% 碳酸氢钠溶液纠正。减少蛋白分解，控制氮质血症，可给予高碳水化合物、高维生素和低蛋白饮食，不能进食者每天输入葡萄糖 200～300g。必要时可加入适量胰岛素。

2. 促进利尿 本病少尿的原因之一是肾间质水肿压迫肾小管，因此少尿初期可应用 20% 甘露醇 125ml 静脉注射，以减轻肾间质水肿，利尿效果明显者可重复应用 1 次，若效果不明显，应停止应用。常用的利尿药物为呋塞米（速尿），可从小量开始，逐步加大剂量至每次 100～300mg，静脉注射。效果不明显时可适当加大剂量，4～6 小时重复一次。亦可应用血管扩张剂如酚妥拉明 10mg 或山莨菪碱 10～

20mg 静脉滴注，每天 2~3 次。

3. 透析疗法 可应用血液透析或腹膜透析。透析疗法的适应证：少尿持续 4 天以上或无尿 24 小时以上，或出现下列情况者：①明显氮质血症，血 BUN >28.56mmol/L，有严重尿毒症表现者；②高分解状态，每天 BUN 升高 >7.14mmol/L；③血钾 >6mmol/L，心电图有高耸 T 波的高钾表现；④高血容量综合征。由于本病水肿主要由于血管损伤，血浆外渗所致，与慢性肾炎肾功能不全所致水肿机制不同。若在透析治疗中进行超滤，应注意超滤总量与超滤速度不宜过大过快，以免在透析过程中发生低血压。

4. 导泻和放血疗法 为预防高血容量综合征和高血钾，可以进行导泻，但必须是无消化道出血者。常用甘露醇 25g，亦可用 50% 硫酸镁 40ml 或大黄 10~30g 煎水，每天 2~3 次口服。放血疗法已罕见应用，只有在严重的高血容量综合征危及患者生命，如心衰、明显肺水肿时，且又缺乏其他措施的情况下应用，一般每次放血 300~400ml。

（四）多尿期

治疗原则：移行期和多尿早期的治疗同少尿期，多尿后期主要是维持水和电解质平衡，防治继发感染。

1. 维持水与电解质平衡 给予半流质和含钾食物，水分补充以口服为主，不能进食者可以静脉注射。

2. 防治继发感染 由于免疫功能下降，易发生呼吸道和泌尿系感染，若发生感染应及时诊断和治疗，忌用对肾脏有毒性作用的抗生素。

（五）恢复期

治疗原则为补充营养，逐步恢复工作，出院后应休息 1~2 个月，定期复查肾功能、血压和垂体功能，如有异常应及时治疗。

（六）并发症治疗

1. 消化道出血 应注意病因治疗，如为 DIC 消耗性低凝血期，宜补充凝血因子和血小板。如为 DIC 纤溶亢进期，可应用 6-氨基己酸或氨甲苯酸（对羧基苄氨）静脉滴注。肝素类物质增高所致出血，则用鱼精蛋白或甲苯胺蓝静脉注射。

2. 中枢神经系统并发症 出现抽搐时应用地西泮（diazepam）或戊巴比妥钠静脉注射，脑水肿或颅内出血所致颅内高压应用甘露醇静脉注射。

3. ARDS 可应用大剂量肾上腺皮质激素，地塞米松 20~30mg，每 8 小时 1 次静脉注射，此外应限制入水量和进行高频通气，或用呼吸机进行人工终末正压呼吸。

4. 心力衰竭、肺水肿 应控制输液或停止输液，并用强心药毛花苷丙、镇静药地西泮及扩张血管和利尿药物，还可进行导泻或透析治疗。

5. 自发性肾破裂 进行手术缝合。

九、预后

本病病死率与临床类型、治疗时间早晚及措施是否正确相关。近年来通过早期诊断和治疗措施的改进，目前病死率由 10% 下降为 3%~5% 以下。

十、预防

（一）疫情监测

由于新疫区不断扩大，因此应做好鼠密度、鼠带病毒率、易感人群监测工作。

（二）防鼠、灭鼠

应用药物、机械等方法灭鼠，一般认为灭鼠后Ⅱ型病毒的发病率能较好地控制和下降。

（三）作好食品卫生和个人卫生

防止鼠类排泄物污染食品，不用手接触鼠类及其排泄物，动物实验时要防止被实验鼠咬伤。

（四）疫苗注射

目前我国研制的有沙鼠肾细胞灭活疫苗（Ⅰ型），金地鼠肾细胞灭活疫苗（Ⅱ型）和乳鼠脑纯化汉坦病毒灭活疫苗（Ⅰ型），这些单价疫苗已在流行区使用，88%～94%能产生中和抗体，但持续3～6个月后明显下降，1年后需加强注射。有发热、严重疾病和过敏者禁用。近年研制的由沙鼠肾原代细胞、金地鼠肾细胞和Vero－E6细胞制备的纯化精制双价（含Ⅰ型和Ⅱ型）也在应用中，不仅副作用轻，且仅需注射2针即可取得良好的保护效果。其他的新型疫苗如减毒活疫苗、重组痘苗疫苗、基因工程疫苗和DNA疫苗等正在研究中。

第四节　狂犬病

PPT

狂犬病（rabies）又叫恐水症（hydrophobia），是由狂犬病毒引起的一种侵犯中枢神经系统为主的急性人兽共患传染病。携带狂犬病毒的病兽通过唾液以咬伤方式传给人，临床特有的表现有恐水、怕风、恐惧不安、咽肌痉挛、进行性瘫痪等。迄今为止，一旦发病，病死率达100%。

一、病原学 ⓔ 微课

狂犬病毒属弹状病毒科（rhabdoviridae）拉沙病毒属（lyssavirus），形似子弹，大小约75nm×180nm，病毒中心为单股负链RNA，外面为核衣壳和含脂蛋白及糖蛋白的包膜。病毒易为紫外线、苯扎溴铵（新洁尔灭）、碘酒、高锰酸钾、乙醇、甲醛等灭活，加热100℃，2分钟可灭活。病毒可接种于鸡胚、鼠脑等，也可在地鼠肾细胞、人二倍体细胞培养中增殖、传代。从患者或患病动物直接分离得到的病毒称为野毒株（wild virus）或街毒株（street virus），致病力强，能在唾液腺中繁殖。街毒株在动物脑内传代50代后其毒力减弱，对人和犬失去致病力，但仍然保持其免疫原性，可供制备疫苗，称为固定毒株（fixed virus）。

狂犬病毒含5个结构基因，为G、N、L、P和M基因，分别编码糖蛋白、核蛋白、转录酶大蛋白、磷蛋白和基质蛋白。糖蛋白能与乙酰胆碱受体结合，决定了狂犬病毒的嗜神经性，能刺激抗体产生保护性免疫反应。核蛋白是荧光免疫法检测的靶抗原，有助于临床诊断。

二、流行病学

（一）传染源

带狂犬病毒的动物是本病的传染源，我国狂犬病的主要传染源是病犬，其次为猫、猪、牛、马等家畜。在发达国家地区由于对流浪狗的控制及对家养狗的强制免疫，蝙蝠、浣熊、臭鼬、狼、狐狸等野生动物成为主要传染源。

一般来说，狂犬病患者不是传染源，不形成人与人之间的传染，因其唾液中所含病毒量较少。一些貌似健康的犬或其他动物的唾液中也可带病毒，也能传播狂犬病。

（二）传播途径

病毒主要通过咬伤传播，也可由带病毒犬的唾液，经各种伤口和抓伤、舔伤的黏膜和皮肤入侵，少数可在宰杀病犬、剥皮、切割等过程中被感染。蝙蝠群居洞穴中的含病毒气溶胶也可经呼吸道传播。器官移植也可传播狂犬病。

（三）易感人群

人群普遍易感，兽医与动物饲养员尤其易感。人被病犬咬伤后发病率为 15% ~ 20%。被病兽咬伤后是否发病与下列因素有关：

（1）咬伤部位：头、面、颈、手指处被咬伤后发病机会多。

（2）咬伤的严重性：创口深而大者发病率高。

（3）局部处理情况：咬伤后迅速彻底清洗者发病机会较少。

（4）及时、全程、足量注射狂犬疫苗和免疫球蛋白者发病率低。

（5）被咬伤者免疫功能低下或免疫缺陷者发病机会多。

三、发病机制与病理

狂犬病毒自皮肤或黏膜破损处入侵人体后，对神经组织有强大的亲和力，致病过程可分三阶段：

1. 组织内病毒小量增殖期　病毒先在伤口附近的肌细胞小量增殖，在局部可停留 3 天或更久，然后入侵人体近处的末梢神经。

2. 侵入中枢神经期　病毒以较快的速度沿神经的轴突向中枢神经作向心性扩展，至脊髓的背根神经节大量繁殖，入侵脊髓并很快到达脑部。主要侵犯脑干、小脑等处的神经细胞。

3. 向各器官扩散期　病毒从中枢神经向周围神经扩展，侵入各器官组织，尤以唾液腺、舌部味蕾、嗅神经上皮等处病毒量较多。

由于迷走、舌咽及舌下脑神经核受损，致吞咽肌及呼吸肌痉挛，出现恐水、吞咽和呼吸困难等症状。交感神经受累时出现唾液分泌和出汗增多。迷走神经节、交感神经节和心脏神经节受损时，可引起患者心血管功能紊乱或者猝死。

病理变化主要为急性弥漫性脑脊髓炎，以大脑基底面海马回和脑干部位（中脑、脑桥和延髓）及小脑损害最为明显。外观有充血、水肿、微小出血等。镜下脑实质有非特异的神经细胞变性与炎性细胞浸润。具有特征性的病变是嗜酸性包涵体，称内基小体（negri body），为狂犬病毒的集落，最常见于海马以及小脑浦肯野细胞（purkinje cell）中。该小体位于细胞质内，呈圆形或椭圆形，直径 3 ~ 10μm，HE 染色后呈樱桃红色，具有诊断意义。

四、临床表现

潜伏期长短不一，大多在 3 个月内发病，潜伏期可长达 10 年以上，潜伏期长短与年龄、伤口部位、伤口深浅、入侵病毒数量和毒力等因素相关。典型临床经过分为三期。

（一）前驱期

常有低热、倦怠、头痛、恶心、全身不适，继而恐惧不安，烦躁失眠，对声、光、风等刺激敏感而有喉头紧缩感。具有诊断意义的早期症状是在愈合的伤口及其神经支配区有痒、痛、麻及蚁走等异样感觉，发生于 50% ~ 80% 的病例。本期持续 2 ~ 4 天。

（二）兴奋期

表现为高度兴奋、恐惧不安、恐水、恐风。体温常升高（38 ~ 40℃甚至超过 40℃）。恐水为本病的特征，但不一定每例都有。典型患者虽渴极而不敢饮，见水、闻流水声、饮水或仅提及饮水时均可引起咽喉肌严重痉挛。外界多种刺激如风、光、声也可引起咽喉肌痉挛。常因声带痉挛伴声嘶、说话吐词不清，严重发作时可出现全身肌肉阵发性抽搐，因呼吸肌痉挛致呼吸困难和发绀。患者常出现流涎、多汗、心率快、血压增高等交感神经功能亢进表现。因同时有吞咽困难和过度流涎而出现"泡沫嘴"。患者神志多清晰，可出现精神失常、幻视、幻听等。本期持续 1～3 天。

（三）麻痹期

患者肌肉痉挛停止，进入全身弛缓性瘫痪，患者由安静进入昏迷状态。最后因呼吸、循环衰竭死亡。该期持续时间较短，一般 6～18 小时。

本病全程一般不超过 6 天。除上述狂躁型表现外，尚有以脊髓或延髓受损为主的麻痹型（静型）。该型患者无兴奋期和典型的恐水表现，常见高热、头痛、呕吐、腱反射消失、肢体软弱无力、共济失调和大、小便失禁，呈横断性脊髓炎或上行性麻痹等症状，最终因全身弛缓性瘫痪死亡。

（四）并发症

可并发肺炎、气胸、纵隔气肿、心律失常、心功能衰竭、动静脉栓塞、上消化道出血、急性肾衰竭等。

五、实验室检查

（一）血、尿常规及脑脊液检查

外周血白细胞总数轻至中度增多，中性粒细胞一般占 80% 以上。尿常规可发现轻度蛋白尿，偶有透明管型。脑脊液压力稍增高，细胞数轻度增高，一般不超过 $200 \times 10^6/L$，以淋巴细胞为主。蛋白轻度增高，糖及氯化物正常。

（二）病原学检查

1. 抗原检查 可取患者的脑脊液或唾液直接涂片、角膜印片或咬伤部位皮肤组织或脑组织通过免疫荧光法检测抗原，阳性率可达 98%。此外，还可使用快速狂犬病酶联免疫吸附法检测抗原。

2. 病毒分离 取患者的唾液、脑脊液、皮肤或脑组织进行细胞培养或用乳小白鼠接种法分离病毒。

3. 内基小体检查 动物或死者的脑组织作切片染色，镜检找内基小体，阳性率为 70%～80%。

4. 核酸测定 取新鲜唾液和皮肤活检组织行反转录 - 聚合酶链反应（RT - PCR）法测定狂犬病毒 RNA。

（三）抗体检查

存活 1 周以上者做血清中和试验或补体结合试验检测抗体、效价上升者有诊断意义。此外，中和抗体还是评价疫苗免疫力的指标。国内多采用酶联免疫吸附试验（ELISA）检测血清中特异性抗体，该抗体仅在疾病晚期出现。

六、诊断与鉴别诊断

（一）诊断

有被狂犬或病兽咬伤或抓伤史。出现典型症状如恐水、怕风、咽喉痉挛，或怕光、怕声、多汗、流涎和咬伤处出现麻木、感觉异常等即可作出临床诊断。确诊有赖于检查病毒抗原、病毒核酸或尸检脑组织中的内基小体。

（二）鉴别诊断

本病需与破伤风、病毒性脑膜脑炎、脊髓灰质炎等鉴别。

（三）预后

狂犬病是所有传染病中最凶险的病毒性疾病，一旦发病，病死率达100%。

七、治疗

狂犬病发病以后以对症支持等综合治疗为主。

（一）隔离患者

单室严格隔离患者，防止唾液污染，尽量保持患者安静，减少光、风、声等刺激。

（二）对症治疗

包括加强监护，镇静，解除痉挛，给氧，必要时气管切开，纠正酸中毒，补液，维持水、电解质平衡，纠正心律失常，稳定血压，出现脑水肿时给予脱水剂等。

（三）抗病毒治疗

临床曾应用干扰素 - α、阿糖腺苷、大剂量人抗狂犬病免疫球蛋白治疗，均未获成功。还需进一步研究有效的抗病毒治疗药物。

八、预防

（一）管理传染源

以犬的管理为主。捕杀野犬，管理和免疫家犬，并实行进出口动物检疫等措施。病死动物应予焚毁或深埋处理。

（二）伤口处理

应用20%肥皂水或0.1%苯扎溴铵（新洁尔灭）彻底冲洗伤口至少半小时，力求去除狗涎，挤出污血。彻底冲洗后用2%碘酒或75%乙醇涂擦伤口，伤口一般不予缝合或包扎，以便排血引流。如有抗狂犬病免疫球蛋白或免疫血清，则应在伤口底部和周围行局部浸润注射。此外，尚需注意预防破伤风及细菌感染。

（三）预防接种

1. 疫苗接种   疫苗接种可用于暴露后预防，也可用于暴露前预防。我国为狂犬病流行地区，凡被犬咬伤者，或被其他可疑动物咬伤、抓伤者，或医务人员的皮肤破损处被狂犬病患者唾液沾污时均需作暴露后预防接种。暴露前预防主要用于高危人群，即兽医，山洞探险者，从事狂犬病毒研究人员和动物管理人员。世界卫生组织（world health organization，WHO）推荐使用的疫苗如下：

（1）人二倍体细胞疫苗   价格昂贵。

（2）原代细胞培养疫苗   包括地鼠肾细胞疫苗、狗肾细胞疫苗和鸡胚细胞疫苗等。

（3）传代细胞系疫苗   包括 Vero 细胞（非洲绿猴肾传代细胞）疫苗和幼仓鼠肾细胞（baby hamster kidney cell，BHK）疫苗。

我国批准的有地鼠肾细胞疫苗、鸡胚细胞疫苗和 Vero 细胞疫苗。暴露前预防：接种 3 次，每次 1ml，肌内注射，于 0、7、28 天进行，1~3 年加强注射一次。暴露后预防：接种 5 次，每次 2ml，肌内注射，于 0、3、7、14 和 28 天完成，如严重咬伤，可全程注射 10 针，于当天至第 6 天每天一针，随后于 10、14、30、90 天各注射一针。部分 Vero 细胞疫苗可应用 2 - 1 - 1 免疫程序：于 0 天在左、右上臂三角肌肌内各注射一剂（共两剂），幼儿可在左、右大腿前外侧区肌内各注射一剂（共两剂），7 天、21 天各注射本疫苗 1 剂，全程免疫共注射 4 剂，儿童用量同成人。对下列情形之一的建议首剂狂犬病疫苗剂量加倍给予：①注射疫苗前 1 个月内注射过免疫球蛋白或抗血清者。②先天性或获得性免疫缺陷患者。③接受免疫抑制剂（包括抗疟疾药物）治疗的患者。④老年人及患慢性病者。⑤暴露后 48 小时或更长时间后才注射狂犬病疫苗的人员。

2. 免疫球蛋白注射　常用的制品有人抗狂犬病毒免疫球蛋白（human anti – rabies immunoglobulin, HRIG）和抗狂犬病马血清两种，以人抗狂犬病免疫球蛋白为佳。抗狂犬病马血清使用前应做皮肤过敏试验。

第五节　艾滋病

PPT

艾滋病是获得性免疫缺陷综合征（acquired immunodeficiency syndrome, AIDS）的简称，是由人类免疫缺陷病毒（human immunodeficiency virus, HIV）引起的慢性传染病。艾滋病是影响公众健康的重要公共卫生问题之一。本病主要经性接触、血液和母婴传播。HIV 主要侵犯、破坏 $CD4^+T$ 淋巴细胞，导致机体出现明显的获得性免疫功能受损乃至缺陷，最终并发各种严重机会性感染及恶性肿瘤。具有传播迅速、发病缓慢、病死率高的特点。

一、病原学　微课

HIV 为单链 RNA 病毒，属于反转录病毒科慢病毒属中的人类慢病毒组。HIV 为直径 $100 \sim 120nm$ 的球形颗粒，由核心和包膜两部分组成。核心由衣壳蛋白（CA, p24）组成，衣壳内包括两条完全相同的病毒单股正链 RNA、核衣壳蛋白（NC）和病毒复制所必需的酶类，包括反转录酶（RT, p51/p66）、整合酶（IN, p32）和蛋白酶（PR, p10）等。病毒的最外层为包膜，其中嵌有外膜糖蛋白（gp120）和跨膜糖蛋白（gp41）；包膜结构之下是基质蛋白（MA, p17），形成病毒内壳。

根据基因差异，HIV 有两种类型：HIV – 1 和 HIV – 2。HIV – 1 和 HIV – 2 的氨基酸序列同源性为 $40\% \sim 60\%$。HIV 基因组含有 gag、pol 和 env 3 个结构基因、2 个调节基因（tat 反式激活因子和 rev 毒粒蛋白表达调节因子）和 4 个辅助基因（nef 负调控因子、vpr 病毒蛋白 R、vpu 病毒蛋白 U 和 vif 病毒感染因子），其中 vpu 为 HIV – 1 型所特有，HIV – 2 型无 vpu，但特有 vpx。其中 HIV – 1 是引起艾滋病的主要病原，包括我国在内，全球流行的主要毒株是 HIV – 1。HIV – 2 传染性和致病性均较低，主要局限于西部非洲和西欧，北美也有少量报道。1999 年在我国部分地区发现有少数 HIV – 2 型感染者。

HIV 是一种变异性很强的病毒。各基因的变异程度不同，*env* 基因变异率最高。HIV 发生变异的主要原因包括反转录酶无校正功能导致的随机变异；病毒在体内高频率复制；宿主的免疫选择压力；病毒 DNA 与宿主 DNA 之间的基因重组；以及药物选择压力，其中不规范的抗反转录病毒治疗（ART）以及患者依从性差是导致耐药变异的重要原因。HIV 变异株在细胞亲合性、复制效率、免疫逃逸、临床表现等方面均有明显变化。及时发现并鉴定 HIV 各种亚型对于追踪流行趋势、确定诊断、开发诊断试剂、新药研制和疫苗开发均有重要意义。

HIV 对外界抵抗力低。56℃ 30 分钟能部分灭活，100℃ 20 分钟可将 HIV 完全灭活。75% 乙醇、0.2% 次氯酸钠及漂白粉均能灭活 HIV。但 0.1% 甲醛、紫外线和 γ 射线均不能灭活 HIV。

二、流行病学

（一）传染源

HIV 感染者和艾滋病患者是本病唯一的传染源。患者传染性强，无症状 HIV 携带者由于临床表现不明显，是具有重要意义的传染源。血清病毒核酸阳性而 HIV 抗体阴性的窗口期（通常为 $2 \sim 6$ 周）感染者也是重要的传染源，要予以重视。

（二）传播途径

HIV 存在于受感染者的血液、唾液、乳汁、泪液和生殖道分泌物中，输血或接触上述体液，均可感染 HIV。

1. 性接触传播 是主要传播途径。包括同性、异性和双性性接触。HIV 通过性接触摩擦所致细微破损即可侵入机体致病。性伴侣数量和性伴侣感染阶段、性交方式和性交保护措施与发病率密切相关。

2. 血液和血制品传播 通过输入染有病毒的血液及血制品、共用污染的注射器和针头（含静脉吸毒）、医源性诊疗操作等均可感染 HIV。

3. 母婴传播 感染 HIV 的孕妇可经过胎盘血液循环、分娩时产道损伤和产后血性分泌物、哺乳等传给婴儿。目前认为 HIV 阳性孕妇11%～60%会发生母婴传播。

4. 其他途径传播 接受 HIV 感染者的器官移植、人工授精时感染。医务人员被 HIV 污染的针头、刀具刺伤或破损皮肤受污染也可感染 HIV。

（三）易感人群

人群普遍易感，多发生在15～49岁的青壮年，但儿童和妇女的感染率逐年上升。高危人群为男性同性恋者、静脉药物依赖者、性乱者、血友病、多次接受输血和血制品治疗者、父母有 HIV 感染的儿童。

（四）流行特征

艾滋病自1981年发现以来，其流行呈快速上升趋势，在全球广泛传播。

艾滋病自1985年传入我国，疫情已覆盖所有省、自治区、直辖市，流行范围广，传播途径以注射吸毒和性传播为主，经性接触感染 HIV 的人数明显增加，疫情正在从高危人群向一般人群扩散。

中国疾控中心发布的《我国 HIV/AIDS 流行病学研究进展》一文中提出，截至2020年底，中国共有105.3万人感染艾滋病病毒，累计报告死亡35.1万人。我国每年新报告的艾滋病病毒感染者及患者中，50岁及以上患者占比上升非常明显，从2011年的22%，上升到2020年的44%。2020年新报告的艾滋病病毒感染者及患者中，50岁及以上患者占比最高的省份达60%以上。2020年，全国新报告的15～24岁青年学生病例近3000例，性传播占98.6%，男性同性性传播占81.7%，异性性传播占16.9%。

💡 **素质提升**

终结艾滋病流行的目标

联合国2021年6月8日"到2030年终结艾滋病流行的政治宣言"承诺：将预防作为优先事项，确保到2025年，有效的艾滋病综合预防方案涵盖95%的有 HIV 感染风险者；承诺2030年前实现"三个95%"目标，即95%的 HIV 感染者能得到确诊，95%的确诊者能获得 ART，以及95%的接受治疗者体内病毒得到抑制；承诺2025年之前消除 HIV 母婴传播；承诺到2025年，将每年新增 HIV 感染病例控制在37万例以下，将每年 AIDS 死亡病例控制在25万例以下，并消除与 HIV 相关的一切形式的污名化与歧视，实现到2030年终结艾滋病流行的目标。

国家卫健委发布的数据显示，截至2021年10月底，我国（不包括港澳台）报告的现存艾滋病感染者114万例。2021年1～10月，全国报告艾滋病感染者11.1万例，性传播占97%，其中异性性传播占71%，同性占26%。

联合国艾滋病规划署（UNAIDS）发布的《2022全球艾滋病防治进展报告：危急关头》指出面对支

出下降和新型冠状病毒肺炎疫情,世界各国持续数十年之久的艾滋病的应对工作步履维艰。2021 年仍有 65 万人死于艾滋病相关疾病,约有 150 万艾滋病病毒新发感染,比全球目标要多出 100 万例。2020 ~ 2021 年间,全球艾滋病病毒新发感染人数仅下降 3.6%,降幅为 2016 年以来的最低水平。2021 年,3840 万艾滋病毒感染者中,有约 1000 万人仍然没有获得治疗,并且开始接受治疗的新感染人数也是 10 年来最低的,仅 52% 的受感染儿童得到治疗。

三、发病机制与病理解剖

(一) 发病机制

主要是由于 HIV 侵入人体后,直接或间接地损伤和破坏以 $CD4^+T$ 淋巴细胞为主的多种免疫细胞,导致机体细胞免疫缺陷。使 HIV/AIDS 患者易发生各种机会性感染和肿瘤。

1. $CD4^+T$ 淋巴细胞损伤 病毒侵入人体后,HIV – 1 的 gp120 与 $CD4^+T$ 淋巴细胞的受体(CD4 分子、CXCR4 或 CCR5)结合,在 gp41 的参与下,与 $CD4^+T$ 淋巴细胞膜融合进入细胞。两条病毒 RNA 链在反转录酶作用下,在细胞核内形成环状单股 DNA,在细胞核内 DNA 聚合酶的作用下复制形成双股 DNA。后者部分存留于细胞质,部分作为前病毒。前病毒可被激活,转录和翻译成新的 HIV RNA 和病毒蛋白质,以芽生方式释出,再感染并破坏其他细胞。

HIV 感染导致 $CD4^+T$ 淋巴细胞下降的主要原因包括:①HIV 引起的 $CD4^+T$ 淋巴细胞凋亡或焦亡;②HIV 复制所造成的直接杀伤作用,包括病毒出芽时引起细胞膜完整性的改变等;③HIV 复制所造成的间接杀伤作用,包括炎症因子的释放或免疫系统的杀伤作用;④HIV 感染导致胸腺组织的萎缩和胸腺细胞的死亡等。

2. 自然杀伤细胞(NK 细胞)损伤 NK 细胞是免疫监视对抗感染和肿瘤的细胞。HIV 感染可导致 NK 细胞减少和抑制 NK 细胞的免疫监视功能,使 HIV 感染者易发生感染和肿瘤。

3. B 淋巴细胞损伤 B 淋巴细胞表面低水平 CD4 分子表达,可被 HIV 感染。感染 HIV 的 B 淋巴细胞功能异常,表现为多克隆化、循环免疫复合物和外周血 B 淋巴细胞增多、对新抗原的刺激反应降低等。

4. 单核 – 吞噬细胞功能异常 单核 – 吞噬细胞表面也有 CD4 分子,可被 HIV 感染。HIV 能在单核 – 吞噬细胞的组织细胞中高水平持续复制而成为病毒贮存场所,使其抗感染功能减弱,并可携带 HIV 透过血脑屏障,引起中枢神经系统感染。

(二) 病理解剖

本病的病理改变主要见于淋巴结和胸腺等免疫器官。病理特点是组织炎症反应少而机会性感染病原体多。淋巴结病变既可表现为反应性病变,如滤泡增生性淋巴结肿、淋巴滤泡萎缩和淋巴细胞缺失等;又可表现为肿瘤性病变,如卡波西肉瘤(kaposi sarcoma, KS)及非霍奇金淋巴瘤(non – Hodgkin lymphoma)、伯基特淋巴瘤(burkitt lymphoma)等。胸腺可萎缩、退行性或炎性病变。HIV 侵犯中枢神经系统,产生神经胶质细胞灶性坏死、血管周围炎性浸润及脱髓鞘病变等。

四、临床表现

潜伏期可从数月到 15 年不等,平均 9 年。根据我国艾滋病的诊疗标准和指南,可将本病的临床经过分为三期。

(一) 急性期

HIV 感染后 2 ~ 4 周,部分感染者可出现发热、盗汗、乏力、头痛、咽痛、恶心、厌食、腹泻、关节和肌肉疼痛、淋巴结肿大及皮疹等。多数患者症状较轻，持续 1~3 周后缓解。此期血清可检出 HIV RNA 及 p24 抗原。$CD4^+T$ 淋巴细胞一过性减少，淋巴细胞亚群检查可见 CD4/CD8 比例倒置。血常规可见血小板减少等。

（二）无症状期

可从急性期进入此期，或无明显的急性期症状而直接进入此期。此期持续时间一般为 6~8 年，其时间长短与感染病毒的数量、型别、感染途径、机体的免疫状况、营养条件及生活习惯等因素有关。此期血中能检出 HIV、HIV 的核心蛋白和包膜蛋白的抗体，$CD4^+T$ 淋巴细胞计数逐渐下降，临床上无任何症状，但具有传染性。

（三）艾滋病期

此期主要的临床表现为 HIV 相关症状、各种机会性感染及肿瘤。患者 $CD4^+T$ 淋巴细胞计数明显下降，血浆 HIV 载量明显升高。

1. HIV 相关症状 主要表现为持续一个月以上的发热、盗汗、腹泻，体重减轻 10% 以上。部分患者表现为神经精神症状，如记忆力减退、精神淡漠、性格改变、头痛、癫痫及痴呆等。另外还可出现持续性全身淋巴结肿大，其特点为：①除腹股沟淋巴结外，有两个或两个以上部位的淋巴结肿大；②肿大的淋巴结直径≥1cm，质地韧，移动性好，无压痛；③持续时间超过 3 个月；④淋巴结进行性肿大的患者有发生卡波西肉瘤和恶性淋巴瘤的可能。

2. 各种机会性感染及肿瘤

（1）呼吸系统 主要是肺孢子菌引起的肺孢子菌肺炎（pneumocystis pneumonia，PCP），占艾滋病肺部感染的 70%~80%，是艾滋病的主要致死原因之一。表现为慢性咳嗽、发热、发绀，肺部啰音很少。胸部 X 线检查显示间质性肺炎。痰或支气管肺泡灌洗液染色可快速检出肺孢子菌。此外，也可见由巨细胞病毒（CMV）、结核分枝杆菌（MTB）、鸟分枝杆菌、隐球菌、弓形虫等引起的肺炎。艾滋病患者还常并发肺结核和肺部卡波西肉瘤。

（2）消化系统 约 70% 的艾滋病患者发生消化系统病变。可由白色念珠菌、疱疹病毒、巨细胞病毒等引起口腔及食管的炎症和溃疡，口腔的感染表现为鹅口疮、舌毛状白斑、复发性口腔溃疡、牙龈炎等；食管的感染表现为吞咽疼痛、胸骨后烧灼感等。也可由沙门菌、志贺菌属、空肠弯曲菌及隐孢子虫感染引起肠炎，表现为腹泻、体重减轻、直肠炎及感染性肛周炎等。大便检查和内镜检查有助于诊断。此外，隐孢子虫、肝炎病毒及巨细胞病毒感染可引起肝损害，导致血清氨基转移酶升高。

（3）中枢神经系统 30%~70% 的艾滋病患者有神经系统症状。常由隐球菌、弓形虫和巨细胞病毒等感染引起脑炎、脑膜炎、脑脓肿等，表现为头晕、头痛、幻觉、癫痫、进行性痴呆、痉挛性共济失调及肢体瘫痪等，尤以播散性感染最为严重，常危及患者生命。

（4）眼部 由巨细胞病毒和弓形虫感染引起视网膜炎，表现为眼底絮状白斑，视力减退甚至失明。

（5）皮肤 表现为带状疱疹、传染性软疣、尖锐湿疣、真菌性皮炎和甲癣等。

（6）肿瘤 以卡波西肉瘤和恶性淋巴瘤常见。卡波西肉瘤常侵犯下肢皮肤、口腔黏膜和眼部，也可侵犯淋巴结和内脏。表现为单个或多个结节，呈紫红色或深蓝色，表面凹凸不平或合并溃疡，呈浸润性生长，融合成片，向周围扩散。据统计，艾滋病患者伴有卡波西肉瘤后，平均生存期限为 18 个月。对损害部位切片活检是最主要的诊断依据。

五、实验室检查

（一）一般检查

白细胞、血红蛋白、红细胞及血小板均可有不同程度的减少。尿蛋白常阳性。

（二）病原学检查

1. 病毒分离　感染者血液、脑脊液、精液及其他体液可分离出 HIV，阳性率较高。但方法复杂，成本较高，主要用于实验室研究。

2. HIV 核酸检测　应用 RT–PCR 方法检测 HIV RNA，此法简便易行、特异性强、灵敏度高，但试剂价格昂贵，且操作不慎易造成污染而出现假阳性结果。

3. 抗体检测　测定 HIV 血清抗体，是目前确定有无 HIV 感染的最简便有效的方法，是 HIV 感染诊断的金标准。主要是检测血清抗–gp24 及抗–gp120。多数 HIV 感染者在感染后 3 个月内，血清抗体阳转。常用检测方法有 ELISA、放射免疫试验（RIA）、固相放射免疫沉淀试验（SRIP）、免疫印迹法（WB）及间接免疫荧光测定（IFA）等。一般先用 ELISA 法作初筛，对连续两次阳性者，再用 WB 法或 SRIP 法检测确认。值得注意的是，近年全球报道有数十例 HIV 抗体阴性的艾滋病患者。

4. 抗原检测　用 ELISA 法检测血清 HIV p24 抗原。也可采用流式细胞技术（flow cytometry，FCM）检测血液或体液中的 HIV 特异性抗原，有助于抗体产生窗口期和新生儿早期感染的诊断。

5. 蛋白质芯片　近年芯片技术发展较快，能同时检测 HIV、HBV、HCV 联合感染者血中 HIV、HBV、HCV 核酸和相应的抗体，有较好的应用前景。

6. HIV 基因型耐药检测　HIV 耐药检测结果可为 ART 方案的制订和调整提供参考。

（三）免疫学检查

主要检测细胞免疫功能。T 淋巴细胞总数下降，CD4$^+$T 淋巴细胞减少，CD4/CD8 比例倒置。

（四）生化检查

可有血清氨基转移酶升高及肾功能异常等。

（五）其他检查

X 线检查有助于了解肺部并发肺孢子菌、真菌、结核杆菌感染及卡波西肉瘤等情况。痰、支气管分泌物或肺活检可找到肺孢子菌包囊、滋养体或真菌孢子。粪便涂片可见隐孢子虫。隐球菌脑膜炎者脑脊液可见隐球菌。血或分泌物培养可确诊继发细菌感染。组织活检可确诊卡波西肉瘤或淋巴瘤等。

六、诊断和鉴别诊断

（一）诊断

1. 流行病学资料　包括不安全性生活史，共用针具静脉注射毒品史，输入未经抗–HIV 检测的血液或血液制品、HIV 抗体阳性者所生子女及职业暴露史等。

2. 诊断标准

（1）急性期　近期内有流行病学史；临床表现为原因不明的发热、全身不适、关节、肌肉疼痛、厌食、腹泻等症状，在病程中发生红斑样皮疹及淋巴结肿大等；实验室检查 HIV 抗体阳性或血清中检出 HIV RNA 及 p24 抗原即可诊断。

（2）无症状期　有流行病学史；无明显临床表现；实验室检查 HIV 抗体阳性或血清中检出 HIV RNA 即可诊断。

（3）艾滋病期　有流行病学史；实验室检查 HIV 抗体阳性或血清中检出 HIV RNA。且临床上有下列各项表现之一者即可诊断为艾滋病期：①不明原因的持续不规则发热一个月以上，体温高于 38℃。②慢性腹泻一个月以上，次数 >3 次/日。③6 个月内体重下降 10% 以上。④反复发作的口腔白色念珠菌感染或单纯疱疹病毒感染或带状疱疹感染。⑤反复发作的细菌性肺炎或肺孢子菌肺炎或活动性肺结核等。⑥深部真菌感染。⑦中枢神经系统占位性病变或活动性巨细胞病毒脑炎或弓形虫脑病。⑧反复发生的败血症。⑨中、青年人出现痴呆。⑩皮肤黏膜或内脏的卡波西肉瘤和恶性淋巴瘤。

3. 诊断注意事项

（1）病史的隐私性　注意病史的隐私保密制度，寻求患者的合作以获得真实病史。

（2）临床表现的不典型性　上述临床表现在艾滋病的诊断中不具备特异性，需结合病原学检查和流行病学资料才能确诊。HIV 感染者是指感染 HIV 后尚未发展到艾滋病期的个体；AIDS 患者是指感染 HIV 后发展到艾滋病期的患者。

（3）实验结果的准确性　用 ELISA 法作初筛，对连续两次阳性者，再用 WB 法或 SRIP 法检测确认。HIV RNA 的检测易出现假阳性结果，应引起临床高度重视。另外，CD4$^+$T 淋巴细胞计数及 CD4/CD8 检测可作为判断病情、估计预后和决定治疗方案的指标。CD4$^+$T 淋巴细胞计数：在急性期呈一过性下降；在无症状期呈逐渐下降；在艾滋病期明显下降，多数 <200 个/μl。CD4/CD8 在各期均可见下降或倒置。

（二）鉴别诊断

1. 原发性 CD4$^+$T 淋巴细胞减少症　少数原发性 CD4$^+$T 淋巴细胞减少症患者可并发严重的机会性感染，与 AIDS 相似，但无感染流行病学资料，HIV 病原学检测阴性可与 AIDS 鉴别。

2. 继发性 CD4$^+$T 淋巴细胞减少　多见于肿瘤及自身免疫性疾病经化学或免疫抑制剂治疗后，根据病史及病原学检查常可鉴别。

3. 其他　艾滋病期应与各种原发的感染性疾病相鉴别。淋巴结肿大时，应与淋巴结结核、良性性病性淋巴结综合征及血液系统疾病相鉴别。

七、治疗

应强调综合治疗，包括抗病毒、控制机会性感染、抗肿瘤和免疫治疗等。

（一）抗反转录病毒治疗（antiretrovirus therapy，ART）

治疗目标是最大限度的抑制病毒复制，使病毒载量降低至检测下限并减少病毒变异；重建免疫功能；降低异常的免疫激活；减少病毒的传播、预防母婴传播；降低 HIV 感染的发病率和病死率、减少艾滋病相关疾病的发病率和病死率，使患者获得正常的预期寿命，提高生活质量。

目前国际上抗反转录病毒治疗药物共有六大类 30 多种药物，分别为核苷类反转录酶抑制剂（NRTIs）、非核苷类反转录酶抑制剂（NNRTIs）、蛋白酶抑制剂（PIs）、整合酶抑制剂（INSTIs）、融合抑制剂（FIs）及 CCR5 抑制剂。国内的抗反转录病毒治疗药物有 NRTIs、NNRTIs、PIs、INSTIs 以及 FIs 五大类（包括复合制剂）。

1. NRTIs　通过选择性抑制 HIV 反转录酶，从而抑制 HIV 的复制。常用药物有下列几种。

（1）齐多夫定（zidovudine 或 azidothymidine，ZDV 或 AZT）　成人 300mg/次，2 次/天。儿童 160mg/m^2 体表面积，3 次/天。新生儿和婴幼儿 2mg/kg，4 次/天。不良反应有骨髓抑制，使患者发生巨幼红细胞性贫血、中性粒细胞和血小板减少，多数患者服药过程中可有疲乏、头痛、恶心、肌炎等表现。长期用药易出现耐药病毒株，因此以联合用药为佳，但不能与司他夫定（d4T）合用。

（2）司他夫定（stavudine，d4T）　体重 ≥60kg 者，40mg/次，2 次/天；体重 <60kg 者，30mg/次，2 次/天。不良反应有周围神经炎、肝功能轻度损害等。

（3）替诺福韦（tenofovir disoproxil，TDF）　成人 300mg/次，1 次/天，与食物同服。

（4）恩曲他滨（emtricitabine，FTC）　成人 200mg/次，1 次/天，可与食物同服。

（5）拉米夫定（lamivudine，3TC）　150mg/次，2 次/天。与 AZT 合用有协同作用。

（6）双汰芝（combivir）　是 3TC（150mg）与 AZT（300mg）的复合制剂，1 片/次，2 次/天。

2. NNRTIs　主要作用于 HIV 逆转录酶位点使其失去活性，从而抑制 HIV 复制。常与其他药物联合使用。常用药物有：

（1）奈韦拉平（nevirapine，NVP） 成人200mg/次，2次/天。

（2）依非韦伦（efavirenz，EFV） 成人600mg/次，1次/天。

（3）利匹韦林（rilpivirine，RPV） 25mg/次，1次/天，随进餐服用。

3. PIs 通过抑制蛋白酶，阻断HIV复制和成熟过程中必需的蛋白质合成，从而抑制HIV复制。主要药物有：

（1）利托那韦（ritonavir，RTV） 300mg/次，2次/天，2周内剂量逐渐加至600mg/次，2次/天，餐后服用。

（2）替拉那韦（tipranavir，TPV） 成人500mg/次，2次/天。同时服用RTV 200mg，2次/天，与食物同服提高血药浓度。

（3）茚地那韦（indinavir，IDV） 800mg/次，3次/天，餐前服用。

（4）奈非那韦（nelfinavir，NFV） 750mg/次，3次/天，进餐时服用。

4. 整合酶抑制剂（INSTIs）

（1）拉替拉韦（raltegravir，RAL） 400mg/次，2次/天。

（2）多替拉韦（dolutegravir，DTG） 50mg/次，2次/天。

5. 高效抗反转录病毒治疗（highly active anti-retroviral therapy，HAART） 仅用一种抗病毒药物易诱发HIV变异，产生耐药性，因此目前主张联合抗病毒药物治疗，称为HAART。根据目前的ART药物，可以组成以2种NRTIs为骨架的联合NNRTIs或PIs的方案。

6. 治疗指征和时机

（1）成人及青少年启动ART的时机 一旦确诊HIV感染，无论CD4$^+$T淋巴细胞水平高低，均建议立即开始治疗。出现下列情况者需加快启动治疗：妊娠、诊断为AIDS、急性机会性感染、CD4$^+$T淋巴细胞<200个/μl、HIV相关肾脏疾病、急性期感染、合并活动性HBV或HCV感染。在开始ART前，一定要取得患者的配合和同意，教育好患者服药的依从性；有条件患者可考虑快速启动ART或确诊当天启动ART。如患者存在严重的机会性感染和处于慢性疾病急性发作期，应考虑前述机会性感染控制病情稳定后开始治疗。启动ART后，需终身治疗。

（2）成人及青少年初始ART方案 初治患者推荐方案为2种NRTIs类骨干药物联合第三类药物治疗。第三类药物可以为NNRTIs或者增强型PIs（含利托那韦或考比司他）或者INSTIs；也可以选用复方单片制剂（STR）。基于我国可获得的抗病毒药物，成人及青少年初治患者ART的推荐及替代方案见表2-1。

表2-1 成人及青少年初治患者抗病毒治疗方案

推荐方案		替代方案	
2种NRTIs	第三类药物	2种NRTIs	第三类药物
TDF+3TC（FTC）	+NNRTIs：EFV、RPV	AZT（ABC）+3TC	+NNRTIs：EFV、NVP、RPV
TAF+FTC	或+PIs：LPV/r		或+PIs：LPV/r、DRV/c
	或+INSTIs：DTG、RAL		或+INSTIs：DTG、RAL
复方单片制剂		TDF+3TC（FTC）	+NNRTIs：艾诺韦林
TAF/FTC/BIC			
TAF/FTC/EVG/c			

注：TAF：丙酚替诺福韦；LPV/r：洛匹那韦/利托那韦；DRV/c：达芦那韦/考比司他。

（3）婴幼儿及儿童开始抗反转录病毒治疗的指征和时机 HIV感染儿童应尽早开始ART，如没有及时进行 ART，艾滋病相关病死率在出生后第一年达到 20%~30%，第二年可以超过 50%。

7. 抗病毒治疗监测 在 ART 过程中要定期进行临床评估和实验室检测，以评价 ART 的效果，及时发现抗病毒药物的不良反应，以及是否产生病毒耐药性等，及时更换药物以保证 ART 成功。

8. 疗效评估 ART 的有效性主要通过以下三方面进行评估，其中病毒学的改变是最重要的指标。

（1）**病毒学指标** 大多数患者 ART 后血浆病毒载量 4 周内应下降 1lg 以上，在治疗后的 3~6 个月病毒载量应低于检测下限。

（2）**免疫学指标** 启动 ART 后 1 年内，$CD4^+T$ 淋巴细胞计数与治疗前相比增加 30% 或增长 100 个/μL，提示治疗有效。

（3）**临床症状** ART 后患者机会性感染的发病率和艾滋病的病死率可以大大降低。对于儿童可观察身高、营养及发育改善情况。

（二）并发症的治疗

1. 肺孢子菌肺炎 首选复方磺胺甲噁唑（SMZ-TMP），轻至中度患者口服 TMP 15~20mg/（kg·d），SMZ 75~100mg/（kg·d），分 3~4 次服用，疗程 21 天，必要时可延长疗程。重症患者给予静脉用药，剂量同口服。SMZ-TMP 过敏者可试行脱敏疗法。替代治疗：克林霉素 600~900mg，静脉滴注，1 次/8 小时，或 450mg 口服，1 次/6 小时；联合应用伯氨喹 15~30mg，口服，1 次/天，疗程 21 天。氨苯砜 100mg，口服，1 次/天；联合应用甲氧苄啶 200~400mg，口服，2~3 次/天，疗程 21 天。或喷他脒，3~4mg/kg，1 次/天，缓慢静脉滴注（60min 以上），疗程 21 天。尽早进行 ART，通常在启动抗肺孢子菌肺炎治疗后 2 周内进行。

2. 真菌感染 常见的是念珠菌感染和新生隐球菌感染，在南方或潮湿多雨地区马尔尼菲篮状菌也较常见。口腔念珠菌感染：首选口服氟康唑 100~200mg/d，共 7~14 天。食道念珠菌感染：口服或静脉注射氟康唑 100~400mg/d，或者伊曲康唑口服液 200mg，1 次/天，或伏立康唑 200mg，2 次/天，口服；疗程为 14~21 天。黏膜病变可用制霉菌素 2.5 万 U 涂抹患处，4 次/天；肺部念珠菌病可用氟康唑或伊曲康唑治疗；新生隐球菌性脑膜炎可用两性霉素 B、氟胞嘧啶或氟康唑治疗等。对于合并口咽或食管真菌感染的患者应尽快进行 ART，可在抗真菌感染的同时进行 ART。

3. 病毒感染 全身性巨细胞病毒、单纯疱疹病毒及水痘-带状疱疹病毒感染，可选用阿昔洛韦 7.5~10mg/kg，或更昔洛韦 5mg/次，静脉滴注，2 次/天，疗程 2~4 周。

4. 隐孢子虫感染 可选用螺旋霉素、乙胺嘧啶、磺胺嘧啶或克林霉素等药物治疗。

5. 弓形虫感染 首选乙胺嘧啶（负荷量 100mg，口服，2 次/天，此后 50~75mg/d 维持）+磺胺嘧啶（1~1.5g，口服，4 次/天）。替代治疗：SMZ-TMP（3 片，每日 3 次，口服）联合克林霉素（600mg/次，静脉给药，每 6 小时给药一次）或阿奇霉素（0.5g/d）。疗程至少 6 周。

6. 鸟分枝杆菌（MAC）感染 首选方案为克拉霉素 500mg/次，2 次/天（或阿奇霉素 500mg/d）+乙胺丁醇 15mg/（kg·d），同时联合应用利福布汀（300~600mg/d），可提高生存率并降低耐药。疗程通常至少 12 个月。在抗 MAC 治疗开始 2 周后尽快启动 ART。

7. 艾滋病相关性肿瘤 主要有非霍奇金淋巴瘤和卡波西肉瘤，在加强抗病毒治疗的同时使用 IFN-α（干扰素），也可用博来霉素 10mg/m²、长春新碱 2mg/m² 和阿霉素 20mg/m² 等抗肿瘤药物联合化疗。所有的艾滋病合并肿瘤的患者均建议尽早启动 ART，需要注意抗病毒药物和抗肿瘤药物之间的相互作用，尽量选用骨髓抑制作用和药物间相互作用小的 ART 方案如含 INSTIs 或 PIs 的方案。

8. 结核病 HIV/AIDS 患者结核病的治疗原则与普通患者相同，但抗结核药物使用时应注意与抗病毒药物之间的相互作用及配伍禁忌。所有合并结核病的 HIV/AIDS 患者无论 $CD4^+T$ 淋巴细胞计数水平的高低均应接受 ART。推荐在抗结核治疗后 2 周内尽早启动 ART。

（三）免疫重建

通过抗病毒治疗及其他医疗手段如基因重组 IL－2 等使 HIV 感染者受损的免疫功能恢复或接近正常称为免疫重建，也是治疗的重要目标之一。

免疫重建炎性综合征（IRIS）是指艾滋病患者在 ART 后免疫功能恢复过程中出现的一组临床综合征，主要表现为发热、潜伏感染的出现或原有感染的加重或恶化。多种潜伏或活动的机会性感染在 ART 后均可发生 IRIS，如结核病及 NTM 感染、PCP、CMV 感染、水痘－带状疱疹病毒感染、弓形虫病、隐球菌感染等，在合并 HBV 及 HCV 感染时 IRIS 可表现为病毒性肝炎的活动或加重。IRIS 多出现在 ART 后 3 个月内，需与原发或新发的机会性感染相鉴别。除了机会性感染，其他疾病如结节病和卡波西肉瘤也可出现 IRIS。IRIS 出现后应继续进行 ART。表现为原有感染恶化的 IRIS 通常为自限性，不用特殊处理而自愈；而表现为潜伏感染出现的 IRIS，需要进行针对性的抗病原治疗；严重者可短期应用激素或非甾体抗炎药控制。

（四）支持及对症治疗

包括输血及营养支持疗法，补充维生素 B_{12} 和叶酸等。应对患者开展心理治疗。

（五）基因治疗

基因治疗是指将某种遗传物质转移到患者细胞内，使其在体内发挥作用，以达到治疗疾病的目的。包括反义技术、RNA 诱饵、RNA 干扰、细胞内抗体、显性阴性突变体、自杀基因等。可在体内、外抑制 HIV 的复制。

八、预防

（一）管理传染源

本病属于《传染病防治法》管理的乙类传染病。应健全艾滋病的监测网络，及时发现患者及 HIV 感染者，并做好隔离、治疗工作。对患者血液、分泌物、排泄物应进行严格消毒。对献血员、性病患者和吸毒者等高危人群要进行重点监测，并对接触者进行检疫。加强国境口岸的检疫工作。

ART 的出现和应用使艾滋病相关机会性感染和肿瘤大大减少，将艾滋病变为一种可以治疗但目前尚难以彻底治愈的慢性疾病。HIV 感染的全程管理是指患者在确诊 HIV 感染后多学科合作团队为其提供的一种全程综合诊治和服务、关怀管理模式。全程管理的关注环节主要包括：①HIV 感染的预防和早期诊断；②机会性感染的诊治和预防；③个体化抗病毒治疗的启动和随访，服药的依从性教育和监督；④非艾滋病定义性疾病的筛查与处理；⑤社会心理综合关怀。HIV 感染的全程管理的诊治模式是一种以感染科医生为主导的多学科协作的诊治模式。

（二）切断传播途径

加强艾滋病知识的宣传与教育。严禁吸毒，特别是静脉吸毒。加强禁毒、戒毒工作，消除毒患。正确使用安全套，采取安全的性行为；加强性生理卫生教育，禁止性乱交，高危人群用安全套。加强血液、血制品的管理，严禁 HIV 感染者献血、器官、组织和精液等。推广使用一次性医用器材，感染者所用的医疗器械必须严格消毒。HIV 感染的育龄妇女应避免妊娠，已怀孕者可采取终止妊娠、择期剖宫产等措施加上抗病毒干预治疗，可用 AZT 加 NVP 方案、AZT 加 3TC 方案或 NVP 方案干预孕、产妇。已分娩者不喂母乳，采取人工喂养，新生儿应采用一次性服用 NVP 方案进行抗病毒治疗以降低 HIV 母婴传播的机会。注意个人卫生，不共用毛巾、牙刷、剃须刀等用具。做好美发、洗浴等服务性行业的卫生管理，避免接触感染。

（三）保护易感人群

HIV 疫苗目前仍处于试验研制阶段。

对于感染 HIV 的高风险人群，在知情同意以及高依从性前提下提供抗病毒药物来进行相应的暴露前预防（pre-exposure prophylaxis，PrEP）和暴露后预防（post-exposure prophylaxis，PEP）。

暴露前预防（PrEP）是指当人面临 HIV 感染高风险时，通过服用药物以降低被感染概率的生物学预防方法；每日服用 TDF/FTC 是对所有高风险人群推荐的口服 PrEP 方案，推荐每 24 小时口服 1 片 TDF/FTC。如有计划停止或中断 PrEP，需在最后一次风险暴露后持续使用 TDF/FTC 7 天。

暴露后预防（PEP）指尚未感染 HIV 的人群，在暴露于感染高风险后，如与 HIV 感染者或者感染状态不明者发生明确的体液交换行为，尽早（不超过 72 小时）服用特定的抗 HIV 药物，降低 HIV 感染风险的生物学方法。首选推荐方案为：TDF/FTC + RAL（或 DTG）；也可考虑选择 BIC/FTC/TAF。在发生 HIV 暴露后尽可能在最短的时间内（尽可能在 2 小时内）进行预防性用药，最好在 24 小时内，但不超过 72 小时，连续服用 28 天。

 素质提升

世界艾滋病日

世界卫生组织将每年的 12 月 1 日定为世界艾滋病日，2021 年是第 34 个世界艾滋病日，主题是"End inequalities. End AIDS. End pandemics."（中文主题：生命至上，终结艾滋，健康平等。）

PPT

第六节　水　痘

水痘（varicella，chickenpox）是由水痘-带状疱疹病毒（varicella-zoster virus，VZV）首次感染引起的急性传染病。水痘主要发生在婴幼儿和学龄前儿童，以发热、皮肤和黏膜成批出现周身性红色斑丘疹、疱疹、痂疹为主要特征。冬、春季节多发，传染力强。水痘患者是唯一的传染源，呼吸道吸入或接触均可传染，易感儿童发病率可达 95% 以上。该病为自限性疾病，病后可获得终身免疫，有时病毒以静止状态存留于神经节，多年后感染复发而出现带状疱疹。

一、病原学

水痘-带状疱疹病毒属疱疹病毒科，为双链 DNA 病毒，仅有一个血清型。病毒呈球形，直径为 150～200nm。病毒衣壳是由 162 个壳粒排列成的对称 20 面体，外层为脂蛋白包膜，核心为双链 DNA。病毒含有 DNA 聚合酶和胸腺嘧啶核苷激酶（thymidine kinase），前者为合成 DNA 所必需的酶，是疱疹病毒属共有，后者仅存在于单纯疱疹病毒和水痘-带状疱疹病毒。一般认为产生胸腺嘧啶核苷激酶的病毒才能造成潜伏感染，即感染后引起带状疱疹。多个受病毒感染的细胞可融合形成多核巨细胞，核内可出现嗜酸性包涵体。病毒对外界抵抗力弱，不耐热和酸性环境，不能在痂皮中存活，能被乙醚等消毒剂灭活。人是已知自然界中水痘病毒的唯一宿主。

二、流行病学

（一）传染源

患者是唯一传染源，自发病前 1～2 天至皮疹干燥结痂前均有传染性。病毒主要存在于上呼吸道黏膜和疱疹液中。易感儿童接触带状疱疹患者也可发生水痘，但较少见。

（二）传播途径

水痘－带状疱疹病毒传染性很强，主要通过呼吸道飞沫传播，也可通过直接接触疱疹的疱浆或被污染的用具而感染。

（三）人群易感性

水痘传染性强，人群对水痘普遍易感。易感儿童接触水痘患者后90%可以发病，孕妇患水痘时，胎儿和新生儿也可被感染而发病。病后可获得持久免疫，再患水痘极少见，但可反复发生带状疱疹。

（四）流行特征

水痘一年四季均可发生，以冬、春季高发。任何年龄人群均可感染水痘－带状疱疹病毒，以婴幼儿和学龄前、学龄期儿童发病较多，6个月以下的婴儿较少见。水痘在易感人群中的播散主要取决于气候、人口密度和医疗卫生条件等因素。

三、发病机制与病理变化

（一）发病机制

病毒主要经上呼吸道侵入机体，先在呼吸道黏膜细胞中增殖，2~3天后进入血液，形成病毒血症，然后在单核－吞噬细胞系统内再次增殖后入血，形成第二次病毒血症，并向全身扩散。主要损害部位在皮肤，也可累及内脏器官，但较少见。皮疹分批出现与病毒间歇性入血有关，其出现的时间与间歇性病毒血症发生相一致。皮疹出现1~4天后，机体出现特异性细胞免疫并产生特异性抗体，病毒血症消失，症状随之缓解。

（二）病理变化

水痘的皮肤病变主要发生在表皮棘细胞层，细胞气球样变性、肿胀后形成囊状细胞，囊状细胞液化及组织液渗入形成疱疹，内含大量病毒。疱疹以单房为主，其周围和基底部有充血，有单核细胞和多核巨细胞浸润，多核巨细胞内含嗜酸性包涵体。水疱疱液开始时呈透明状，后因上皮细胞脱落和炎性细胞浸润，使疱液混浊并减少，后因下层的上皮细胞再生，形成结痂，结痂脱落后一般不留痕迹。小儿初次感染水痘－带状疱疹病毒时，临床表现为水痘，痊愈后可获得持久免疫力。但部分病毒经感觉神经纤维传入，潜伏于脊髓背侧神经根和三叉神经节的神经细胞内，形成慢性潜在感染，成年后可反复发生带状疱疹。

四、临床表现

潜伏期为10~21天，以14~16天为多见。

1. 前驱期 婴幼儿常无前驱症状或症状轻微，在出现低热、烦躁、易激惹或拒乳的同时出现皮疹。年长儿童和成人可先有发热、头痛、全身不适及上呼吸道症状，持续1~2天后才出现皮疹。

2. 出疹期 皮疹首先出现在躯干部，继而扩展至面部及四肢，四肢相对较少，呈向心性分布。皮疹变化迅速，开始为红色斑疹，数小时后变为丘疹并发展成疱疹。疱疹为单房，椭圆形，直径3~5mm，周围有红晕，疱疹壁薄易破，疱液初为透明，24~48小时后疱液变混浊，1~2天后从中心开始干枯结痂，1周左右痂皮脱落愈合，一般不留瘢痕。如有继发细菌感染，可形成脓疱，结痂和脱痂时间延长并可留有瘢痕。皮疹多分批出现，在同一部位可见斑疹、丘疹、水疱和结痂四种形态的皮疹同时存在，后期出现的斑丘疹未发展成疱疹即隐退。部分患者可在口腔、咽喉、眼结膜和外阴等黏膜处发生疱疹，破裂后形成浅表性溃疡，伴有疼痛。水痘多为自限性疾病，10天左右可自愈。儿童患者的症状和皮疹均较轻，成人患者症状较重，易并发肺炎。

除上述典型水痘外，免疫功能低下者易出现播散型水痘，皮疹融合形成大疱；出血型水痘可见疹内出血，伴有皮下、黏膜有瘀点、瘀斑和内脏出血，病情严重；坏疽型水痘因继发细菌感染，导致皮肤大片坏死，可因脓毒症而死亡；妊娠初期感染水痘，可致胎儿畸形、早产或死胎，称为先天性水痘综合征；孕妇产前数天内患水痘，可发生新生儿水痘。

五、并发症

1. 皮疹继发细菌感染 继发细菌感染是水痘最常见的并发症。常见致病菌主要是金黄色葡萄球菌和化脓性链球菌，引起皮肤化脓性感染、丹毒和蜂窝织炎等。

2. 肺炎 原发性水痘肺炎多见于成人或免疫功能缺陷者。轻者可无临床表现，仅 X 线检查显示肺部有弥漫性结节性浸润；重者可出现咳嗽、咯血、胸痛、呼吸困难和发绀等症状；严重者可于 24～48 小时内死于急性呼吸衰竭。继发性肺炎常为继发细菌感染所致，多见于儿童。

3. 脑炎 发生率较低，儿童多于成人，多发生于出疹后 1 周左右。临床表现和脑脊液改变与一般病毒性脑炎相似，预后较好，病死率约为 5%，少数重症患者可留有神经系统后遗症。

4. 肝炎 多表现为氨基转移酶轻度升高，免疫功能障碍的患者可出现黄疸，少数可出现肝脏脂肪性变，伴发肝性脑病即出现 Reye 综合征。

5. 其他 少数患者可发生心肌炎、肾炎、关节炎、睾丸炎及出血性疾病。

六、实验室检查

（一）血常规

血白细胞总数正常或稍增高，淋巴细胞比例升高。

（二）疱疹刮片

刮取新鲜疱疹基底组织涂片，瑞氏或姬姆萨染色可见多核巨细胞，苏木精 – 伊红染色可见核内包涵体，可用于快速诊断。

（三）血清学检查

可用酶联免疫吸附法（ELISA）或补体结合试验检测特异性抗体。补体结合抗体于出疹后 1～4 天出现，2～6 周达高峰，6～12 个月后逐渐下降。血清抗体检查可因与单纯疱疹病毒感染发生交叉反应而出现假阳性。

（四）病原学检查

1. 病毒分离 取病程 3～4 天疱疹液接种于人胚成纤维细胞，分离出病毒后再进一步鉴定。

2. 抗原检测 取新鲜疱疹基底组织或疱疹液，采用免疫荧光法检测病毒抗原。本方法敏感、快速，并且易与单纯疱疹病毒感染进行鉴别。

3. 核酸检测 用聚合酶链反应检测患者呼吸道上皮细胞和外周血白细胞中的特异性病毒 DNA，是敏感、快速的早期诊断方法。

七、诊断与鉴别诊断

（一）诊断

典型水痘诊断多无困难，根据临床皮疹特点和流行病学资料即可作出临床诊断。非典型性患者需依赖实验室检查确定。

（二）鉴别诊断

1. 带状疱疹 成人多见，疱疹呈簇状排列，沿身体一侧的皮肤周围神经分布，不对称，局部有显著的刺痛和灼热感。

2. 手足口病 由多种病毒引起，其中以肠道病毒 71 型（EV71）感染病情较重。多见于年长儿，3 岁以内婴幼儿病情较重。皮疹主要见于手、足和口腔，皮疹特点多为红色丘疹，部分丘疹顶部呈疱疹状。

3. 脓疱疹 为儿童常见的细菌感染性疾病。好发于鼻唇周围和四肢暴露部位，初为疱疹，继成脓疱，最后结痂，不分批出现，无全身症状。

4. 丘疹样荨麻疹 为婴幼儿皮肤过敏性疾病，皮肤分批出现红色丘疹，顶端有小疱，周围无红晕，不结痂，呈离心性分布，不累及头部和口腔。

八、治疗

（一）一般治疗

患者应隔离至全部疱疹结痂为止。发热期卧床休息，给予易消化食物和注意补充水分。

（二）对症治疗

加强护理，保持皮肤清洁，避免搔抓疱疹处以免导致继发感染。皮肤瘙痒者可用炉甘石洗剂涂擦，疱疹破裂可涂甲紫或新霉素软膏。

（三）抗病毒治疗

阿昔洛韦（aciclovir）是治疗水痘 - 带状疱疹病毒感染的首选抗病毒药物，越早治疗越好。每天 600～800mg，分多次口服，疗程 10 天。如皮疹出现 24 小时内进行治疗，则能控制皮疹发展，加速病情恢复。

（四）特殊治疗

水痘继发细菌感染时应及早选用抗生素，合并脑炎出现脑水肿者应采取脱水治疗，水痘不宜使用糖皮质激素。

九、预后

水痘预后一般良好，一般不留瘢痕，有的可留有色素沉着。重症或并发脑炎者，预后较差，甚至可导致死亡。

十、预防

（一）管理传染源

水痘患者是主要传染源，患者应隔离至全部疱疹结痂，其污染物和用具可用煮沸或日晒等方法进行消毒。

（二）切断传播途径

呼吸道飞沫传播和直接接触传播是水痘的主要传播途径，应避免与急性期患者接触。疫情期间避免去公共场所或人多拥挤处，加强通风、勤洗手、出入戴口罩；无并发症的患儿可以在家中隔离，以减少传播和继发医院感染。

（三）保护易感人群

对于免疫功能低下或正在使用免疫抑制剂治疗的患者或孕妇，如有患者接触史，可肌内注射免疫球蛋白 0.4 ~ 0.6ml/kg，或注射带状疱疹免疫球蛋白 0.1ml/kg，以预防或减轻病情。

PPT

第七节 麻 疹

麻疹（measles）是由麻疹病毒引起的急性呼吸道传染病，在我国属于乙类法定传染病，是儿童最常见的急性呼吸道传染病之一。主要临床表现为发热、咳嗽、流涕、眼结膜炎、口腔黏膜斑（Koplik 斑）及皮肤斑丘疹。我国自 1965 年婴幼儿广泛接种麻疹减毒活疫苗以来，麻疹发病率已明显降低，麻疹大流行基本上得到控制。

一、病原学

麻疹病毒属于副黏液病毒科、麻疹病毒属，电镜下呈球状或丝状，直径为 100 ~ 250nm，外有 10 ~ 20nm 厚的脂蛋白包膜，中心是由核衣壳包裹的单股负链 RNA。麻疹病毒只有 1 个血清型，抗原性稳定。病毒包膜表面有短小凸起，含有 3 种结构蛋白，分别是基质蛋白（M）、血凝素（H）和融合蛋白（F），是主要的致病物质。其中基质蛋白与病毒复制有关；血凝素是病毒表面主要蛋白，能够识别靶细胞受体，促进病毒黏附于宿主细胞；融合蛋白在病毒扩散时能够使病毒与宿主细胞融合。这 3 种结构蛋白刺激机体产生相应的抗体，可用于临床诊断。

麻疹病毒在体外抵抗力较弱，不耐热，易被紫外线及一般消毒剂灭活，56℃ 30 分钟即可灭活。对寒冷及干燥环境有较强的抵抗力，室温下可存活数天，−70℃可存活数年。

二、流行病学

（一）传染源

患者是麻疹的唯一传染源，其中急性期的患者是最重要的传染源，发病前 2 天（潜伏期末）至出疹后 5 天内均具有传染性。前驱期传染性最强，出疹后逐渐减弱，恢复期不具有传染性。病毒主要存在于传染期患者的口、鼻、咽、眼结膜分泌物中。无症状病毒携带者较少见，作为传染源意义不大。

（二）传播途径

以呼吸道飞沫传播为主，患者咳嗽、打喷嚏时，病毒随排出的飞沫经口腔、咽、鼻部或眼结膜侵入易感者。密切接触者亦可经污染病毒的手而传播，通过间接接触传播较为少见。

（三）人群易感性

人群普遍易感，没有免疫力的易感者接触病毒后，90% 以上均可发病，病后可获得持久免疫力。6 个月以内婴儿可从母体获得抗体，很少患病。该病主要在 6 个月至 5 岁儿童间流行，近些年在成人中也可见一些麻疹病例，主要原因是婴幼儿时接种过麻疹疫苗，未再复种，体内抗体的水平降低而成为易感者。

（四）流行特征

麻疹是一种世界范围流行的传染病，也是导致儿童死亡最主要的传染病之一。麻疹一年四季均可发病，好发于冬春季节，6 个月 ~ 5 岁儿童发病率最高。自 20 世纪 60 年代麻疹疫苗问世以来，婴幼儿普种麻疹疫苗后全球麻疹发病率呈逐年下降趋势。我国自 1965 年起婴幼儿广泛接种麻疹疫苗，到 1978 年麻疹疫苗接种列入计划免疫项目，麻疹流行得到了有效控制。

三、发病机制与病理变化

（一）发病机制

麻疹病毒侵入呼吸道黏膜或眼结膜后，在上皮细胞内复制后入血，于感染后第 2~3 天引起第一次病毒血症。病毒随血液进入肝脏、脾脏等单核 – 吞噬细胞系统后大量增殖，在感染后第 5~7 天再次入血，形成第二次病毒血症，随血流播散至全身各组织器官，引起高热、出疹等临床表现。随着机体特异性免疫应答清除病毒，疾病进入恢复期。

（二）病理变化

感染部位多个细胞融合形成多核巨细胞是麻疹的特征性病理变化，多核巨细胞大小不一，内含数十个至上百个细胞核，核内、核外均有病毒集落，可见于皮肤、眼结膜、呼吸道和胃肠道黏膜、全身淋巴组织、肝、脾等处。病毒直接侵犯或免疫损伤导致皮肤浅表血管内皮细胞肿胀、渗出、增生，真皮充血水肿而形成皮疹。口腔麻疹黏膜斑的病理改变与皮疹相似，是口腔黏膜内血管内皮细胞肿胀、坏死所致。并发脑炎时脑组织可出现充血、水肿和点状出血或脱髓鞘病变。

四、临床表现

潜伏期 6~21 天，平均 10 天左右，接受过主动或被动免疫者潜伏期可延长至 3~4 周。

（一）典型麻疹

典型麻疹临床过程分为三期。

1. 前驱期 从发热到皮疹出现为前驱期，一般持续 3~4 天。

（1）发热 一般体温逐渐升高，多达到中度以上，热型不一。

（2）上呼吸道卡他症状 主要表现为急性起病，发热、咳嗽、流涕。伴有眼结膜炎症时会出现流泪、眼结膜充血、畏光等。

（3）麻疹黏膜斑 又称为科氏斑。常在发病 2~3 天后，于患者口腔双侧第二磨牙对面的颊黏膜上出现 0.5~1mm 针尖大小的白色点状突起，周围有红晕，是麻疹早期诊断的特征性标志。初起时仅数个，1~2 天内迅速增多并融合，扩散至整个颊黏膜，形成表浅的糜烂，一般在 2~3 天后消失。

（4）其他症状 婴幼儿可出现胃肠道症状如呕吐、腹泻。部分前驱期患者颈部、胸部和腹部可出现一过性风疹样皮疹，数小时后退去，称为麻疹前驱疹。

2. 出疹期 出疹期从病程的第 3~4 天开始，持续 1 周左右。

（1）发热 患者体温持续升高至 39~40℃。

（2）出疹 皮疹首先见于耳后、发际，然后前额、面部和颈部，自上而下至胸部、腹部、背部及四肢，2~3 天遍及全身，最后达手掌与足底。皮疹初为淡红色斑丘疹，大小不等，直径 2~5mm，按压褪色，疹间皮肤正常。之后皮疹可融合成片，颜色转暗，部分患者可有出血性皮疹，压之不褪色。

（3）其他症状 呼吸道症状进一步加重，常伴有明显的咽痛、咳嗽、腹泻、呕吐等，可伴有表浅淋巴结及肝、脾大，可有嗜睡或烦躁不安，甚至谵妄、抽搐等症状。可发生肺炎、喉炎、心肌炎、脑炎等并发症，严重者甚至出现呼吸衰竭和心力衰竭。

3. 恢复期 皮疹达高峰并持续 1~2 天后，按出疹顺序依次消退，体温逐渐恢复正常，病情迅速好转，全身症状明显减轻。皮疹消退后可留有浅褐色色素沉着和糠麸样细小皮肤脱屑，一般在 1~2 周后消失。

（二）非典型麻疹

由于感染者年龄、机体免疫状态以及病毒的毒力强弱等差异，临床上可出现非典型麻疹。

1. 轻型麻疹　多见于6个月前婴儿、近期接受过被动免疫或曾接种过麻疹疫苗等对麻疹具有部分免疫力的人群。临床表现为低热且持续时间短，体温一般不超过39℃，呼吸道卡他症状轻，皮疹稀疏、色淡，无色素沉着或脱屑，一般无口腔麻疹黏膜斑或不典型。病程1周左右，一般无并发症。

2. 重型麻疹

（1）中毒性麻疹　患者起病急骤，体温可达40℃以上，伴有谵妄、昏迷、呼吸急促、反复抽搐、发绀等中毒症状。

（2）休克性麻疹　除伴有中毒症状外，患者可出现面色苍白，口唇发绀，四肢厥冷，血压下降等心脏功能不全或循环衰竭症状。

（3）出血性麻疹　皮疹密集融合，呈出血性，形成紫斑，按压不褪色，常伴有鼻出血、咳血、呕血等黏膜或内脏出血症状，又称为黑麻疹。

（4）疱疹性麻疹　皮疹呈疱疹样，可融合成大疱，内含澄清液。常伴有高热，感染中毒症状重。

3. 异型麻疹　多发生在接种麻疹灭活疫苗4~6年后再次接种麻疹灭活疫苗或再次感染麻疹者。临床表现为突起高热，伴有头痛、全身肌肉疼痛或腹痛，上呼吸道卡他症状不明显，无麻疹黏膜斑，病后2~3天开始出疹，出疹顺序与典型麻疹相反，从四肢远端开始，逐渐扩散到躯干。皮疹为多形性，有斑疹、丘疹、荨麻疹等，常伴四肢水肿和肺炎。异型麻疹病情较重，但多为自限性。一般认为异型麻疹无传染性，恢复期麻疹特异性抗体呈强阳性，而病毒分离呈阴性。

五、并发症

1. 肺炎　麻疹最常见的并发症，多见于5岁以下患儿。麻疹病毒本身引起的肺炎多不严重，而继发的细菌或病毒导致的肺部感染较为严重。表现为病情突然加重，体温持续升高，咳嗽、咳脓痰，患儿可出现鼻翼扇动、口唇发绀，肺部有明显的啰音，CT可见肺部大片或多段炎症。

2. 喉炎　多见于2~3岁以下幼儿，常继发于细菌感染导致喉部组织水肿，分泌物增多，易引起喉梗阻。表现为声音嘶哑、犬吠样咳嗽、呼吸困难、发绀等。若处理不当，可能会引起窒息性死亡，严重时须及早进行气管切开。

3. 心肌炎　多见于2岁以下婴幼儿。由于高热、病毒血症、代谢紊乱等导致心肌病变，表现为烦躁、气促、面色苍白、四肢厥冷、发绀，听诊心音低钝、心率增速。皮疹不能出全或突然隐退。心电图可见T波和ST段改变。血液生化检查可见心肌酶异常。

4. 脑炎　多发生在出疹后2~6天，也可发生在出疹后3周左右，发病率为0.01%~0.5%。早期发生的脑炎主要是麻疹病毒直接侵犯脑组织所致，晚期发生的脑炎主要是麻疹病毒抗原超敏反应引起脑组织脱髓鞘病变所致。临床表现与其他病毒性脑炎类似，多数可恢复正常，病死率约15%，部分患者留有智力障碍、癫痫、瘫痪等后遗症。

5. 亚急性硬化性全脑炎（subacute sclerosing panencephalitis，SSPE）　是麻疹的一种远期并发症，为慢性或亚急性进行性脑炎，发病率（1~4）/100万。因病毒基因变异，导致病毒在脑细胞中长期潜伏，引起脑组织进行性退化。潜伏期2~17年，平均约为7年，多发于男孩。起病隐匿，发病初期仅表现为行为异常、智力减退、睡眠障碍等，而后逐渐出现智力障碍、性格改变、视听障碍、语言不清、共济失调、癫痫发作等症状，直至昏迷、去大脑强直而死亡。

六、实验室检查

（一）血常规

白细胞总数减少，淋巴细胞比例相对增多，重型出血性麻疹患者可伴有血小板减少。如果白细胞数增加，尤其是中性粒细胞增加，提示可能继发细菌感染。若淋巴细胞严重减少，常提示预后不良。

（二）血清学检查

酶联免疫吸附试验测定血清麻疹特异性 IgM 抗体和 IgG 抗体，敏感性和特异性均较好。IgM 抗体在病后 5~20 天最高，其阳性即可确诊。IgG 抗体在恢复期较早期升高 4 倍以上即为阳性，也可以用于临床诊断。

（三）病原学检查

1. 病毒分离 取前驱期或发病早期患者上呼吸道黏膜分泌物或血液标本接种于原代人胚肾细胞，分离麻疹病毒，一般不作为常规检查。

2. 抗原检测 取早期患者鼻咽分泌物或血液标本，用免疫荧光或酶联免疫法检测麻疹病毒抗原，是一种早期快速诊断的方法。

3. 核酸检测 采用 RT-PCR 从临床标本中扩增麻疹病毒 RNA，是一种快速、灵敏和特异性强的诊断方法，尤其适用于免疫功能低下而不能产生特异性抗体的麻疹患者。

七、诊断与鉴别诊断

（一）诊断

典型麻疹根据临床表现和流行病学特征即可做出诊断。根据患者是否有麻疹接触史和典型麻疹的临床表现，如急起发热、上呼吸道卡他症状、结膜充血、畏光、口腔麻疹黏膜斑及典型的皮疹等即可诊断。非典型麻疹临床较难诊断，主要依赖实验室辅助检查确定诊断。

（二）鉴别诊断

麻疹主要与其他出疹性疾病相鉴别，如风疹、幼儿急疹、猩红热、药物疹和肠道病毒感染等。

1. 风疹 多见于幼儿，前驱期短，全身症状和呼吸道症状较轻，无科氏斑，发热 1~2 天出疹，皮疹细小、稀疏，呈淡红色，主要分布于面、颈、躯干。1~2 天皮疹消退，疹退后无色素沉着和脱屑，常伴耳后、颈部淋巴结肿大。

2. 幼儿急疹 多见于 2 岁以内婴幼儿，骤起高热，持续 3~5 天后骤退，上呼吸道症状轻。热退后出现皮疹，呈玫瑰色散在分布，多位于颈部和躯干，1~3 天皮疹退尽，疹退后无色素沉着。热退后出疹为其主要特点。

3. 猩红热 前驱期发热伴有明显咽痛，发病 1~2 天后出疹，皮疹为针尖大小红色丘疹，疹间皮肤充血，压之褪色，皮肤呈弥漫性潮红。面部无皮疹，口周有"苍白圈"，持续 4~5 天后，热退疹消，退疹时脱皮、脱屑。血白细胞总数及中性粒细胞明显升高。

4. 药物疹 近期有药物服用史，皮疹多有瘙痒，低热或不发热，无口腔黏膜斑及呼吸道卡他症状，停药后皮疹逐渐消退。可伴有血嗜酸性粒细胞升高。

5. 肠道病毒感染 肠道病毒如柯萨奇病毒、埃可病毒等感染也可发生皮疹。多见于夏秋季节，出疹前有发热、咳嗽、腹泻等，常伴有全身淋巴结肿大，皮疹形态不一，可反复出现。

八、治疗

麻疹为自限性疾病，目前尚无特效治疗药物。治疗重点主要是对症治疗，加强护理，预防和治疗并发症。

（一）一般治疗

卧床休息，保持室内空气新鲜，温度适宜；保持皮肤及眼、鼻、口腔和耳的清洁；饮食以易消化、营养丰富的食物为主，补充足量水分。

（二）对症治疗

高热者可用小剂量退热药物或物理降温；咳嗽有痰者可用祛痰镇咳药，继发细菌感染可给予抗生素；剧烈咳嗽和烦躁不安者可用少量镇静药；体弱病重患儿可早期注射免疫球蛋白。

（三）特殊治疗

1. 喉炎 给予雾化吸入稀释痰液，早期使用抗生素，喉部水肿者可试用肾上腺皮质激素，严重者造成喉部梗阻时及早进行气管切开。

2. 肺炎 治疗同一般肺炎。

3. 心肌炎 出现心力衰竭者可选用毒毛花苷 K 及利尿药，必要时可用肾上腺皮质激素。

4. 脑炎 治疗同流行性乙型脑炎。亚急性硬化性全脑炎目前无特殊治疗。

九、预后

麻疹的预后与患者年龄、免疫力等密切相关，无并发症的患者病程一般为 10～14 天，预后良好，但重型麻疹病死率较高。

十、预防

易感人群广泛接种麻疹疫苗是预防麻疹的关键措施。

（一）管理传染源

早发现、早报告、早隔离、早治疗麻疹患者，应该按照呼吸道传染病隔离至体温正常或出疹后 5 天，伴呼吸道并发症者应延长到出疹后 10 天。易感的接触者检疫期为 3 周，并使用被动免疫制剂。流行期间，应加强对儿童的筛检，及时发现患者。

（二）切断传播途径

患者衣物应在阳光下曝晒，患者曾居住过的房间宜通风并用紫外线照射。麻疹流行期间易感儿童尽量少去公共场所或人多拥挤处，出入应戴口罩；无并发症的患儿在家中隔离，以减少传播和继发医院感染。

（三）保护易感人群

1. 主动免疫 易感人群接种麻疹减毒活疫苗是预防麻疹最有效的措施，主要对象为婴幼儿，同时未患过麻疹的儿童和成人均可接种麻疹减毒活疫苗。我国计划免疫麻疹疫苗接种年龄为 8 个月龄。在麻疹流行前，对未患过麻疹的 8 个月龄以上的幼儿或易感者接种麻疹疫苗，一般在接种后 12 天出现 IgM 抗体，阳性率可达 95%～98%，2～6 个月后逐渐下降，但 IgG 抗体仍维持一定水平，免疫力可持续 4～6 年，反应强烈的可持续 10 年以上，以后尚需复种。易感者在接触患者 2 天内接种疫苗，有可能预防发病或减轻病情。对于孕妇、过敏体质、免疫功能低下和活动性结核者均禁止接种。发热及一般急、慢性疾病者应暂缓接种。凡 6 周内接受过被动免疫制剂者，应推迟 3 个月接种麻疹疫苗。

2. 被动免疫 有麻疹患者密切接触史的幼儿、孕妇及体弱的易感者应立即采用被动免疫。在接触患者 5 天内注射人血免疫球蛋白，可预防发病。若 5 天后注射，则只能减轻症状，免疫有效期 3～8 周。

PPT

第八节　新型冠状病毒肺炎

新型冠状病毒肺炎（Corona Virus Disease 2019，COVID-19）是由新型冠状病毒引起的急性呼吸道传染病，目前在我国法定的传染病中属于乙类传染病。

一、病原学

2020年2月11日，国际病毒分类委员会宣布，新型冠状病毒（2019-nCoV）的正式分类名为严重急性呼吸综合征冠状病毒-2（SARS-CoV-2）。世界卫生组织同日宣布，由这一病毒导致的疾病命名为 COVID-19。

SARS-CoV-2属于β属冠状病毒，病毒由包膜、透明中间带和核衣壳组成，直径60~140nm。病毒包膜含有3种结构蛋白：包膜蛋白（E）、基质蛋白（M）和刺突蛋白（S）。病毒内部有1种核蛋白（N）和RNA依赖性的RNA聚合酶，部分毒株还有HE蛋白。SARS-CoV-2对紫外线和热敏感，病毒在4℃维持液中为中等稳定，-60℃可保存数年，但随着温度的升高，病毒的抵抗力下降。SARS-CoV-2对有机溶剂和消毒剂敏感，乙醚、75%乙醇、含氯消毒剂、过氧乙酸和三氯甲烷等脂溶剂均可有效灭活病毒。

二、流行病学

（一）传染源

患者是COVID-19的主要传染源，在病程的不同阶段传染性不同。患者在出现轻微症状后的5天内，病毒在咽喉以及肺部复制活跃，SARS-CoV-2的RNA载量可达高峰，此时传染性最强。无症状感染者虽然无临床症状，但是可排出病毒，也具有传染性。

（二）传播途径

SARS-CoV-2主要通过呼吸道飞沫和接触途径在人与人之间传播。流行病学调查显示，新发病例多可以追踪到与确诊病例有过近距离密切接触史。

（三）人群易感性

各年龄段人群对SARS-CoV-2均缺乏免疫力，普遍易感，无明显年龄、性别、种族等差异。患病后可能获得一定程度的免疫力，但仍需要实验研究予以证实。有部分COVID-19患者治疗好转后核酸检测再次呈阳性（复阳），大部分复阳患者无症状，仅表现为核酸检测阳性，极少数患者重新出现发热等症状。复阳患者仍具有传染性。

（四）流行特征

SARS-CoV-2传入人群后，具有较强的传染性，且抗原极易发生变异，加之以呼吸道传播为主，易引起流行和大流行。现有证据显示，COVID-19大流行无明显的季节性，流行往往突然发生，迅速蔓延，于1~2周内病例数达高峰。目前尚未发现COVID-19的流行存在区域差异性。感染SARS-CoV-2后可能会获得一定的免疫力，但仍需临床研究予以证实。

三、发病机制与病理变化

（一）发病机制

发病机制目前尚不完全明确。电镜下支气管黏膜上皮和Ⅱ型肺泡上皮细胞胞质内可见病毒颗粒，部分支气管黏膜上皮、肺泡上皮细胞和巨噬细胞呈 SARS – CoV – 2 抗原免疫染色和核酸检测阳性。提示 SARS – CoV – 2 对肺组织细胞可能有直接侵犯作用。

（二）病理变化

肺部病理改变最为突出，早期和较轻病变区可见肺泡腔内浆液、纤维蛋白渗出以及透明膜形成，肺泡隔毛细血管充血。随病变进展和加重，大量单核 – 吞噬细胞和纤维蛋白充满肺泡腔；Ⅱ型肺泡上皮细胞增生、部分细胞脱落，可见多核巨细胞，偶见红染包涵体。易见肺血管炎、血栓形成（混合血栓、透明血栓），可见血栓栓塞。肺内各级支气管黏膜部分上皮脱落，腔内可见渗出物和黏液。小支气管和细支气管易见黏液栓形成。肺组织易见灶性出血，可见出血性梗死、细菌和（或）真菌感染。部分肺泡过度充气、肺泡隔断裂或囊腔形成。病程较长的病例，可见肺泡腔渗出物肉质变和肺间质纤维化。

四、临床表现

潜伏期 1 ~ 14 天，平均 3 ~ 7 天。

以发热、干咳、乏力为主要表现。部分患者以鼻塞、流涕、咽痛、嗅觉、味觉减退或丧失、结膜炎、肌痛和腹泻等为主要表现。重症患者多在发病一周后出现呼吸困难和（或）低氧血症，严重者可快速进展为急性呼吸窘迫综合征、脓毒症、休克、难以纠正的代谢性酸中毒和凝血功能障碍及多器官功能衰竭等。极少数患者还可有中枢神经系统受累及肢端缺血性坏死等表现。重型、危重型患者病程中可表现为中低热，甚至无明显发热。轻型患者多表现为低热、轻微乏力、嗅觉及味觉障碍等，无肺炎表现。感染 SARS – CoV – 2 后也可无明显临床症状。接种过疫苗者以无症状及轻症为主。有临床症状者主要表现为中、低度发热、咽干、咽痛、鼻塞、流涕等上呼吸道感染症状。

五、并发症

常见并发症包括继发肺部感染，肺间质改变，纵隔气肿、皮下气肿和气胸，胸膜病变，心肌病变等。

六、实验室检查

1. 血常规及一般检查 发病早期外周血白细胞总数正常或减少，可见淋巴细胞计数减少，部分患者可出现肝酶、乳酸脱氢酶、肌酶、肌红蛋白、肌钙蛋白和铁蛋白增高。多数患者 C – 反应蛋白（CRP）和血沉升高，降钙素原（PCT）正常。重型、危重型患者可见 D – 二聚体升高、外周血淋巴细胞进行性减少，炎症因子升高。

2. 血清学检查 SARS – CoV – 2 特异性 IgM 抗体、IgG 抗体阳性，发病 1 周内阳性率均较低。由于试剂本身原因，或者体内存在干扰物质（类风湿因子、嗜异性抗体、补体、溶菌酶等），或者标本原因（标本溶血、标本被细菌污染、标本贮存时间过长、标本凝固不全等），抗体检测可能会出现假阳性。一般不单独以血清学检测作为诊断依据，需结合流行病学史、临床表现和基础疾病等情况进行综合判断。

3. 病毒分离 将患者的呼吸道分泌物、血液等标本接种到 Vero 细胞中进行培养，分离到病毒后用 RT – PCR 或免疫荧光法进行鉴定，一般不作为常规检查。

4. 核酸检测 用聚合酶链反应检测患者鼻、口咽拭子、痰和其他下呼吸道分泌物、粪便等标本。核酸检测会受到病程、标本采集、检测试剂、检测过程等因素的影响，为提高检测准确性，应规范采集标本，标本采集后尽快送检。核酸检测是一种灵敏度高、特异性强的诊断方法。

5. 影像学检查 早期呈现肺部多发小斑片影及间质改变，以肺外带明显。进而发展为双肺多发磨玻璃影、浸润影，严重者可出现肺实变，胸腔积液少见。

七、诊断与鉴别诊断

（一）诊断原则

根据流行病学史、临床表现和实验室检查等综合分析进行诊断。SARS - CoV - 2 核酸检测阳性为确诊的首要标准。未接种过 SARS - CoV - 2 疫苗者，SARS - CoV - 2 特异性抗体检测可作为诊断的参考依据。接种过 SARS - CoV - 2 疫苗者和既往感染患者，原则上抗体不作为诊断依据。

（二）诊断标准

1. 疑似病例　有下述流行病学史中的任何 1 条，且符合临床表现中任意 2 条；无明确流行病学史的，符合临床表现中的 3 条；或符合临床表现中任意 2 条，同时 SARS - CoV - 2 特异性 IgM 抗体阳性可确定为疑似病例。

（1）流行病学史

①发病前 14 天内有病例报告社区的旅行史或居住史。

②发病前 14 天内与 SARS - CoV - 2 感染者有接触史。

③发病前 14 天内曾接触过来自有病例报告社区的发热或有呼吸道症状的患者。

④聚集性发病（14 天内在小范围如家庭、办公室、学校等场所，出现 2 例及以上发热和/或呼吸道症状的病例）。

（2）临床表现

①发热和（或）呼吸道症状等新型冠状病毒肺炎相关临床表现。

②具有上述新型冠状病毒肺炎影像学特征。

③发病早期白细胞总数正常或降低，淋巴细胞计数正常或减少。

2. 确诊病例

疑似病例具备以下病原学或血清学证据之一者：

（1）SARS - CoV - 2 核酸检测阳性。

（2）未接种 SARS - CoV - 2 疫苗者，SARS - CoV - 2 特异性 IgM 抗体和 IgG 抗体均为阳性。

（三）鉴别诊断

临床上要注意排除上呼吸道病毒感染、流行性感冒、细菌性或真菌性肺炎、艾滋病合并肺部感染、军团病、肺结核、肾综合征出血热、肺部肿瘤、非感染性间质性肺疾病、肺水肿、肺不张、肺栓塞、肺血管炎等临床表现类似的呼吸系统疾病。

八、治疗

（一）一般治疗

1. 卧床休息，避免劳累。加强支持治疗，保证充分能量和营养摄入，注意水、电解质平衡，维持内环境稳定。

2. 密切监测生命体征，特别是静息和活动后的血氧饱和度等。

3. 根据病情监测血常规、尿常规、CRP、生化指标（肝酶、心肌酶、肾功能等）、凝血功能、动脉血气分析、胸部影像学等。有条件者可行炎症因子检测。

（二）对症治疗

1. 剧烈咳嗽、咳痰者给予镇咳祛痰药。

2. 发热超过 38.5℃者，给予物理降温，如冰敷、乙醇擦浴等，可酌情使用解热镇痛药。

3. 出现气促或 PaO_2 <70mmHg 或 SpO_2 <93%，给予持续鼻导管或面罩吸氧。

4. 危重型患者多合并休克和急性肾损伤，应在积极寻找病因，充分液体复苏的基础上，合理使用血管活性药物，密切监测患者血压、心率和尿量的变化，注意维持水、电解质、酸碱平衡。

5. 根据临床治疗需要，可选用喹诺酮类等适当的抗菌药物，预防和治疗继发细菌感染。

6. 目前尚无针对 SARS – CoV – 2 的特异性抗病毒药物，早期可试用蛋白酶抑制剂类药物利托那韦等。

7. 重型患者可以试用免疫增强的药物，如胸腺肽、静脉用免疫球蛋白等。

（三）特殊治疗

可采用糖皮质激素和白细胞介素–6（IL–6）抑制剂进行免疫治疗。抗凝治疗主要用于具有重症高危因素、病情进展较快的普通型、重型和危重型患者，无禁忌证情况下可给予治疗剂量的低分子肝素或普通肝素。具有重症高危因素、病情进展较快的普通型以及重型和危重型患者，应当给予每天不少于12 小时的规范俯卧位治疗。

九、预后

多数患者预后良好，少数患者病情危重，多见于老年人、有慢性基础疾病者、晚期妊娠和围产期女性、肥胖人群。对于轻型和普通型患者，通过早期使用抗病毒药物加强支持、对症处理，预后良好，一般无后遗症。

十、预防

（一）切断传播途径

研究表明，经呼吸道飞沫传播和接触传播是 COVID – 19 的主要传播途径，正确佩戴口罩，保持有效社交距离（建议至少 1m），勤洗手、规范洗手是有效预防感染 COVID – 19 的主要方式。

（二）保护易感人群

1. 主动免疫 接种 SARS – CoV – 2 疫苗可以减少 SARS – CoV – 2 的感染和发病，是降低重症和死亡发生率的有效手段，符合接种条件者均应接种。符合加强免疫条件的接种对象，应及时进行加强免疫接种。

2. 一般预防 保持良好的个人及环境卫生，均衡营养、适量运动、充足休息，避免过度劳累。提高健康素养，养成勤洗手、戴口罩、公筷制等卫生习惯和生活方式。保持室内通风良好，做好个人防护，出现呼吸道症状时应及时到发热门诊就医。近期有高风险地区旅居史或与 SARS – CoV – 2 感染者有接触史者，应主动进行 SARS – CoV – 2 核酸检测。

目标检测

答案解析

一、选择题

1. 甲型和戊型病毒性肝炎的主要传播途径是

    A. 经血液传播   B. 经体液传播   C. 密切生活接触传播

    D. 经食物和水源传播   E. 虫媒传播

2. 乙脑最主要的传染源是

  A. 患者　　　　　　　　B. 隐性感染者　　　　　　C. 猪

  D. 蚊蝇　　　　　　　　E. 羊

3. 对于肾综合征出血热的叙述，错误的是

  A. 血液浓缩及血小板减少

  B. 麻疹样皮疹，以四肢受压部位为多

  C. 可有五期经过

  D. 急性起病

  E. 早期表现为发热，面部充血，结膜水肿

4. 狂犬病最典型的临床表现是

  A. 呼吸困难　　　　　　B. 兴奋狂躁　　　　　　C. 畏光、惧声

  D. 恐水、怕风　　　　　E. 进行性瘫痪

5. HIV 不能通过下列哪种途径传播

  A. 性接触　　　　　　　B. 输血　　　　　　　　C. 母婴

  D. 握手　　　　　　　　E. 共用注射器注射

6. 关于水痘，下列选项正确的是

  A. 多发生于老年人　　　B. EB 病毒感染所致　　　C. 皮疹愈后会留下瘢痕

  D. 疫苗主动免疫尚不成熟　E. 皮疹呈向心性分布

7. 麻疹活疫苗的接种对象是

  A. 所有与麻疹患儿密切接触的人

  B. 所有未患过麻疹的儿童

  C. 新生儿

  D. 8 个月以上未患过麻疹的儿童

  E. 8 个月以下的婴儿

二、思考题

1. 简述肾综合征出血热发热期的治疗原则。

2. 被含有狂犬病毒的狗咬伤后如何处理？

（马林伟　周蔚　陈吉刚　张玉领　丁苏彭）

书网融合……

本章小结 微课1 微课2 微课3 微课4 题库

第三章 立克次体病

◎ 学习目标

1. 通过本章学习，重点把握立克次体病的流行病学基本特征；临床表现；检查方法；诊断标准和治疗原则。

2. 学会立克次体病的预防措施，具备传染病防治的基本技能。

≫ 情境导入

情境描述　周某，男，于12月有野外工作史，2周后出现以下症状：持续性高热，呼吸急促，食欲不振，剧烈头痛，伴耳鸣，心率130次/分钟，躯干多发孤立皮疹。初步结论：疑似流行性斑疹伤寒，迅速转至市传染病医院诊治。

讨论　1. 进一步确诊，还需要做哪些检查？

　　　2. 应该如何治疗？

第一节　流行性斑疹伤寒

PPT

流行性斑疹伤寒（epidemic typhus）又称虱传斑疹伤寒（louse-borne typhus），是由普氏立克次体感染引起，以人虱为媒介传播的急性传染病。起病急骤、持续高热、剧烈头痛、皮疹及中枢神经系统症状为其主要临床特征，自然病程2~3周。

一、病原学 ⓔ微课

普氏立克次体属立克次体属、斑疹伤寒群，呈多形性，大小为（0.3~1）μm×（0.3~0.4）μm。革兰染色阴性，胞内寄生。其胞壁的脂多糖有内毒素样作用。普氏立克次体耐冷不耐热，56℃ 30分钟或37℃ 5~7小时即可灭活，对紫外线及一般消毒剂均较敏感。但抗干燥，在干燥虱粪中可存活数月。

二、流行病学

（一）传染源

患者是唯一的传染源。自潜伏期末至热退后数日患者的血液中均有病原体存在，病程第1周传染性最强。

（二）传播途径

人虱是传播媒介，以体虱为主，头虱次之。当虱吸入患者血时，立克次体进入虱肠内增殖，随虱粪排出，或因虱体被压碎而散出的病原体可经搔痒的抓痕侵入人体致病，或随尘埃经呼吸道、口腔、眼结膜引起感染。

（三）人群易感性

人群普遍易感，病后可获较持久免疫力。少数患者因免疫力不足偶可再次感染或体内潜伏的立克次体再度繁殖引起复发。

（四）流行特征

本病呈全球性发病。多发生于冬、春季节，卫生条件不良易致流行。

三、发病机制与病理变化

发病机制主要为病原体所致的血管病变、毒素引起的毒血症及变态反应。该病的发生发展：①立克次体侵入人体后，先在小血管内皮细胞内繁殖，细胞破裂，立克次体释放入血形成立克次体血症，侵袭全身小血管内皮细胞；②病原体死亡，释放大量毒素可引起全身中毒症状；③病程第 2 周，随着机体抗感染免疫的产生出现变态反应，使血管病变进一步加重。

基本病变是小血管炎，典型病理变化是出现增生性、血栓性、坏死性血管炎及血管周围炎性细胞浸润所形成的斑疹伤寒结节。

四、临床表现 微课

潜伏期 5~23 天，平均 10~14 天。可分为以下临床类型。

（一）典型斑疹伤寒

此型最常见，常急性发病，临床表现为：

1. 发热 起病多急骤，体温于 1~2 日达 39~40℃，多呈稽留热型，可伴寒战。高热持续 2~3 周后，于 3~4 天降至正常。伴乏力、全身肌肉酸痛、面部及眼结膜高度充血等全身毒血症症状。

2. 皮疹 90%以上患者有皮疹，于病程第 4~5 日出现，为本病的重要特征。皮疹先见于胸、背部、上臂，数小时至 1 日内迅速遍及全身，但面部无皮疹，且下肢较少。皮疹不规则，直径 1~5mm 不等，多数孤立。早期常为鲜红色或充血性斑疹或丘疹，压之褪色，恢复期转为暗红色或出血性斑丘疹，压之不褪色，皮疹持续 1 周左右消退，退后留有棕褐色色素沉着。

3. 中枢神经系统症状 病程早期有剧烈头痛，伴头晕、耳鸣及听力减退，随着病情加重可出现烦躁不安、谵妄、嗜睡。少数患者有四肢僵硬、颈项强直、脑膜刺激征等。

4. 肝、脾肿大 约 90% 患者出现脾肿大，少数患者肝肿大。

5. 心血管系统 心率增快与体温升高成正比。发生中毒性心肌炎时，可有心音低钝、心律不齐、奔马律等表现。严重者可休克。

6. 其他 呼吸系统有咳嗽、呼吸急促等症状，少数患者可有支气管炎或支气管肺炎。消化系统有恶心、呕吐、便秘或腹泻等症状。泌尿系统有肾脏间质性炎性病变，严重者可发生肾衰竭。

（二）轻型斑疹伤寒

临床表现为：①全身中毒症状轻，但全身酸痛、头痛仍较明显；②热程短，平均 8~9 日，体温一般 39℃ 左右，可呈弛张热；③皮疹少，1~2 天即消退；④神经系统症状较轻；⑤肝、脾肿大少见。

（三）复发型斑疹伤寒

又称 Brill – Zinsser 病，是指患者初次感染后，立克次体长期隐伏于体内未被消灭，当机体免疫力降低时引起复发，多呈轻型表现，我国极少见。其特点是：①病程短，7~10 日；②发热不规则，病情轻；③皮疹稀少或无皮疹；④外斐试验常为阴性或低效价，但补体结合试验阳性且效价很高。

五、并发症

较常见的并发症有肺炎、心肌炎、中耳炎及腮腺炎等。

六、实验室检查

1. 血、尿常规　白细胞计数多正常，嗜酸性粒细胞减少或消失，血小板减少。尿蛋白常阳性。

2. 血清学检查

（1）外斐反应　血清OX_{19}菌株凝集效价 >1：160，且随病程增长，其血清凝集效价呈4倍或4倍以上升高，为斑疹伤寒现症感染抗体检测阳性。此试验特异性较差，不可用作与地方性斑疹伤寒鉴别。

（2）立克次体凝集试验　凝集效价 >1：40 即为阳性。病程第5日阳性率达85%，2～3周可达100%。此试验与地方性斑疹伤寒有一定交叉反应，但因后者效价较低，故仍可用作鉴别。

（3）补体结合试验　在病程第1周内补体结合抗体效价即可≥1：32，有诊断意义。第1周阳性率为50%～70%，第2周可达90%以上。此试验与地方性斑疹伤寒无交叉反应，可用作鉴别。

（4）间接血凝试验　此试验灵敏度高，特异性强，与其他群立克次体无交叉反应，便于流行病学调查及早期诊断。

（5）间接免疫荧光试验　普氏立克次体血清抗体效价 IgM≥1：40 或 IgG≥1：160，或两次血清标本的抗体效价提高4倍或4倍以上，为斑疹伤寒现症感染抗体检测阳性。

3. 核酸检测　采用PCR方法从患者血液标本扩增出普氏立克次体DNA片段为普氏立克次体核酸检测阳性。

4. 病原体分离　有条件的实验室可采集患者血液标本直接接种豚鼠，分离普氏立克次体。

七、诊断与鉴别诊断

1. 诊断标准　①流行病学资料：当地有斑疹伤寒流行或30天内去过流行区，多发生于冬、春季节，卫生条件差，患者身上或衣服上常有体虱存在；②临床表现：出现发热、皮疹、中枢神经系统症状；③实验室检查：外斐反应血清OX_{19}菌株凝集效价 >1：160 或效价逐渐升高即可诊断。

2. 鉴别诊断　①地方性斑疹伤寒：临床表现酷似轻型流行性斑疹伤寒，立克次体凝集试验和补体结合试验可鉴别二者；②恙虫病：恙螨叮咬处有结痂和淋巴结肿大，变形杆菌OX_K凝集试验阳性；③Q热：无皮疹，贝纳立克次体血清学试验阳性；④伤寒：临床表现较流行性斑疹伤寒轻、出现晚，伤寒杆菌凝集反应阳性；⑤回归热：皮疹少见，中性粒细胞增多，发热时患者血液涂片可见回归热螺旋体；⑥钩端螺旋体病：无皮疹，腓肠肌压痛明显，钩端螺旋体补体结合试验或凝溶试验阳性；⑦肾综合征出血热：以发热、出血、肾损害为主要表现，血清学检测特异性IgM抗体可明确诊断。

八、治疗

（一）一般治疗

卧床休息，补充营养，维持水、电解质平衡，同时注意防治并发症。

（二）病原治疗

可用多西环素，成人每日0.2～0.3g，顿服或分2次服用。联合甲氧苄啶，成人每日0.2～0.4g，分2次服用，可提高疗效。成人患者亦可选择喹诺酮类药物进行治疗。抗生素治疗需持续至热退后2～3天。

（三）对症治疗

1. 降温治疗时，选用物理降温，慎用退热剂，以防大汗虚脱。

2. 剧烈头痛等神经系统症状明显时，可用止痛镇静剂。

3. 严重毒血症患者需补液治疗。

九、预后

预后与病情轻重、年龄、治疗早晚、有无并发症等有关。早期诊断及有效的治疗预后良好。老年人、孕妇及合并严重并发症者预后不良。

十、预防

改善环境和个人卫生、灭虱是预防本病的关键措施。

（一）管理传染源

早期隔离患者，灭虱治疗。对密切接触者，医学观察 21 天。

（二）切断传播途径

对患者及全部接触者进行灭虱，7～10 日重复一次。

（三）保护易感人群

疫苗有一定效果，但不能代替灭虱。疫苗仅适用于某些特殊情况，如准备进入疫区者、部队、研究人员等。常用灭活鼠肺疫苗皮下注射。第 1 年注射 3 次，以后每年加强 1 次，6 次以上可获较持久的免疫力。

 素质提升

爱国卫生运动

爱国卫生运动一直是我国传染病防控的一个传统法宝。爱国卫生运动的关键在于：贯彻预防为主方针；走爱国卫生运动与群众相结合道路；执行面向基层，深入社区的方法；按照科学原则，实事求是精神办事。预防疾病，保障健康，既要讲究个人卫生，又要讲究公共卫生，提高个体免疫力，同时要提高群体免疫力，形成人群免疫屏障。"以卫生为光荣，以不卫生为耻辱"。爱国卫生运动，是先进医学科学思想的体现，是我国卫生工作的伟大创举，反映了中国卫生工作的鲜明特色。卫生一直都与健康密切相关。爱国卫生运动具有发展精神文明和物质文明，移风易俗，改造社会的深远意义，将仍是新时期促进全民健康、决胜全面小康的重要抓手。

PPT

第二节　地方性斑疹伤寒

地方性斑疹伤寒（endemic typhus）亦称鼠型斑疹伤寒（murine typhus），是由莫氏立克次体感染引起，以鼠蚤为媒介传播的急性传染病。其临床特征与流行性斑疹伤寒相似，但症状较轻，病程较短，病死率低。

一、病原学

莫氏立克次体的形态、大小、染色特点、生化反应、培养条件及抵抗力均与普氏立克次体相似，可经动物实验区分两者：①莫氏立克次体接种雄性豚鼠腹腔后，豚鼠阴囊高度水肿，称为豚鼠阴囊现象。普氏立克次体仅致轻度阴囊反应。②莫氏立克次体可致大白鼠发热或致死。普氏立克次体仅致大白鼠隐性感染。③莫氏立克次体接种小白鼠腹腔后可引起致死性腹膜炎及败血症。

莫氏立克次体与普氏立克次体均能与变形杆菌 OX_{19} 发生凝集反应，可用凝集试验和补体结合试验区分两者。

二、流行病学

（一）传染源

家鼠为主要传染源。鼠蚤离开死亡的鼠体叮咬人而使人感染。此外，患者及牛、羊、猪、马、骡等有可能作为传染源。

（二）传播途径

主要经鼠蚤叮咬传播。当鼠蚤吸入患病鼠血时，立克次体进入蚤肠繁殖，随蚤粪排出的病原体可经搔痒的抓痕侵入人体致病，或随尘土经呼吸道、眼结膜而致感染。人食入被鼠尿、粪污染的食物亦可被感染。

（三）人群易感性

人群普遍易感。病后可获持久免疫力，并与流行性斑疹伤寒有交叉免疫力。

（四）流行特征

本病散布全球，温带及热带较多，我国华北、西南、西北诸省夏、秋季节有散发病例。

三、发病机制与病理变化

同流行性斑疹伤寒，但程度较轻。

四、临床表现

潜伏期 1~2 周，临床表现与流行性斑疹伤寒相似，但病情轻、病程短。

1. 发热　起病多急骤，体温多在 39℃ 左右，为稽留热或弛张热型，持续 9~14 天。伴头痛、全身酸痛、结膜充血等。

2. 皮疹　50%~80% 患者有皮疹。出疹时间及部位均与流行性斑疹伤寒相似，皮疹多为充血性，数量较少。

3. 中枢神经系统症状　较轻，多有头痛、头晕、失眠等轻度神经系统症状，而谵妄、嗜睡、颈项强直及脑膜刺激征等少见。

4. 其他　消化系统有食欲减退、恶心、呕吐、便秘或腹泻等症状。循环系统受累较少。约 50% 患者脾脏轻度肿大，部分患者发生支气管炎。

五、实验室检查

1. 血常规　白细胞计数多正常。少数出现血小板减少。

2. 生化检查　约 90% 患者 ALT、AST、ALP 和 LDH 轻度升高。

3. 血清学检查　外斐反应呈阳性，但需依赖补体结合试验及立克次体凝集试验与流行性斑疹伤寒鉴别。间接免疫荧光试验的莫氏立克次体血清抗体效价 IgM≥1∶40 或 IgG≥1∶160，或两次血清标本的抗体效价提高 4 倍或 4 倍以上，为斑疹伤寒现症感染抗体检测阳性。

4. 核酸检测　采用 PCR 从患者血液标本扩增出莫氏立克次体 DNA 片段为莫氏立克次体核酸检测阳性。

5. 病原体分离　有条件的实验室可采集患者血液标本，直接接种豚鼠分离莫氏立克次体。

六、诊断与鉴别诊断

1. 诊断标准　①流行病学资料：居住地区有本病发生，有鼠蚤叮咬史；②临床表现：与流行性斑疹伤寒相似，但症状较轻；③实验室检查：外斐反应有筛选价值，进一步诊断依赖于补体结合试验、立克次体凝集试验或间接免疫荧光试验。

2. 鉴别诊断　本病应与流行性斑疹伤寒鉴别。

七、治疗

同流行性斑疹伤寒。

八、预后

预后良好，病死率低。

九、预防

（一）管理传染源

早期隔离患者，灭蚤治疗。对密切接触者，医学观察 21 天。

（二）切断传播途径

对患者及全部接触者的生活环境灭鼠、灭蚤。

（三）保护易感人群

本病多散发，故一般不做预防性接种，但对相关实验室或灭鼠工作人员可用灭活鼠肺疫苗或减毒活疫苗接种。

目标检测

答案解析

一、选择题

1. 流行性斑疹伤寒何时传染性最强
   A. 潜伏期末　　　　　　　　B. 病程第一周　　　　　　　　C. 病程第二周
   D. 病程第三周　　　　　　　E. 病程第四周

2. 以下哪项不是流行性斑疹伤寒的临床分型
   A. 典型斑疹伤寒　　　　　　B. 轻型斑疹伤寒　　　　　　　C. 复发型斑疹伤寒
   D. 地方型斑疹伤寒　　　　　E. Brill – Zinsser 病

3. 诊断流行性斑疹伤寒的外斐试验中所用的变形杆菌为
   A. OX_{19}　　　　　　　　B. OX_{17}　　　　　　　　C. OX_1
   D. OX_2　　　　　　　　　E. OX_K

4. 地方性斑疹伤寒的主要传染源为
   A. 患者　　　　　　　　　　B. 人虱　　　　　　　　　　C. 鼠蚤
   D. 家鼠　　　　　　　　　　E. 马

5. 相较于流行性斑疹伤寒，地方性斑疹伤寒的临床表现为

    A. 皮疹较少   B. 病情较重   C. 中枢神经系统症状明显

    D. 病程较长   E. 预后差，病死率高

二、思考题

1. 试述流行性斑疹伤寒的诊断依据。

2. 试述斑疹伤寒的发病机制。

（丁苏彭　徐慧　王瑞）

书网融合……

    本章小结   微课1   微课2   题库

第四章　细菌性传染病

◉ 学习目标

1. 通过本章学习，重点把握伤寒、细菌性痢疾、流行性脑脊髓膜炎、霍乱等常见细菌性传染病的临床表现、诊断和治疗；熟悉伤寒、细菌性痢疾、流行性脑脊髓膜炎、霍乱等常见细菌性传染病的病原学、流行特点及预防措施。了解常见细菌性传染病的发病机制和病理变化。

2. 学会常见细菌性传染病的诊断和处理原则，具备常见细菌性传染病诊断、治疗及预防宣教的能力和与患者良好沟通的能力，能做好自身防护及常见细菌性传染病的疫情报告、隔离消毒工作。

≫ 情境导入

情境描述　患者，男，31岁，某饭店厨师，因"高热，食欲缺乏，腹部不适一周"于前日就诊。入院前7天无明显诱因开始发热，午后发热高达41℃，伴腹痛，腹胀，便秘，无恶心、呕吐，不思饮食，全身乏力，曾按上呼吸道感染治疗（用药不详），未见明显好转。患者自发病以来，进食较少，睡眠稍差，体重略有下降。

既往体健，无慢性腹痛、腹泻病史，无食物、药物过敏史，无疫区接触史。

查体：T 40.5℃，P 88次/分，R 28次/分，神清，表情淡漠，消瘦，重听；舌尖红，舌苔黄厚；右胸前皮肤有数个淡红色皮疹，压之褪色。心肺未见异常，肝肋下 1.5cm，剑突下 2cm，质软有轻度触痛，脾肋下 2cm。

实验室检查：血常规：WBC 3.0×10^9/L，NC 0.56，LC 0.38，EC 直计"0"。肝功能：ALT 160U/L，AST 80U/L。

讨论　1. 患者目前最可能的初步诊断是什么？有何依据？

　　　2. 应该和哪些疾病相鉴别？

　　　3. 为明确诊断，应进一步做什么检查？

第一节　伤寒与副伤寒

PPT

伤寒与副伤寒属于我国法定报告的乙类传染病，目前仍然是全球重要的公共卫生问题，尤其在南非、中南亚及东南亚的卫生条件及食物和饮用水安全不佳的地区时有暴发或流行。我国自1990年以来，伤寒和副伤寒发病率有所下降，低于非洲、南亚和东南亚地区，但每年仍有数起暴发疫情报告，尤其是甲型副伤寒在一些省份迅速流行，并在全国流行地区逐渐扩大，甚至超过伤寒成为优势菌感染。仍需积极预防和控制。

一、伤寒

伤寒（typhoid fever）是由伤寒杆菌感染所致的急性肠道传染病。病理改变主要为全身单核-吞噬细胞系统的增生性反应，尤以回肠下段淋巴组织病变最明显。临床特征为持续发热、消化道症状、神经系统特殊中毒症状、相对缓脉、玫瑰疹、肝、脾大、白细胞减少等。有时可出现肠出血、肠穿孔等严重并发症。

（一）病原学

伤寒杆菌属沙门菌属 D 群，革兰染色阴性，呈短杆状，大小在（2~3）μm×（0.6~1）μm 之间，菌体周身满布鞭毛，运动活泼，不形成芽孢，无荚膜。该菌只感染人类，自然条件下不感染动物，不产生外毒素，其菌体裂解释放的内毒素在发病机制中起主要作用。伤寒沙门菌为需氧及兼性厌氧菌，在普通培养基上即可生长，但在含有胆汁的培养基中生长更佳。

伤寒杆菌的脂多糖、菌体抗原（O 抗原）、鞭毛抗原（H 抗原）和多糖毒力抗原（Vi 抗原）均可刺激机体产生相应的抗体。其中 O 抗原及 H 抗原的抗原性较强，可刺激机体产生特异性 IgM 及 IgG 抗体。用血清凝集试验（肥达试验）检测血清标本中的"O"及"H"抗体，有助于伤寒的临床诊断；Vi 抗原的抗原性较弱，所产生的 Vi 抗体的效价低，对本病的诊断意义不大，但 90% 带菌者的 Vi 抗体阳性，故可用于发现带菌者。

伤寒杆菌在自然环境中的生存能力较强，在地面、水中可存活 2~3 周，在粪便中可存活 1~2 个月，在牛奶、肉类及蛋中可存活数月，故可引起水源性和食源性暴发流行；耐低温，在冰冻环境中可持续存活数月；对阳光、热、干燥及消毒剂敏感，阳光直射数小时死亡，加热至 60℃ 15 分钟或煮沸后立即死亡，饮用水氯化消毒后余氯达 0.2~0.4mg/L 时迅速死亡。

（二）流行病学

1. 传染源　患者和带菌者是本病的传染源。患者在潜伏期即可从粪便排菌，称为潜伏期带菌者。起病后第 2~4 周内排菌量最大，每克粪便中含菌量可达数十亿个，传染性最强。进入恢复期排菌减少，恢复期仍然排菌但在 3 个月内停止者，称为暂时带菌者。若恢复期持续排菌达 3 个月以上，称为慢性带菌者，原先有胆石症或慢性胆囊炎等胆道系统疾病的女性或老年患者容易变为慢性带菌者，少数患者可终身排出细菌，是我国近年来伤寒不断传播或流行的主要传染源，有重要的流行病学意义。

2. 传播途径　传染源经尿液及粪便排出的病菌直接或间接污染水、食物、日常生活用品或经苍蝇或蟑螂等媒介携带，最终经口进入人体而引起感染。水源污染是本病最重要的传播途径，也是引起本病暴发流行的主要原因；食物污染也可酿成流行。日常生活接触传播是伤寒散发流行的传播途径。

3. 人群易感性　未患过伤寒及未接种过伤寒菌苗的个体，均为易感者。伤寒发病后可以获得较持久的免疫力，再次发病少见。但伤寒与副伤寒之间并无交叉免疫。

4. 流行特征

（1）地区分布　伤寒广布世界各地，据估计全球伤寒每年发病数近 2200 万，约有 20 万人致死。在亚洲和非洲饮水、食物卫生条件差的地区发病率高，在发达国家，伤寒的发病率维持在低水平。随着经济发展与社会卫生状况改善，我国伤寒发病率总体呈下降趋势，但时有暴发。根据我国 2009~2013 年及 2015 年全国伤寒与副伤寒流行特征分析，云南、广西、贵州、湖南、新疆、广东、浙江为高发省份。

（2）时间分布　伤寒全年均可发生，以夏、秋季多见。

（3）人群分布　发病人群主要为农民、散居儿童和学生，5 岁以下儿童发病率高，可能与缺乏卫生防护知识、生活方式和行为习惯有关。无明显性别差异。

（三）发病机制与病理变化

1. 发病机制　人体摄入伤寒杆菌后是否发病取决于细菌的数量、致病性和机体防御能力。当侵入的细菌量达 10^5 个以上，机体非特异性免疫力下降，如胃酸分泌减少、胃肠动力异常等，则可导致发病。

伤寒杆菌随污染的水、食物进入消化道后，未被胃酸消灭者进入小肠后，侵入肠黏膜，部分病菌被巨噬细胞吞噬并在其胞浆内繁殖；部分经淋巴管进入回肠集合淋巴结、孤立淋巴滤泡及肠系膜淋巴结中繁殖，然后由胸导管进入血流引起短暂的菌血症，此阶段相当于临床上的潜伏期。伤寒杆菌随血流进入肝、脾、胆囊、骨髓等组织器官内继续大量繁殖，再次进入血流，引起第二次菌血症，并释放强烈的内毒素，引起临床发病，相当于临床初期。在病程第 2～3 周，胆囊中的伤寒杆菌经胆管进入肠道，部分再度侵入肠壁淋巴组织，在已致敏的肠壁淋巴组织中产生严重炎症反应，引起肿胀、坏死、形成溃疡，相当于临床极期。若病变波及血管可引起肠出血，若溃疡深达肌层和浆膜层可导致肠穿孔。病程第 4～5 周，人体免疫力增强，伤寒杆菌从体内逐渐清除，组织修复而痊愈。少数患者痊愈后，因胆囊中长期存在细菌而成为慢性带菌者。

2. 病理变化　伤寒的主要病理特点是全身单核 - 吞噬细胞的增生性反应，以回肠末端集合淋巴结和孤立淋巴滤泡最为显著。该病变镜检的最显著特征是以巨噬细胞为主的细胞浸润，巨噬细胞吞噬淋巴细胞、红细胞、伤寒杆菌及坏死组织碎屑，又称"伤寒细胞"。伤寒细胞聚集成团则形成"伤寒小结"，具有病理诊断意义。肠道的病变范围与临床症状的严重程度不一定成正比。有的患者有严重中毒症状，但肠道病变可能不明显；有的患者病情较轻，却可突然发生肠出血或肠穿孔。除肠道病变外，肝、脾的病变也非常显著。胆囊呈轻度炎症病变，心脏、肾等脏器可有轻重不一的中毒性病变。

伤寒杆菌释放脂多糖内毒素可激活单核 - 吞噬细胞，使其释放白细胞介素 - 1（IL - 1）和肿瘤坏死因子等细胞因子，引起持续发热、表情淡漠、相对缓脉、便秘、休克和白细胞减少等表现。

（四）临床表现

潜伏期为 3～60 天，大多为 7～14 天。

1. 典型伤寒　自然病程 4～5 周，临床经过可分为 4 期。

（1）初期　为病程的第 1 周，大多起病缓慢，发热是最早出现的症状，体温呈阶梯形上升，于 3～7 天后逐步达到高峰，可达 39～40℃。发热时常伴有全身不适、头痛、乏力、四肢酸痛、咽痛、干咳、轻度腹泻或便秘等症状。右下腹可有轻压痛。部分患者此时可触及肿大的肝脏及脾脏。

（2）极期　为病程的第 2～3 周，出现伤寒特有的典型表现。

1）高热　热型以稽留热为主，少数呈弛张热或不规则热。如果未进行有效的抗菌治疗，热程可持续 10～14 天。

2）消化道症状　食欲不振、腹胀、多有便秘。少数患者出现腹泻，多为水样便，每天 2～3 次。约半数患者有右下腹或弥漫性腹部隐痛，由于肠道病变以回肠末端为主，右下腹可有深压痛。

3）神经系统特殊中毒症状　与伤寒杆菌内毒素的致热和毒性作用有关。患者表现为表情淡漠、无欲貌、呆滞、反应迟钝、耳鸣、重听或听力减退等，重者可有谵妄、昏迷、脑膜刺激征等中毒性脑病表现。

4）循环系统症状　成人患者常出现相对缓脉（脉搏的增快与体温升高的程度不成比例），部分尚可出现重脉。儿童病例或并发中毒性心肌炎时，相对缓脉不明显。

5）玫瑰疹　在病程第 7～13 日，约半数以上患者前胸、腹部、背部出现淡红色的小斑丘疹，称为玫瑰疹。直径 2～4mm，压之褪色，散在分布，量少，多在 10 个以下，一般在 2～4 日内变暗淡、消退，可分批出现。有时可变成压之不褪色的小出血点。

6）肝、脾肿大　约半数以上患者在起病第 1 周末起出现轻度脾脏肿大，质软，有压痛。部分患者亦可出现肝脏肿大，质软，可有压痛。如并发中毒性肝炎，患者可出现黄疸、肝功能明显异常（如 ALT、AST 上升等）。

（3）缓解期　为病程的第 4 周。体温开始波动下降，精神、食欲好转，腹胀减轻，肿大的肝、脾开始回缩。但由于本期小肠病理改变仍处于溃疡期，还有发生肠出血、肠穿孔等并发症的可能。

（4）恢复期　为病程的第 5 周。体温恢复正常，症状、体征消失。但体质虚弱者，完全恢复一般需 1 个月左右。

由于多数患者能得到及时的诊断和有效的抗菌治疗，目前具备典型伤寒表现的患者较少见。

2. 其他类型　根据不同的发病年龄、机体免疫状态、是否存在基础疾病、所感染伤寒杆菌的数量和毒力以及使用有效抗菌药物的早晚等因素，除典型伤寒外，还有以下临床类型：

（1）轻型　全身毒血症状轻，体温多在 38℃ 左右，病程短，1~2 周即可痊愈。多见于儿童患者、发病早期接受有效抗菌药物治疗者及已接受过伤寒菌苗注射者。近年来轻型病例较以前明显增多，由于临床症状不典型，容易漏诊或误诊，应加以重视。

（2）暴发型　起病急，全身毒血症状严重，患者可出现畏寒、高热或体温不升，常并发中毒性脑病、中毒性肝炎、中毒性心肌炎、肠麻痹、休克、DIC 与出血倾向等。病情凶险，进展迅速，如未能及时抢救，常在 1~2 周内死亡。但若能及时确诊并进行有效的治疗，仍有治愈的可能。

（3）迁延型　常见于原先有慢性乙型肝炎、胆道结石或慢性血吸虫病等基础疾病的患者。起病初期与典型伤寒相似，但由于机体免疫功能低下，可持续发热达 5 周以上至数月之久，呈弛张热或间歇热，肝、脾肿大明显。

（4）逍遥型　起病时毒血症状较轻微，患者可照常生活和工作。部分患者可因突发肠出血或肠穿孔而就医，才被诊断。

（5）顿挫型　起病较急，开始症状典型，但病程极短，于 1 周左右发热等症状迅速消退而痊愈。

（6）小儿伤寒　年龄越小临床表现越不典型。起病较急，发热以不规则热型多见，腹痛、腹泻、呕吐等胃肠道症状明显，便秘少见，肝、脾肿大明显，多数患者无相对缓脉，玫瑰疹少见。易并发支气管肺炎，肠出血和肠穿孔等并发症少见。外周血白细胞计数常不减少。

（7）老年伤寒　症状多不典型，可出现记忆力减退、持续胃肠功能紊乱，发热通常不高，但持续不退，多汗时易出现虚脱。病程迁延，恢复缓慢，易并发支气管肺炎和心功能不全，病死率较高。

3. 再燃与复发

（1）再燃　部分伤寒患者进入缓解期，体温波动下降，但尚未达到正常时，体温又再次升高，持续 5~7 天后才恢复正常，血培养可为阳性，称为再燃。可能与伤寒杆菌菌血症尚未被完全控制有关。有效和足量的抗菌药物治疗可减少或杜绝再燃。

（2）复发　部分伤寒患者进入恢复期，症状消失、体温正常后 1~3 周，发热、食欲减退等临床症状再次出现，血培养再度阳性，称为复发。与病灶内细菌未完全消除，机体免疫力降低时，潜伏的病菌大量繁殖，再度入血有关。复发时症状与初次发作相似，但病情较轻，病程较短（1~3 周），并发症少，采用原方案治疗仍可奏效。少数患者可有 2 次以上的复发。

（五）并发症

1. 肠出血　是常见的严重并发症，多见于病程的第 2~3 周，发生率为 2%~15%，成人比小儿多见。腹泻、饮食粗糙、进食过饱、用力排便等常为其诱因。出血量从大便潜血阳性至大量血便。少量出血可无症状或仅有轻度头晕、脉快等表现；大量出血时，体温骤降，脉搏细数，呼吸急促，并有头晕、恶心、烦躁、面色苍白、皮肤湿冷、血压下降等休克表现。

2. 肠穿孔　为最严重的并发症，多见于病程的第 2~3 周，发生率为 1%~4%，成人比小儿多见，好发于回肠末段，肠穿孔的诱因与肠出血基本相同。穿孔前常有腹胀、腹泻或肠出血等先兆，穿孔时患者突感右下腹剧痛，伴有恶心、呕吐、出冷汗、脉搏细数、呼吸急促、体温与血压下降等表现；经 1~2 小时后，腹痛和其他症状暂时缓解，稍后体温迅速上升，腹痛加剧；出现腹胀、腹壁紧张，全腹压痛和反跳痛，肠鸣音减弱或消失，肝浊音界缩小或消失等腹膜炎体征；X 线检查膈下有游离气体，白细胞计数升高。

3. 中毒性肝炎 是较常见的并发症，常发生于病程第 1~3 周，发生率为 10%~50%。表现为肝大、肝区压痛、肝功能异常，发生肝功能衰竭少见。

4. 中毒性心肌炎 常发生于病程第 2~3 周，患者常有严重的毒血症状，出现脉搏增快、血压下降、第一心音低钝、心律失常。乳酸脱氢酶、肌酸激酶等心肌酶谱异常。心电图检查出现 P-R 间期延长、ST 段下降或平坦、T 波改变等异常。

5. 其他并发症 还可并发支气管肺炎、溶血性尿毒综合征、急性胆囊炎、骨髓炎、脑膜炎和血栓性静脉炎等。

（六）实验室检查

1. 常规检查

（1）血常规 白细胞总数正常或减少，一般在（3~5）×10⁹/L 之间，中性粒细胞减少，嗜酸性粒细胞明显减少或消失。嗜酸性粒细胞计数随病情好转而恢复正常，复发者再度减少或消失，其消长情况可作为判断病情与疗效的指征之一。若血小板计数突然下降，应警惕溶血性尿毒综合征或弥散性血管内凝血等严重并发症发生的可能。

（2）尿常规 病程第 2 周开始可有轻度蛋白尿，偶见少量管型。

（3）粪便常规 腹泻患者粪便可见少量白细胞，并发肠出血时可有大便潜血试验阳性或肉眼血便。

2. 细菌培养

（1）血培养 是本病最常用的确诊方法。发病第 1~2 周（体温上升阶段）血培养阳性率最高，可达 80% 以上，以后阳性率逐渐下降，第 4 周时常呈阴性，再燃和复发时可再度阳性。

（2）骨髓培养 由于骨髓中单核-吞噬细胞多，吞噬的伤寒杆菌较多，伤寒杆菌存在的时间也较长，故骨髓培养阳性率高于血培养，全病程均可获较高的阳性率（85%~95%），且较少受抗菌药物的影响，对已用抗菌药物治疗、血培养阴性的疑似患者尤为适用。

（3）粪便培养 病程第 2 周起阳性率逐渐增加，第 3~4 周时阳性率最高，可达 75%，对早期诊断价值不高，但可用于判断带菌情况。

（4）尿培养 早期多为阴性，病程第 3~4 周的阳性率约为 25%（注意标本不被粪便污染）。

（5）其他 玫瑰疹刮取液与胆汁培养可在必要时进行，不作为常规检查。

3. 血清学检查

肥达试验（伤寒血清凝集反应） 用已知伤寒杆菌的"O""H"抗原及副伤寒杆菌甲、乙、丙的"H"抗原，通过血清凝集试验，测定患者血清中相应抗体的凝集效价，有助于伤寒与副伤寒的诊断。多数患者在病程第 2 周出现阳性，4~6 周达高峰。病愈后阳性反应可持续数月。评价结果时，应注意以下几点：

1）伤寒流行区的正常人群中，部分个体有低效价的凝集抗体存在，故"O"抗体效价≥1∶80，且"H"抗体≥1∶160；或"O"抗体效价呈 4 倍以上递增才有辅助诊断价值。

2）"O"抗体出现早，消失快。"O"抗原为伤寒杆菌、副伤寒甲、乙杆菌的共同抗原，单纯的"O"抗体升高可能为沙门菌感染早期，不能区分伤寒或副伤寒。

3）伤寒和副伤寒甲、乙、丙的"H"抗原不同，产生不同的抗体。"H"抗体出现迟，维持时间长。在没有接种过伤寒、副伤寒菌苗或未患过伤寒、副伤寒的情况下，当某一种"H"抗体超过阳性效价时，提示有伤寒或副伤寒中某一种感染的可能。

4）伤寒、副伤寒菌苗预防接种之后，"O"抗体仅有轻度升高，持续 3~6 个月后消失，而"H"抗体明显升高可持续数年，并且可因其他疾病出现回忆反应而升高，"O"抗体则不受影响，故单纯出现"H"抗体升高,对伤寒的诊断价值不高。

5)有些伤寒、副伤寒患者因为免疫力低下(如婴幼儿、老年患者)或早期应用抗菌药物治疗,"O"抗体和"H"抗体可不升高,所以肥达试验阴性不能排除本病。反之,血吸虫病、败血症、结核病等疾病患者在发热病程中可出现肥达试验阳性,不能因此而误诊为伤寒。

(七)诊断与鉴别诊断

1. 诊断

(1)流行病学资料 当地的伤寒疫情,既往是否有伤寒菌苗预防接种史,是否有过伤寒病史,最近是否与伤寒患者有接触史,夏、秋季发病,不洁的饮水或食物史等流行病学资料均有重要的诊断参考价值。

(2)临床表现 典型病例可有三症状:持续发热一周以上、消化道症状、特殊神经系统中毒症状;三体征:相对缓脉、玫瑰疹和肝、脾肿大。如并发肠出血或肠穿孔对诊断更有帮助。

(3)辅助检查 外周血白细胞减少、嗜酸性粒细胞明显减少或消失;肥达试验阳性有辅助诊断价值;血或骨髓培养伤寒杆菌阳性有确诊意义。

2. 鉴别诊断

(1)病毒性上呼吸道感染 患者有高热、头痛、白细胞减少等表现,与伤寒相似。但病毒性上呼吸道感染常起病急,咽痛、鼻塞、咳嗽等呼吸道症状明显,而无表情淡漠、玫瑰疹、肝、脾肿大,且病程一般不超过1~2周。

(2)细菌性痢疾 患者有发热、腹痛、腹泻等表现,与伤寒相似。但细菌性痢疾患者腹痛以左下腹为主,伴里急后重、排黏液脓血便、血白细胞总数及中性粒细胞明显升高、粪便培养志贺菌属阳性。

(3)斑疹伤寒 流行性斑疹伤寒多见于冬、春季,地方性斑疹伤寒多见于夏、秋季。一般起病较急,脉搏较速,多有明显头痛。第5~6病日出现皮疹,数量多且可有出血性皮疹。外斐反应阳性。治疗后退热比伤寒快。

(4)败血症 患者常有高热、肝、脾肿大、白细胞计数不增高等表现,可与伤寒混淆。败血症多有原发病灶,热型多为弛张热或不规则热,伴寒战,无相对缓脉。白细胞总数虽可减少,但中性粒细胞升高,血培养可分离出致病菌。

(5)血行播散型肺结核 患者有长期发热、白细胞减少表现,与伤寒相似。但患者多有结核病史或与结核病患者密切接触史。发热不规则,常伴盗汗、脉搏增快、呼吸急促等。发病2周后X线胸片检查可见双肺有弥漫的细小粟粒状病灶。

(6)疟疾 患者发热、肝、脾肿大、白细胞减少,与伤寒相似。但疟疾患者临床表现特点为周期性发作的寒战、高热,大汗后缓解,间歇期无不适。外周血或骨髓涂片可找到疟原虫。

(八)治疗

1. 一般治疗

(1)消毒和隔离 患者入院以后按照消化道传染病隔离,排泄物应彻底消毒。临床症状消失后,每隔5~7天送粪便进行伤寒杆菌培养,连续2次阴性才可解除隔离。

(2)休息 发热期应卧床休息,退热后2~3天可在床上稍坐,退热后1周才由轻度活动逐步过渡到正常活动量。

(3)护理 观察体温、脉搏、血压和大便性状等变化。注意口腔和皮肤清洁,定期更换体位,预防压力性损伤和肺部感染。

(4)饮食 发热期间宜用流质或细软、无渣半流质饮食,少量多餐。退热及食欲好转后,可逐渐进食稀饭、软饭,忌吃坚硬、多渣食物和暴饮暴食,以免诱发肠出血和肠穿孔,一般退热后2周才恢复正常饮食。饮食的质量应包括足量的碳水化合物、蛋白质和各种维生素，以补充发热期的消耗，促进恢复。

2. 对症治疗

（1）降温措施　高热时可行物理降温，使用冰袋冷敷和（或）25%~30%乙醇擦浴。不宜用大量发汗退热药，以免出现体温骤降、大汗、低血压休克等。

（2）便秘　可使用生理盐水300~500ml低压灌肠。无效时可改用50%甘油60ml或液体石蜡100ml灌肠。禁用高压灌肠和泻剂。

（3）腹胀　饮食应减少牛奶、豆浆等易产气的食物。腹部使用松节油涂擦，或者肛管排气。禁用新斯的明等促进肠蠕动的药物。

（4）腹泻　应选择低糖、低脂肪的食物。酌情给予小檗碱（黄连素）0.3g，口服，每天3次。

（5）肾上腺皮质激素　仅适用于出现谵妄、昏迷或休克等严重毒血症状的高危患者，应在有效、足量的抗菌药物配合下使用，可降低死亡率。可选择地塞米松2~4mg或者氢化可的松50~100mg，静脉滴注，每天1次，疗程3天。但使用肾上腺皮质激素应慎重，以免诱发肠出血、肠穿孔。

3. 病原治疗　近年来，在抗生素的选择压力下，国内多地监测数据显示，沙门菌耐药现象日趋严重，不同年份、不同省份沙门菌对不同抗生素的耐药性有所不同。成都市对2012~2017年腹泻儿童收集的72株伤寒和副伤寒沙门菌的药敏试验结果为：菌株对氨苄西林、复方磺胺甲噁唑、环丙沙星、头孢噻肟的耐药率分别为84.7%、29.2%、8.3%、2.8%。湖南省对2011~2020年收集到的67株伤寒、副伤寒菌株进行的药敏试验结果为：对头孢他啶、头孢吡肟、氨苄西林/舒巴坦敏感率分别为100%、98.5%、97.0%；对环丙沙星和左旋氧氟沙星的敏感率分别为43.3%、40.3%。对头孢唑林、头孢替坦、阿米卡星、庆大霉素和妥布霉素的敏感性较低（<10%）。北京对2008~2018年收集到的65株伤寒、副伤寒沙门菌的药敏试验结果为：伤寒沙门菌对磺胺异噁唑的耐药率为12.5%，而对头孢类抗生素、阿莫西林-克拉维酸、强力霉素、阿奇霉素等均100%敏感。甲型副伤寒沙门菌对环丙沙星的耐药率为57.1%，对氯霉素和磺胺异噁唑的耐药率均为14.3%，对大多数抗生素均敏感。乙型和丙型副伤寒沙门菌对磺胺异噁唑的耐药率分别为20.0%和35.7%，对其他抗生素的耐药率均不高于10%。综上，在没有药物敏感性试验结果之前，伤寒经验治疗的首选药物仍推荐使用第三代喹诺酮类药物，儿童和孕妇伤寒患者应首先使用第三代头孢菌素。治疗开始后，必须密切观察疗效，尽快取得药物敏感性试验的结果，以便决定是否需要调整治疗方案。

（1）第三代喹诺酮类药物　为治疗伤寒的首选药物。常用药物有：左旋氧氟沙星0.2~0.4g，每天2次，疗程14天；环丙沙星每次0.5g口服或每次0.2g静脉滴注，每天2次，疗程14天。此外，氧氟沙星、培氟沙星、洛美沙星等第三代喹诺酮类药物均有满意疗效。因此类药物影响儿童生长发育，儿童及孕妇慎用。

（2）第三代头孢菌素　抗菌活性强，不良反应少，可作为儿童及孕妇的首选药。常用药物：头孢噻肟钠、头孢他啶：成人2g，静脉滴注，每天2次；儿童50mg/kg，静脉滴注，每天2次，疗程14天。此外，还有头孢哌酮钠、头孢曲松钠等。

（3）其他药物：氯霉素、氨苄西林、复方磺胺甲噁唑仅用于敏感菌株的治疗。

4. 慢性带菌者的治疗　根据药敏试验选择治疗药物。一般可选择：

（1）氧氟沙星或环丙沙星　氧氟沙星，每次0.2g，每天2次；或环丙沙星，每次0.5g，每天2次，疗程4~6周。

（2）氨苄西林或阿莫西林　氨苄西林，4~6g，静脉滴注，每天1次，使用前必须做皮肤过敏试验；或者阿莫西林，每次0.5g，每天4次；可联合丙磺舒，每次0.5g，每天4次，疗程4~6周。

（3）合并胆结石或胆囊炎的慢性带菌者，病原治疗无效时，需做胆囊切除术根治带菌状态。

5. 并发症治疗

（1）肠出血 ①暂时禁食。②绝对卧床休息，严密观察血压和粪便出血量。③若患者烦躁不安，应给予镇静剂如地西泮、苯巴比妥。④补充血容量，维持水、电解质平衡。⑤应用止血剂如维生素 K、酚磺乙胺、卡巴克洛等，必要时输血。⑥严密观察病情，内科治疗无效时应考虑手术。

（2）肠穿孔 ①禁食，用胃管进行胃肠减压，加大抗感染力度。②并发腹膜炎时应及时手术治疗，同时加用足量有效的抗菌药物。

（3）中毒性心肌炎 ①严格卧床休息，在足量有效的抗菌药物治疗下，应用肾上腺皮质激素。②改善心肌营养状态：使用三磷酸腺苷、维生素 B_1、高渗葡萄糖等。③如出现心力衰竭，应给予洋地黄和利尿剂维持至症状消失。

（4）其他 中毒性肝炎、肺炎、胆囊炎等采取相应的内科治疗措施进行治疗。

（九）预后

伤寒的病死率在不同地区差别甚大，发达国家在 1% 以下，而巴布亚新几内亚和印度尼西亚则高达 30% ~50% 。

与预后有关的因素包括：年龄、病情轻重、并发症有无、治疗恰当与否等。

（十）预防

1. 管理传染源

（1）患者 应及早隔离治疗，其排泄物及衣物等应彻底消毒。隔离期应自发病日起至临床症状完全消失、体温恢复正常后 15 日为止，有条件者应隔 5~7 天做粪便培养 1 次，如连续 2 次阴性，可解除隔离。

（2）带菌者 早期发现，严格登记，认真处理。对托儿所、食堂、饮食行业、自来水厂、牛奶厂等工作人员以及伤寒恢复期患者均应做定期检查，如发现带菌者，应调离工作岗位，并给予彻底治疗。

（3）接触者 对密切接触者医学观察 15 天，有发热的可疑患者应及早隔离治疗观察。

2. 切断传播途径 是预防本病的关键措施。应开展群众性爱国卫生运动，做好卫生宣传工作，搞好"三管一灭"（粪便管理、水源管理、饮食卫生管理和消灭苍蝇）。养成良好的卫生与饮食习惯，坚持饭前、便后洗手，不饮生水、不吃不洁、未熟食物等。

3. 保护易感人群 对易感人群进行伤寒、副伤寒甲、乙三联菌苗预防接种，一般皮下注射 3 次，间隔 7~10 天，免疫期为 1 年，每年加强注射 1 次。口服伤寒 Ty21a 减毒活菌苗亦可获得伤寒的免疫力。以上菌苗仅有部分免疫保护作用，对于已经进行免疫预防的个体，仍需注意个人卫生和饮食卫生。

💡 **素质提升**

传统中医药对瘟疫的防治

我国历史上对大规模的流行性传染病常以"瘟疫""温病"冠之，传统中医药从长期的瘟疫防治实践中，总结出了宝贵经验。东汉末年的张仲景撰成《伤寒杂病论》，为中医治疗伤寒等"瘟疫"奠定了基础。东晋时期的葛洪是预防医学的先驱和传播者，《肘后备急方》是最早记载一些传染病，比如天花、恙虫病等病症的症状和诊治的医书。明代名医吴又可著有《温疫论》，创造性地提出瘟疫病毒从口鼻入的科学观点，总结了瘟疫的传染方式和发病特征。清代名医叶天士编著《温热论》，创立了卫气营血、类证辨治温病的纲领。清代名医吴鞠通的《温病条辨》一书对于今天中医的战"疫"依然有重要的指导意义。

二、副伤寒

副伤寒（paratyphoid fever）是由副伤寒甲、乙、丙沙门菌所致的一组急性传染病。副伤寒与伤寒的症状类似，较难鉴别，需依靠细菌培养及肥达试验才能确诊。副伤寒的临床经过和处理措施与伤寒大致相同。以下为副伤寒与伤寒不同的临床特点：

（一）副伤寒甲、乙

副伤寒甲分布比较局限，副伤寒乙呈世界性分布。我国成人的副伤寒以副伤寒甲为主，儿童以副伤寒乙为主。副伤寒甲、乙的发病机制与病理变化大致与伤寒相同，肠道病变表浅，范围较广，可波及结肠。

副伤寒甲、乙的临床特点为：潜伏期较短（2~15天，一般8~10天），大多急骤起病，病初有呕吐、腹泻等，体温波动大，稽留热少见，热程短（2~3周），全身症状较轻，相对缓脉少，玫瑰疹出现较早、颜色深，数量较多可遍布全身。副伤寒甲复发率比较高，肠出血、肠穿孔等并发症较少，病死率较低。

（二）副伤寒丙

副伤寒丙的肠道病变较轻，肠壁可无溃疡形成，但体内其他脏器常有局限性化脓病变，可见于关节、软骨、胸膜、心包等处。副伤寒丙的临床表现复杂，可表现为以下三种类型：①伤寒型：症状与副伤寒甲、乙大致相似，但较易出现肝功能异常；②胃肠炎型：以胃肠炎症状为主，表现为发热、恶心、呕吐、腹痛、腹泻，病程短；③脓毒血症型：常见于体弱儿童和慢性消耗疾病患者。发病急、寒战、高热、热型不规则，热程1~3周不等。常有皮疹、肝、脾肿大、并可出现黄疸。半数以上患者可出现胸膜炎、脓胸、关节及骨的局限性脓肿、脑膜炎、心包炎、心内膜炎、肾盂肾炎等迁徙性化脓性并发症，此类并发症极顽固，治疗期长且困难。

副伤寒甲、乙、丙的治疗与伤寒相同，但副伤寒甲型沙门菌的耐药率高于伤寒沙门菌和其他两型，应注意根据药物敏感性试验选用合适的抗菌药物。副伤寒丙出现脓肿时，应进行外科手术排脓，同时加强抗菌治疗。

第二节　细菌性痢疾

PPT

细菌性痢疾（bacillary dysentery）简称菌痢，是由志贺菌（亦称痢疾杆菌）引起的常见肠道传染病，主要通过消化道传播，终年散发，夏、秋季易流行。菌痢的主要病理变化为乙状结肠、直肠的炎症与溃疡，主要临床表现为腹痛、腹泻、里急后重、排黏液脓血便，可伴有发热及全身毒血症状，严重者可出现感染性休克和（或）中毒性脑病。菌痢病后免疫力差，且志贺菌各群、各血清型无交叉免疫，易反复感染或复发。菌痢一般为急性，病程1~2周，少数病程迁延或反复发作呈慢性表现。

一、病原学

（一）形态及生物学特性

志贺菌属属于肠杆菌科，革兰染色阴性，有菌毛，无鞭毛、荚膜及芽孢。为兼性厌氧菌，在普通培养基上生长良好。

（二）抗原结构及分群

志贺菌属的抗原有菌体（O）抗原、表面（K）抗原和菌毛抗原。O抗原具有群和型的特异性，根据抗原结构和生化反应不同将志贺菌属分为 4 群，即 A 群痢疾志贺菌、B 群福氏志贺菌、C 群鲍氏志贺菌、D 群宋内志贺菌，又进一步分为 47 个血清型（其中 A 群 15 个、B 群 13 个、C 群 18 个、D 群 1 个）。

志贺菌的流行类型不断变迁，我国多数地区多年来一直是以 B 群福氏志贺菌为主要流行菌群，其次为 D 群宋内志贺菌，且有不断上升的趋势，再次是 C 群鲍氏志贺菌；近年来河南、云南等少数地区有 A 群痢疾志贺菌流行。北京 2004～2015 年菌痢病原学监测以福氏和宋内志贺菌为主，宋内志贺菌则更多。

（三）毒素

各群志贺菌均产生内毒素，是引起患者全身反应如发热、毒血症及休克的主要因素。A 群志贺菌的 1 型、2 型及 B 群福氏 2a 型还可产生外毒素——志贺毒素，具有肠毒性、细胞毒性及神经毒性作用，可引起相应的临床症状。

（四）抵抗力

志贺菌存在于患者与带菌者的粪便中，在粪便中数小时内死亡，但在污染物品及瓜果、蔬菜上可存活 10～20 天。抵抗力弱，日光照射 30 分钟，加热 60℃ 10 分钟或煮沸 2 分钟可被杀死，对酸和苯扎溴铵、过氧乙酸、含氯消毒剂、苯酚等化学消毒剂敏感。D 群宋内志贺菌抵抗力最强，其次为 B 群福氏志贺菌，A 群痢疾志贺菌抵抗力最弱。

二、流行病学

（一）传染源

为急、慢性菌痢患者及带菌者。其中非典型患者、慢性患者及带菌者由于症状不典型易于漏诊或误诊，更具流行病学意义。

（二）传播途径

经粪 - 口途径传播。志贺菌随传染源的粪便排出体外，污染食物、水、生活用品或手，经口感染。也可通过苍蝇、蟑螂等污染食物而传播。在流行季节摄入污染的食物或饮用水可引起暴发流行，生活接触传播是非流行季节散发病例的主要传播途径。

（三）人群易感性

人群普遍易感。病后可获得一定免疫力，但持续时间短，且不同菌群及血清型之间无交叉免疫，但有交叉抗药性，故易复发、重复感染。

（四）流行特征

1. 地区性菌痢 主要集中发生在发展中国家，尤其是医疗、卫生条件差的地区。全球每年志贺菌感染者估计为 1.67 亿，其中绝大部分在发展中国家，每年有 100 多万人死亡。2016 年数据显示，志贺菌感染是全世界腹泻死亡的第二大原因，是 5 岁以下儿童腹泻死亡的第三大原因。我国目前菌痢发病率高于发达国家，但总体发病率有逐年下降趋势。

2. 季节性菌痢 全年均可发病，夏、秋季节发病率高，与降雨量多、苍蝇密度高以及进食冷饮、生冷瓜果食品的机会多有关。

3. 人群分布 我国湖北、贵州、吉林、北京、西安等地近年菌痢流行特征分析均显示发病人群主要为散居儿童、学生和农民。各年龄均可发病，4 岁以下儿童发病率高，可能与缺乏卫生防护知识、生活方式和行为习惯有关。男性发病率高于女性，为（1.15～1.36）∶1。

三、发病机制与病理变化

（一）发病机制

志贺菌进入机体后是否发病，主要取决于三个要素：细菌数量、致病力和人体抵抗力。当人体抵抗力下降时，致病力强的志贺菌即使只有 10～100 个进入机体也可引起发病。

志贺菌进入消化道后，大部分被胃酸杀灭，少量进入下消化道的细菌也可因为正常菌群的拮抗作用、肠黏膜分泌型 IgA 的阻断作用而无法致病。当过度疲劳、营养不良、胃酸缺乏等因素导致机体抵抗力下降时，细菌侵入结肠黏膜上皮细胞和固有层繁殖并产生毒素，引起肠黏膜的炎症反应和固有层小血管循环障碍，造成肠黏膜炎症、坏死和溃疡，而发生腹痛、腹泻和脓血便。直肠括约肌受刺激出现里急后重。志贺菌在结肠繁殖过程中，很少侵入黏膜下层，一般也不侵入血流，故很少引起菌血症或败血症，但机体防御功能很差的儿童、老人及 HIV 感染者，可偶发败血症。

志贺菌产生的内毒素入血后可引起发热及毒血症，某些特异体质的个体对内毒素敏感产生强烈的过敏反应，血中儿茶酚胺、5－羟色胺等多种血管活性物质增加，可致全身小血管痉挛引起急性微循环障碍，导致感染性休克、DIC、脑水肿、脑疝及重要脏器功能衰竭，临床上表现为中毒型菌痢。

外毒素是志贺菌志贺毒素基因编码的蛋白，它能不可逆地抑制蛋白质合成，从而导致上皮细胞损伤，可引起出血性结肠炎和溶血性尿毒综合征。

（二）病理变化

菌痢的肠道病变以乙状结肠、直肠最显著，严重时可波及整段结肠及回肠末端。急性菌痢肠黏膜的基本病理变化为弥漫性纤维蛋白渗出性炎症。肠黏膜呈弥漫性充血、水肿，散在点状出血及黏膜坏死，表面常有大量的黏液脓性渗出物。渗出物中有大量的纤维素，与坏死组织、炎症细胞、红细胞及细菌一起形成灰色假膜。1 周左右，假膜开始脱落，形成大小不等、形状不一的"地图状"溃疡。由于病变通常仅局限于固有层，溃疡多较表浅，故很少引起大量肠出血和肠穿孔。肠道严重感染可引起肠系膜淋巴结肿大，肝、肾等实质性脏器损伤。

中毒型菌痢的肠道病变常不明显，多数仅有肠黏膜轻度充血、水肿，个别病例结肠有浅表溃疡，突出的病理改变为脑组织水肿、神经细胞变性。部分病例肾上腺充血，肾上腺皮质萎缩。

慢性菌痢肠黏膜水肿和肠壁增厚，肠黏膜溃疡反复形成和修复，引起肠壁息肉样增生及瘢痕形成。偶可导致肠腔狭窄。

四、临床表现

潜伏期 1～4 天（数小时至 7 天）。

各群志贺菌感染所引起的临床表现轻重不一：A 群痢疾志贺菌感染临床症状较重；D 群宋内志贺菌感染症状较轻，多呈不典型发作；B 群福氏志贺菌感染病情介于两者之间，但排菌时间较长，易转为慢性。根据病程长短和病情轻重将菌痢分为以下临床类型。

（一）急性菌痢

1. 普通型（典型）　起病急，有畏寒、发热，体温可达 39℃以上，伴头痛、乏力、食欲减退，并出现腹痛、腹泻和里急后重。腹痛常为阵发性、痉挛性脐周痛。腹泻初为稀水样便，多有粪质，量较多，1～2 天后转变为黏液脓血便，大便量少，每天排便十余次至数十次。体检可有左下腹压痛及肠鸣音亢进。未经治疗 1～2 周后多数病例自然好转；及时治疗，多数患者 1 周左右恢复，少数可转为慢性。

2. 轻型（非典型）　全身毒血症状和肠道症状均较轻，不发热或低热，腹泻次数每日不超过 10

次，大便呈糊状或水样，含少量黏液但无脓血，有腹痛及轻微左下腹压痛，无明显里急后重。3~7天可自愈，少数可转为慢性。

3. 重型 多见于年老、体弱或营养不良患者。急起发热，腹泻每天可达 30 次以上，大便为稀水样脓血便，偶尔排出片状假膜，甚至大便失禁，伴明显腹痛和里急后重感。后期可出现严重腹胀和中毒性肠麻痹，常伴呕吐，严重失水可引起周围循环衰竭。部分病例以中毒性休克为主要表现，体温不升，常有酸中毒和水、电解质紊乱，甚至出现心、肾功能不全。

4. 中毒型 多见于 2~7 岁儿童，成人偶有发生。起病急骤，突起畏寒、高热，体温达 40℃ 以上，伴精神萎靡、嗜睡、反复抽搐、昏迷，可迅速发生循环和（或）呼吸衰竭。临床上以严重全身毒血症状、休克和（或）中毒性脑病为主，而消化道症状较轻，病初可无腹痛、腹泻，发病数小时后方出现腹泻和痢疾样大便。按其临床表现可分为三型：

（1）休克型（周围循环衰竭型） 较为常见，主要表现为感染性休克。因全身小血管痉挛表现为面色苍白、四肢厥冷、皮肤花斑、发绀、心率加快、脉搏细速甚至不能触及，血压逐渐下降甚至无法测出，并可出现心、肾功能不全及意识障碍等症状。重型病例不易逆转，可导致多脏器功能损伤与衰竭，危及生命。

（2）脑型（呼吸衰竭型） 主要表现为中枢神经系统症状，由于脑血管痉挛引起脑缺血、缺氧，导致脑水肿及颅内高压，甚至脑疝。患者可出现剧烈头痛、频繁呕吐、烦躁不安、抽搐或惊厥、嗜睡、昏迷、瞳孔不等大、对光反射迟钝或消失等，严重者可出现中枢性呼吸衰竭。此型病情重，病死率高。

（3）混合型 兼有上述两型的临床表现，病情最为凶险，病死率极高（90% 以上）。

（二）慢性菌痢

菌痢病程超过 2 个月，即为慢性菌痢。菌痢慢性化主要有两方面因素：人体因素如营养不良、原有胃肠道慢性疾患、肠道分泌型 IgA 缺乏及急性期治疗不及时等；细菌因素如耐药菌株感染、福氏志贺菌感染易转为慢性菌痢。根据临床表现可分为 3 型：

1. 慢性迁延型 急性菌痢后，长期反复发作或迁延不愈，时轻时重，常有腹痛、腹泻、腹胀等症状。大便不成形或稀便，常有黏液，偶有脓血，亦可表现为腹泻与便秘交替出现。长期腹泻可导致营养不良、贫血、乏力等症状。

2. 急性发作型 有慢性菌痢史，常因进食生冷食物、受凉或劳累等因素诱发，出现腹痛、腹泻及黏液脓血便，但发热等全身毒血症状不明显。

3. 慢性隐匿型 1 年内有急性菌痢史，近期（超过 2 个月）无明显腹痛、腹泻等症状，但乙状结肠镜检有肠黏膜炎症，大便培养可检出志贺菌。

五、并发症及后遗症

并发症及后遗症均少见。并发症有志贺菌血行感染、溶血性尿毒综合征、关节炎、瑞特（Reiter）综合征等。重症病例出现耳聋、失语、肢体瘫痪等神经系统后遗症表现。

六、实验室检查

1. 一般检查

（1）血常规 急性期患者血白细胞总数增高，多在（10~20）×10^9/L，中性粒细胞增高。慢性患者可有轻度贫血。

（2）粪便检查 粪便量少，外观多为黏液脓血便，粪质少。镜检可见大量脓细胞或白细胞（≥15个/HP）及红细胞和少量巨噬细胞。

2. 病原学检查

（1）细菌培养　粪便培养检出志贺菌有助于菌痢的确诊。在抗菌药物使用之前采集新鲜粪便脓血部分并及时送检、早期多次送检可提高细菌培养阳性率。

（2）志贺菌核酸检测　用核酸杂交或 PCR 检测粪便中的志贺菌核酸，具有灵敏度高、特异性强、快速简便、对标本要求较低等优点。但检测条件要求较高，临床较少使用。

3. 免疫学检查　应用免疫学方法检测志贺菌或抗原具有早期、快速的优点，对菌痢的早期诊断有一定帮助。但由于粪便中抗原成分复杂，易出现假阳性。

4. 乙状结肠镜或纤维结肠镜检查　常用于慢性腹泻病因不明者。慢性菌痢可见结肠黏膜轻度充血、水肿、呈颗粒状，有溃疡、息肉与增生性改变。刮取黏液脓性分泌物培养，可提高阳性率。

七、诊断与鉴别诊断 🇪 微课

（一）诊断

1. 流行病学资料　多发生在夏秋季、有不洁饮食史或与菌痢患者接触史。

2. 临床表现　急性菌痢有发热、腹痛、腹泻、黏液脓血便、里急后重、左下腹压痛等。中毒型菌痢以儿童多见，有高热、惊厥、意识障碍及循环、呼吸衰竭，而胃肠道症状轻微，甚至无腹痛、腹泻，常需盐水灌肠或直肠拭子采便送检方可诊断。慢性菌痢有急性菌痢史，病程超过 2 个月。

3. 实验室检查　粪便镜检有大量白细胞、脓细胞以及红细胞即可诊断。确诊依赖于粪便培养出志贺菌。慢性腹泻原因不明，或慢性菌痢时可行结肠镜检查以协助诊断。

（二）鉴别诊断

1. 急性菌痢

（1）急性阿米巴痢疾　鉴别要点见表 4-1。

表 4-1　急性菌痢与急性阿米巴痢疾的鉴别

鉴别要点	急性菌痢	急性阿米巴痢疾
病原体	志贺菌	溶组织内阿米巴
流行病学	散发性或呈流行	散发性
潜伏期	数小时至 7 天	数周至数月
全身症状	多有发热及毒血症症状	多不发热，少有毒血症症状
胃肠道症状	腹痛明显，有里急后重，腹泻每天十余次至数十次，多为左下腹压痛	腹痛轻，无里急后重，腹泻每天数次，多为右下腹压痛
粪便检查	量少，黏液脓血便；镜检有大量白细胞及红细胞，可见巨噬细胞，粪便培养有志贺菌	量多，暗红色果酱样便，有腥臭味；镜检白细胞少，红细胞成堆，常有夏科-莱登结晶，可找到溶组织内阿米巴滋养体
血白细胞	总数及中性粒细胞明显增高	早期略增高
乙状结肠镜检	肠黏膜弥漫性充血、水肿及浅表溃疡	肠黏膜大多正常，有散在溃疡，边缘整齐，周围有红晕

（2）细菌性胃肠型食物中毒　本病常见的病原菌有沙门菌、变形杆菌、大肠埃希菌及金黄色葡萄球菌等。有集体进食同一食物及在同一潜伏期内集体发病病史。有恶心、呕吐、腹痛、腹泻等急性胃肠炎表现，大便多为稀水便、脓血便，里急后重少见。从患者呕吐物、粪便及可疑食物中检出同一病原菌可确诊。

（3）其他细菌引起的肠道感染　非志贺菌如侵袭性大肠埃希菌、空肠弯曲菌感染等也可引起痢疾样症状，鉴别有赖于粪便培养检出不同的病原菌。

（4）其他　急性菌痢还需与急性肠套叠、急性坏死性出血性小肠炎、病毒性肠炎相鉴别。

2. 中毒型菌痢

（1）休克型　需与其他细菌引起的感染性休克相鉴别。血及粪便培养检出不同的致病菌有助于鉴别。

（2）脑型　需与乙脑鉴别，乙脑也多发于夏秋季，且有高热、惊厥、昏迷等症状。但乙脑发病与病情进展相对缓慢，循环衰竭少见。意识障碍和脑膜刺激征明显，脑脊液检查可有蛋白及白细胞增高，粪便检查无异常。乙脑病毒特异性抗体 IgM 阳性有助于鉴别。

3. 慢性菌痢　需与以下疾病鉴别：

（1）结肠癌及直肠癌　患者亦可有腹痛、腹泻、里急后重及脓血便等症状，但常伴进行性消瘦，肛门指检、乙状结肠镜、纤维结肠镜检查等有助于鉴别。

（2）慢性血吸虫病　亦可有腹泻及脓血便。但有血吸虫疫水接触史，肝、脾肿大，大便孵化沉淀检查出毛蚴或直肠黏膜活检虫卵阳性可鉴别。

（3）慢性非特异性溃疡性结肠炎　为自身免疫性疾病，病程长，粪便培养无致病菌生长，抗菌治疗无效。乙状结肠镜或纤维结肠镜检查可见肠黏膜脆弱易出血，有散在溃疡。

八、治疗

（一）急性菌痢

1. 一般治疗　消化道隔离至临床症状消失，粪便隔日培养连续 2 次阴性。毒血症状重者需卧床休息。饮食以少渣、易消化的流质或半流质为宜。注意水、电解质及酸碱平衡，脱水轻且不呕吐者，可用口服补液盐（ORS）。脱水严重且不能进食者须静脉补液。

2. 病原治疗　近年来我国多地哨点医院菌痢监测数据显示，志贺菌对抗菌药物的耐药性逐年增加，并呈多重耐药性，因此，有条件者应根据当地流行菌株药敏试验或粪便培养的结果选药。常用的抗菌药物包括以下几种：

（1）喹诺酮类药物　抗菌谱广，口服效果好，耐药菌株少，可作为首选药物。常用环丙沙星每次 0.5g，每天 2 次，疗程一般 3～5 天。其他喹诺酮类，如左氧氟沙星、加替沙星等亦可酌情选用。由于本类药物影响骨骼发育，故儿童、孕妇、哺乳期妇女如非必要不宜使用。

（2）头孢菌素类　第三代头孢菌素抗菌谱广，对肠杆菌科细菌有良好的作用。常用头孢噻肟，成人每次 2g，儿童每次 50mg/kg，静脉滴注，每天 2 次，疗程 3～5 天。亦可选用头孢曲松、头孢他啶、头孢哌酮等。

（3）小檗碱（黄连素）　有减少肠道分泌作用，可与抗生素同时使用。每次 0.1～0.3g，每天 3 次，7 天为一疗程。

（4）其他　庆大霉素、匹美西林、氨苄西林、阿奇霉素等抗菌药物也可选用。

3. 对症治疗　高热以物理降温为主，必要时可用退热药；腹痛剧烈者用解痉药如阿托品、颠茄，但不可大量应用解痉剂或抑制肠蠕动的药物，以免大量毒素和细菌滞留于肠道而加重中毒症状。毒血症状严重者可给予小剂量肾上腺糖皮质激素。

（二）中毒型菌痢

采取以对症治疗为主的综合抢救措施，力争早期治疗。

1. 病原治疗　使用有效的抗菌药物静脉滴注，成人可选用环丙沙星、左氧氟沙星等喹诺酮类，儿童选用第三代头孢菌素类抗生素。病情好转后改为口服。

2. 对症治疗

（1）降温镇静　高热应给予物理降温，必要时用退热药，使体温保持在 38.5℃ 以下；高热伴烦躁不安、惊厥者，可采用亚冬眠疗法，给予异丙嗪和氯丙嗪各 1~2mg/kg 肌内注射。反复惊厥者给予地西泮、水合氯醛或苯巴比妥钠。

（2）休克型的治疗　①迅速扩充血容量及纠正酸中毒：快速滴入低分子右旋糖酐及葡萄糖盐水，同时给予 5% 碳酸氢钠（3~5ml/kg）；补液量及成分根据脱水情况而定，休克好转后则继续静脉输液维持。②血管活性药物：山莨菪碱可解除微血管痉挛，成人每次 20~60mg，儿童每次 0.5~2mg/kg，每 5~15 分钟静脉注射 1 次。至面色红润、肢体转暖、尿量增多及血压回升后即可减量逐渐停药。如疗效不佳，可选用升压药如多巴胺、酚妥拉明、间羟胺等。③保护重要器官功能：有心力衰竭和肺水肿者，给予强心药西地兰。④其他：可短期应用肾上腺糖皮质激素，有早期 DIC 表现可给予肝素抗凝治疗。

（3）脑型的治疗　①减轻脑水肿：用 20% 甘露醇，每次 1~2g/kg 快速静脉滴注，每 4~6 小时 1次。及时应用血管活性药物如山莨菪碱可改善脑血管痉挛，同时给予肾上腺糖皮质激素有助于改善病情。②防治呼吸衰竭：吸氧，保持呼吸道通畅，如出现呼吸衰竭可使用呼吸兴奋剂，必要时行气管切开及应用人工呼吸机。

（三）慢性菌痢

采取综合治疗措施，强调全身与局部治疗、内因与外因相结合的方针。

1. 一般治疗　避免过度劳累和精神紧张，生活规律，适当锻炼，进食易消化吸收的食物，忌食生冷、油腻及刺激性的食物；积极治疗可能并存的慢性消化道疾病或肠道寄生虫病。

2. 病原治疗

（1）全身用药　尽可能多次进行大便培养及细菌药敏试验选用有效的抗生素。联合应用两种不同类型的抗菌药物，疗程需适当延长，一般需要 1~3 个疗程。

（2）肠道局部用药　用药物保留灌肠，可选用 0.5% 庆大霉素、阿米卡星溶液、0.3% 小檗碱液、5% 大蒜素液等灌肠液中的一种，每次 100~200ml，每晚 1 次，10~14 天为一疗程，灌肠液中加地塞米松 5~10mg 可提高疗效，加 0.25% 普鲁卡因以减轻症状。

3. 对症治疗　有肠道功能紊乱者可采用镇静或解痉药物。

4. 调节肠道正常菌群　有肠道菌群失调者，可给予微生态制剂如乳酸杆菌（乳酶生）、双歧杆菌制剂（肠泰合剂）等加以纠正。

九、预防

采用以切断传播途径为主的综合预防措施。

（一）控制传染源

患者及带菌者应及时隔离、彻底治疗，隔日 1 次大便培养，连续 2 次大便培养阴性方可解除隔离。带菌者禁止从事餐饮业、保育及水厂等工作。

（二）切断传播途径

加强个人卫生，注意饮水、饮食及环境卫生，消灭苍蝇、蟑螂等传播媒介。

（三）降低人群易感性

口服含福氏和宋内志贺菌"依链"株的 FS 双价活疫苗，可刺激肠黏膜产生特异性分泌型 IgA，保护率达 80% 左右，免疫力维持 6~12 个月，但与其他菌型之间无交叉免疫。

PPT

第三节　霍　乱

霍乱（cholera）是由霍乱弧菌所致的一种烈性肠道传染病。其发病急、传播快，常引起世界大流行。属国际检疫传染病，在我国属于甲类传染病。典型病例由于剧烈的水样腹泻和呕吐，常导致脱水、肌肉痉挛，严重者出现周围循环衰竭和急性肾损伤等。

一、病原学

（一）分类

霍乱的病原体为霍乱弧菌（*Vibrio cholerae*），WHO 腹泻控制中心根据弧菌的生化性状、O 抗原的特异性和致病性等不同，将霍乱弧菌分为三群。

1. O_1 群霍乱弧菌　本群是霍乱的主要致病菌。包括古典生物型（classical biotype）和埃尔托生物型（El Tor biotype），两型有相同的菌体（O）抗原结构。O 抗原有 A、B、C 三种成分，A 为 O_1 群的特异性抗原。根据 O 抗原成分又可分为三种血清型，即稻叶型（原型，含 AC）、小川型（异型，含 AB）和彦岛型（中间型，含 ABC）。

2. 非 O_1 群霍乱弧菌　其鞭毛抗原与 O_1 群相同，但 O 抗原不相同，不能被 O_1 群霍乱弧菌的多价血清所凝集，故统称为不凝集弧菌。本群根据 O 抗原的不同，可分为 200 个以上血清型，从 O_2 到 O_{200} 以上，一般均无致病性。但其中 O_{139} 血清型具有特殊性，它是 1992 年孟加拉流行霍乱时发现的弧菌，不被 O_1 群和非 O_1 群的 $O_2 \sim O_{138}$ 血清型霍乱弧菌诊断血清所凝集，Shimada 等命名为 O_{139} 血清型霍乱弧菌，并将"Bengal"作为其同义词（这些命名已被国际腹泻疾病研究中心认可）。该型含有与 O_1 群霍乱弧菌相同的毒素基因，引起的腹泻与 O_1 群霍乱弧菌引起的腹泻同样对待。

3. 不典型 O_1 群霍乱弧菌　虽可被多价 O_1 群血清凝集，但不产生肠毒素，因此无致病性。

（二）生物学特性

1. 染色及形态　霍乱弧菌革兰染色阴性，呈弧形或逗点状杆菌，长 1.5～3.0μm，宽 0.3～0.6μm。一般无芽孢，无荚膜，菌体尾端有一根鞭毛，运动活泼，在暗视野悬滴镜检可见穿梭状运动，粪便直接涂片可见弧菌纵列呈"鱼群"样。其中 O_{139} 霍乱弧菌在菌体外还有较薄的荚膜。

2. 培养特性　霍乱弧菌属兼型厌氧菌，在普通培养基中生长良好。在碱性培养基生长繁殖更快，一般增菌培养常用 pH 8.4～8.6 的碱性蛋白胨水，并可抑制其他细菌生长。O_{139} 血清型霍乱弧菌能在无 NaCl 或 3% NaCl 蛋白胨水中生长，不能在 8% NaCl 浓度下生长。

3. 抗原结构和致病力　霍乱弧菌有耐热的菌体抗原（O）和不耐热的鞭毛抗原（H），后者为霍乱弧菌所共有。O 抗原特异性高，有群特异性和型特异性两种抗原，是霍乱弧菌分群和分型的基础。

霍乱弧菌的致病力包括：鞭毛运动、黏蛋白溶解酶、黏附素、毒素协同调节菌毛 A、霍乱肠毒素、神经氨酸酶、血凝素及菌体破裂所释放的内毒素等。霍乱肠毒素（cholera endotoxin）即霍乱原，是霍乱弧菌产生的一种外毒素，是引起剧烈腹泻的主要原因，不耐热，56℃ 30 分钟即被破坏，有 A、B 两个亚单位。霍乱肠毒素具有免疫原性，经甲醛处理后所获得的无毒性霍乱肠毒素称为类霍乱原，免疫人体所产生的抗体能对抗霍乱肠毒素的攻击。毒素协同调节菌毛（toxin coregulated pilus, Tcp）是霍乱弧菌体表上的一种特殊的菌毛，能与霍乱肠毒素协同调节表达，主要亚单位为 TcpA，使霍乱弧菌定居在肠壁上，被称为"定居因子"。

4. 抵抗力　霍乱弧菌在未经处理的井水、塘水、河水、海水中可存活 1～3 周。对干燥、热、酸和消毒剂均敏感，煮沸 1 ~ 2 分钟或 0.2% ~ 0.5% 过氧乙酸溶液可立即将其杀死，在正常胃酸中仅能存活 5 分钟。

二、流行病学

霍乱在人群中流行已达两个多世纪。自 1817 年至今曾有 7 次世界大流行，目前认为第五次与第六次大流行与古典生物型霍乱弧菌有关。1961 年以来的第七次大流行则以埃尔托霍乱弧菌为主。1992 年在孟加拉、印度等地由 O_{139} 血清型引起霍乱暴发流行，并逐渐波及巴基斯坦、泰国、斯里兰卡、尼泊尔、英格兰、美国、日本、德国和我国部分地区。1993 年 5 月在我国新疆发现 O_{139} 血清型霍乱病例，至 2020 年共报告 1000 余例。

（一）传染源

患者和带菌者为主要传染源。患者在患病期间，可连续排菌。中、重型患者排菌量大，排泄物中含霍乱弧菌 10^7 ~ 10^9 个/ml，是重要的传染源。轻型患者及带菌者易被忽视，常得不到及时隔离和治疗，也是重要传染源。

（二）传播途径

患者与带菌者粪便或排泄物污染水源或食物经口感染人群，引起传播。经水传播是最主要途径，常呈暴发流行。水产品鱼、虾等传播作用也较大。日常生活接触和苍蝇亦引起传播作用。

（三）人群易感性

人群普遍易感，隐性感染多。感染后可产生一定免疫力，产生抗菌抗体和抗肠毒素抗体，但持续时间短，亦有再感染的报道。

（四）流行特征

1. 流行季节和地区　在热带地区全年均可发病，但我国仍以夏、秋季为流行季节，一般集中于 7 ~ 10 月份。沿海地区如广东、广西、浙江、江苏、上海等省市发病较多。

2. O_{139} 霍乱的流行特征　疫情来势猛，传播快，病例散发，无家庭聚集现象。人群普遍易感，发病以成人为主，男性多于女性，主要经水和食物传播，与 O_1 群及非 O_1 群其他弧菌无交叉免疫。

三、发病机制与病理变化

（一）发病机制

霍乱弧菌侵入人体后发病与否主要取决于机体的免疫力和食入弧菌的量。正常胃酸可杀死一定数量的霍乱弧菌，口服活菌苗可使肠道产生特异性 IgM、IgG 和 IgA 抗体，亦能阻止弧菌黏附于肠壁而免于发病。胃酸缺乏、胃液稀释或感染的弧菌数量超过 10^8 ~ 10^9 个时，未被杀死的弧菌可进入小肠致病。霍乱弧菌进入小肠后，借助鞭毛运动和弧菌产生的蛋白酶作用，穿过肠黏膜上的黏液层，在 TcpA 和血凝素的作用下，黏附于小肠上段黏膜上皮细胞的刷状缘上，不侵入肠黏膜下层，在小肠碱性环境中大量繁殖，并产生霍乱肠毒素。当霍乱肠毒素与肠黏膜接触后，其 B 亚单位能识别肠黏膜上皮细胞上的受体 – 神经节苷脂（GM_1），并与之结合，继而具有酶活性的 A 亚单位进入肠黏膜细胞内，可使细胞质内烟酰胺腺嘌呤二核苷酸（NAD）分离出二磷酸腺苷（ADP）– 核糖转移到磷酸鸟嘌呤核苷调节酶（GTP 酶或 G 蛋白）上，使 GTP 酶活性受抑制，导致腺苷酸环化酶（AC）持续活化，使三磷酸腺苷不断转变为环磷酸腺苷（cAMP）。细胞内 cAMP 浓度持续升高，刺激肠黏膜隐窝细胞过度分泌水、氯化物及碳酸氢盐，同时抑制肠绒毛细胞对钠和氯离子的吸收，使水和氯化钠等在肠腔内积聚，从而引起严重水样腹泻和呕吐。霍乱肠毒素还作用于肠道杯状细胞，使大量黏液微粒出现于水样便中。腹泻导致失水，致胆汁分泌减少，故形成米泔水样大便。另外，弧菌内毒素、溶血素、酶和代谢产物等亦有一定的致病作用。因此，霍乱的发病机制并非小肠上皮细胞的器质性损伤，而是肠黏膜生理功能失调的结果，而霍乱肠毒素是引起霍乱的主要原因。

（二）病理生理

1. 水、电解质紊乱　霍乱患者由于剧烈的腹泻和呕吐，体内水和电解质大量丧失，导致脱水和电解质紊乱。严重脱水导致周围循环衰竭，进一步引起急性肾损伤。

霍乱患者丢失的是等渗性肠液，但其中含钾量是血清的 4 ～ 6 倍，而钠和氯则稍低于血清。因此补液治疗时，在有尿的情况下应及时补钾。

2. 代谢性酸中毒　丢失的肠液中含大量碳酸氢根是代谢性酸中毒的主要原因。此外，失水导致周围循环衰竭，组织因缺氧进行无氧代谢，乳酸产生过多加重代谢性酸中毒。急性肾损伤丧失排酸保碱作用也是酸中毒的原因。

（三）病理解剖

本病主要的病理变化为严重的脱水，脏器实质性损害不严重。可见皮肤苍白、干燥、无弹性，皮下组织及肌肉干瘪，内脏浆膜无光泽，肠内积满米泔样液体，胆囊内充满黏稠胆汁。心、肝、脾等脏器因脱水体积缩小。肾小球和肾间质毛细血管扩张，肾小管变性和坏死。小肠明显水肿，色苍白暗淡，黏膜面粗糙。

四、临床表现 🅔 微课

潜伏期数小时至 7 天，一般为 1 ～ 3 天。

大多突然发病，少数患者发病前 1 ～ 2 天可有头晕、乏力或轻度腹泻等症状。古典生物型和 O_{139} 型霍乱弧菌引起的霍乱，症状较重；埃尔托生物型所致霍乱常为轻型，隐性感染较多。

（一）典型表现

典型病例临床经过可分为三期。

1. 泻吐期　本期持续数小时或 1 ～ 2 天。

（1）腹泻　腹泻是发病的第一个症状，表现为无痛性剧烈腹泻，无发热，无里急后重感。大便性状初为含粪质的稀便，见黏液，后转为黄色水样便或米泔水样便，有肠道出血者多为洗肉水样血便，无粪臭。便次逐增，每天数次至数十次，甚至排便失禁，每次便量有时超过 1000ml。O_{139} 型霍乱的特征是：发热、腹痛比较常见（达 40% ～ 50%），而且可以并发菌血症等肠道外感染。

（2）呕吐　一般发生在腹泻后，多为喷射性、连续性呕吐，呕吐物初为胃内容物，继之为米泔水样，偶有恶心。

2. 脱水期　频繁而剧烈的腹泻、呕吐使患者迅速出现脱水、电解质紊乱和代谢性酸中毒，严重者出现周围循环衰竭。此期一般为数小时至 2 ～ 3 天，病程长短主要取决于治疗是否及时、正确。

（1）脱水　轻度脱水可见口唇与皮肤干燥，眼窝稍陷，皮肤弹性稍差，约失水 1000ml，儿童 70 ～ 80ml/kg。中度脱水表现为皮肤弹性差，眼窝凹陷，声音轻度嘶哑，血压下降及尿量减少，约失水 3000 ～ 3500ml，儿童 80 ～ 100ml/kg。重度脱水时皮肤干皱，无弹性，眼窝及眼眶下陷、两颊深凹，声音嘶哑，烦躁不安、惊恐或神志不清，患者极度无力，尿量明显减少，大约失水 4000ml，儿童 100 ～ 120ml/kg。

（2）电解质紊乱　主要表现为低血钠、低血钾。严重泻、吐丢失大量钠盐、钾盐，大量补液后使血液稀释亦发生低血钠、低血钾。低钠可引起腓肠肌和腹直肌痉挛，表现为痉挛部位的疼痛和肌肉呈强直状态。低血钾表现为腹胀、肌张力减弱、肌腱反射减弱或消失，甚至心律失常。

（3）代谢性酸中毒 碳酸氢根离子大量丧失，产生代谢性酸中毒。少尿及循环衰竭，使酸中毒进一步加重。

（4）循环衰竭 是严重失水所致的低血容量性休克。表现为四肢厥冷，脉搏细速甚至不能触及，血压下降或不能测出。脑供血不足时，脑缺氧而表现为烦躁不安、呆滞、嗜睡甚至昏迷。

3. 恢复期或反应期 腹泻停止，脱水纠正后，患者症状逐渐消失，体温、脉搏、血压恢复正常，尿量增多。少数患者可有反应性发热，可能是由于大量输液后使循环改善，残存的肠毒素被吸收所致，一般波动于 38℃，持续 1~3 天后自行消退，尤以儿童多见。

（二）临床类型

根据脱水程度、血压和尿量等情况，将霍乱分为轻、中、重三型。

1. 轻型 脱水占体重的 4% 以下。起病缓慢，腹泻每天在 10 次以下，为稀便，有粪质，一般无呕吐，无明显脱水表现，持续腹泻 3~5 天后恢复。

2. 中型（典型） 脱水占体重的 4%~6%。起病突然，腹泻每天达 10~20 次，为水样或米泔水样便，无粪质，量多，有明显失水表现。神情淡漠，皮肤干燥，缺乏弹性，眼窝下陷，常有腓肠肌和腹直肌痉挛，脉搏细速，血压下降（收缩压 70~90mmHg），尿量减少（24 小时 400ml 以下）。

3. 重型 脱水占体重的 6% 以上。除有典型腹泻（每天 20 次以上）和呕吐症状外，存在严重失水，因而出现周围循环衰竭。表现为极度烦躁或昏迷，皮肤无弹性，眼窝深陷，腓肠肌和腹直肌严重痉挛，脉搏微弱或无脉，血压明显下降（收缩压低于 70mmHg，或不能测出）。24 小时尿量极少或无尿。

除上述三种临床类型外，尚有一种罕见的暴发型或称中毒型，又称为"干性霍乱"（cholera sicca），起病急骤，发展迅猛，尚未出现腹泻、呕吐症状即出现中毒性休克而死亡。

五、并发症

1. 急性肾衰竭 发病初期由于剧烈腹泻、呕吐导致脱水，脱水严重导致循环衰竭，进而可引起肾前性少尿，经及时补液可不发生肾衰竭。如得不到及时纠正，可由于肾脏供血不足，肾缺血、缺氧，出现少尿或无尿、尿比重增高、血中尿素氮、肌酐不断上升，出现氮质血症，严重者可出现尿毒症而死亡。多发生于病后 7~9 天。

2. 急性肺水肿和急性心力衰竭 代谢性酸中毒可导致肺循环高压，又由于输注大量不含碱性液的盐水，且输注速度过快，可诱发急性肺水肿及急性心力衰竭。

3. 其他 妊娠期患霍乱时，易导致流产或早产。

六、实验室检查

（一）一般检查

1. 血常规及生化检查 脱水可引起血液浓缩，红细胞、血红蛋白及白细胞计数均增高，尿素氮、肌酐升高，碳酸氢根离子下降。补液后可有低血钠、低血钾。

2. 尿常规 可见少量蛋白、红细胞、白细胞和管型，比重在 1.010~1.025 之间。

3. 粪便常规 可见黏液和少许红细胞、白细胞。

（二）血清学检查

机体感染霍乱弧菌后可产生抗菌抗体和抗毒抗体，抗菌抗体中的抗凝集素抗体一般在发病第 5 天出现，病程 8~21 天达高峰。血清免疫学检查主要用于流行病学的追溯诊断和粪便培养阴性的可疑患者的诊断。抗凝集素抗体双份血清滴度 4 倍以上增长有诊断意义。

（三）病原学检查

1. 涂片染色 取泻、吐物或早期培养物涂片做革兰染色镜检，可见呈鱼群状排列的革兰阴性稍弯曲的弧菌，无芽孢，无荚膜（O_{139}霍乱弧菌可有荚膜）。

2. 动力试验和制动试验 将新鲜粪便做悬滴或暗视野显微镜检，如见运动活泼呈穿梭状的弧菌，即为动力试验阳性。随后加上 1 滴抗 O_1 群血清，如细菌运动停止，提示标本中有 O_1 群霍乱弧菌。如细菌仍在活动，再加 1 滴抗 O_{139} 血清，细菌活动消失，则证明为 O_{139} 群霍乱弧菌。

3. 增菌培养 所有怀疑霍乱患者的粪便，除做显微镜检外，均应进行增菌培养。粪便留取应在使用抗菌药物之前，且应尽快送到实验室做培养。粪便接种于 pH 8.4 ~ 8.6 的碱性蛋白胨水，36 ~ 37℃ 培养 6 ~ 8 小时，在培养液表面形成菌膜，取菌膜转种到弧菌能生长的选择培养基上，如庆大霉素琼脂、碱性胆盐琼脂培养基等，10 ~ 12 小时后选择典型菌落再进行涂片染色、动力试验和制动试验等。增菌培养能提高霍乱弧菌的检出率，有助于早期诊断。

4. 核酸检测 利用 PCR 方法识别霍乱肠毒素基因 A 亚单位和毒素协同调节菌毛基因 TcpA 来鉴别霍乱弧菌和非霍乱弧菌。然后根据 TcpA 基因上的序列差异，进一步鉴别古典生物型和埃尔托生物型霍乱弧菌。根据 O_{139}血清型的特异性引物做 PCR 可检测 O_{139}霍乱弧菌。

七、诊断与鉴别诊断

凡是在霍乱流行地区、流行季节，任何有腹泻和呕吐症状的患者，均应疑为霍乱，需做排除霍乱的粪便细菌学检查。凡有典型症状者，应先按霍乱处理。

1. 确定诊断 符合以下三项中任何一项者即可诊断为霍乱。

（1）有腹泻症状，粪便培养霍乱弧菌阳性（症状＋培养）。

（2）疫区人群，在流行期间有典型的霍乱腹泻和呕吐症状，迅速出现严重脱水、循环衰竭及肌肉痉挛者。虽然粪便培养未发现霍乱弧菌，但无其他原因可查。如有条件可做双份血清凝集素试验，滴度 4 倍以上增长者，亦可确诊为霍乱（疫区＋症状＋血清试验）。

（3）疫源检索中发现粪便培养阳性前 5 天内有腹泻症状者，可诊断为轻型霍乱（培养＋5 日内腹泻）。

2. 疑似诊断 符合以下两项之一者，可诊断为疑似霍乱。

（1）具有典型症状的首发病例，但病原学检查尚未肯定。

（2）霍乱流行期间与患者有明显接触史，且发生泻、吐症状，不能以其他原因解释者。

疑似病例应进行隔离、消毒，填写疑似霍乱的疫情报告，并每天做粪便培养，若连续 2 次阴性，可做否定诊断，并作疫情订正报告。

3. 鉴别诊断

（1）**急性细菌性胃肠炎** 一般指细菌性食物中毒，可由副溶血性弧菌、沙门菌、金黄色葡萄球菌等引起，有食用不洁食物史，常集体发病，起病急，先吐后泻，可有剧烈腹痛，水样或黏液脓血便，且发热与中毒症状明显，但循环衰竭少见。呕吐物与粪便培养可获得致病菌。

（2）**急性细菌性痢疾** 由志贺菌属侵袭肠黏膜，引起炎症及溃疡，患者有发热、腹泻、里急后重及排黏液脓血便，便次多，便量少。粪检有大量脓细胞，培养有志贺菌生长。

（3）**病毒性胃肠炎** 常由人轮状病毒、诺沃克病毒等引起。患者一般有发热，除腹泻、呕吐外可伴有腹痛、头痛和肌痛。少数有上呼吸道症状。大便为黄色水样，能检出病毒抗原。

八、治疗

本病治疗的关键是及时足量地补液，纠正脱水、酸中毒及电解质紊乱，使心、肾功能改善。

（一）补液疗法

1. 静脉补液 原则是早期、迅速、足量，先盐后糖，先快后慢，纠酸补钙，见尿补钾。输液总量应包括纠正脱水量和维持量。

（1）液体的选择 目前国内广泛应用与患者丢失的电解质浓度相近的 541 液，即每升溶液中含氯化钠 5g，碳酸氢钠 4g，氯化钾 1g，另加 50% 葡萄糖 20ml，以防低血糖。其配制可按照 0.9% 氯化钠 550ml，1.4% 碳酸氢钠 300ml，10% 氯化钾 10ml 加 10% 葡萄糖 140ml 的组合比例。幼儿由于肾脏排钠功能较差，为避免高血钠，其比例调整为每升液体含氯化钠 2.65g，碳酸氢钠 3.75g，氯化钾 1g，葡萄糖 10g。临床上根据患者具体情况，亦可选择其他种类的平衡盐。

（2）输液的量及速度 最初 24 小时，轻型脱水者成人 3000～4000ml，儿童 120～150ml/kg，含钠液量 60～80ml/kg；中型脱水者成人 4000～8000ml，儿童 150～200ml/kg，含钠液量 80～100ml/kg；重型脱水者成人 8000～12000ml，儿童 200～250ml/kg，含钠液量 100～120ml/kg。最初 1～2 小时宜快速静脉滴入，轻型者 5～10ml/min；中型者在最初 2 小时内快速静脉输入 2000～3000ml，待血压、脉搏恢复正常后，速度减为 5～10ml/min；重型者应多条静脉管道输注，先按 40～80ml/min 的速度快速输入，30 分钟后改为 20～30ml/min，以后视脱水情况改善，逐步减慢输液速度。在脱水纠正且有排尿时，应注意及时补充氯化钾，剂量按 0.1～0.3g/kg 计算，浓度不超过 0.3%。及时补充钾盐对儿童患者很重要，因其粪便含钾量高，腹泻时容易出现低钾血症。治疗 24 小时后的补液量和补液速度应根据病情再作调整，输液过快易致急性心力衰竭。

2. 口服补液 霍乱肠毒素使肠道液体大量排出，抑制肠黏膜对 Na^+ 和 Cl^- 的吸收，但不影响对葡萄糖的吸收，葡萄糖的吸收能带动 Na^+ 的配对吸收和 K^+、碳酸氢盐的吸收，而且葡萄糖还能增加水的吸收。口服补液适用于轻型患者，亦可用于经静脉补液后休克已纠正的中、重型患者。口服补液能减少患者的静脉补液量，从而减少静脉输液的副作用及医源性电解质紊乱，这对年老体弱的患者，心肺功能不良的患者以及需要及时补钾的患者尤为重要，因为口服补液能防止补液量不足或过多而引起的心肺功能紊乱以及医源性低血钾的发生。

WHO 推荐的口服补液盐（oral rehydration salts，ORS）配方为 1000ml 可饮用水，内含葡萄糖 20g、氯化钠 3.5g、碳酸氢钠 2.5g、氯化钾 1.5g。ORS 液用量：在最初 6 小时，成人每小时 750ml，儿童（< 20kg）每小时 250ml，以后的口服补液总量约为腹泻量的 1.5 倍。

（二）抗菌治疗

应用抗菌药物是治疗霍乱的辅助治疗，有可能缩短泻吐期及排菌期，减少腹泻次数和迅速从粪便中清除病原菌，但不能代替补液治疗。目前常用药物：环丙沙星，成人每次 250～500mg，每天 2 次口服；诺氟沙星，成人每次 200mg，每天 3 次；多西环素，成人 200mg，每天 2 次，小儿 6mg/（kg·d），分 2 次口服；四环素，成人 500mg，每天 4 次。以上药物可任选其中之一，连服 3 天。近年来有报道称霍乱弧菌对多种抗菌药物耐药并通过质粒传播，以致对四环素、氨苄西林、卡那霉素、链霉素、复方磺胺甲噁唑等不敏感。O_{139} 霍乱弧菌对四环素、环丙沙星、多西环素、氨苄西林、氯霉素、红霉素、头孢唑林等敏感，而对复方磺胺甲噁唑、链霉素、呋喃唑酮等有不同程度的耐药。

（三）对症治疗

重症患者经补足血容量后，血压仍较低，可加用肾上腺糖皮质激素及血管活性药物。对急性肺水肿及心力衰竭者应暂停输液，给予镇静剂如地西泮、利尿剂如呋塞米、强心剂如毛花苷丙等。对低钾血症，轻者口服氯化钾或枸橼酸钾，严重者静脉滴注氯化钾。对急性肾衰竭者应纠正酸中毒及电解质紊乱，对伴有高血容量、高血钾、严重酸中毒者，可酌情采用透析治疗。氯丙嗪和小檗碱有抗肠毒素作用，临床应用可减轻症状。

九、预防

(一) 控制传染源

加强疫情监测，建立、健全肠道门诊，进行登记和采便培养是发现霍乱患者的重要方法。发现患者应按甲类传染病进行严格隔离，直至症状消失后 6 天，并隔日粪便培养 1 次，连续 3 次阴性。对接触者要严密检疫 5 天，留取粪便培养并服抗菌药物预防，如多西环素 200mg 顿服或诺氟沙星 200mg，每天 3 次，连服 2 天。

(二) 切断传播途径

加强饮用水消毒和食品管理，建立良好的卫生设施。对患者和带菌者的排泄物以及污染的衣物用具等进行彻底消毒，做好随时消毒和终末消毒。此外，应消灭苍蝇等传播媒介。

(三) 保护易感人群

WHO 推荐 3 种霍乱疫苗，即灭活全菌体疫苗 rBS – WC、WC – O_1 及活疫苗 CVD 103 – HgR。这些疫苗可用来保护地方性流行区的高危人群。

第四节　流行性脑脊髓膜炎

PPT

脑膜炎奈瑟菌侵入机体可引起流行性脑膜炎、败血症、菌血症及其他部位的感染灶。流行性脑膜炎 (epidemic meningitis) 在我国称流行性脑脊髓膜炎 (epidemic cerebrospinal meningitis，简称流脑)，经飞沫直接传播，其主要临床表现为突发高热、剧烈头痛、频繁呕吐、皮肤、黏膜瘀点、瘀斑及脑膜刺激征。严重者可有感染性休克和脑实质损害，常危及生命。

一、病原学

脑膜炎奈瑟菌属于奈瑟菌属，革兰染色阴性，肾形，直径 $0.6 \sim 0.8 \mu m$，多成对或四联排列。为专性需氧菌，营养要求较高，在血液琼脂或巧克力培养基上生长良好。最适生长条件为温度 $35 \sim 37^\circ C$、CO_2 浓度 $5\% \sim 10\%$、pH $7.4 \sim 7.6$。低于 $32^\circ C$ 或高于 $41^\circ C$ 不能生长。裂解时产生内毒素，是重要的致病因子。可产生自溶酶，在体外易自溶而死亡。

根据该菌表面特异性荚膜多糖抗原的不同，将其分为 A、B、C、D、H、I、K、L、X、Y、Z、29E、W135，共 13 个血清群，以 C 群致病力最强。对人类致病的多为 A、B、C 群，我国的流行菌群 95% 是 A 群。

人是该菌唯一的天然宿主。该菌对外界环境抵抗力弱，不耐热，温度高于 $56^\circ C$ 极易死亡。对干燥较敏感，对寒冷有一定耐受力。对一般的消毒剂敏感，如漂白粉、乳酸等 1 分钟死亡。紫外线照射 15 分钟死亡。

二、流行病学

(一) 传染源

带菌者和患者是本病的传染源。患者从潜伏期末至发病后 10 天均具有很强的传染性，但有效抗菌治疗后传染性随即消失。在流行期间，人群带菌率高达 50%。带菌者无临床症状，不易被发现，作为传染源意义更重要。

（二）传播途径

主要经呼吸道传播，病原菌主要通过咳嗽、喷嚏、说话等由飞沫直接从空气中传播，由于本菌在体外生活能力极弱，故间接传播的机会极少。密切接触如同睡、怀抱、喂乳、接吻等，对 2 岁以下婴幼儿传播本病有重要意义。

（三）人群易感性

人群普遍易感。新生儿出生时有来自母体的杀菌抗体故发病少见，6 个月至 2 岁时抗体水平最低，以后因隐性感染获得免疫。因此 5 岁以下儿童尤其是 6 个月至 2 岁的婴幼儿发病率最高。人感染后对同群产生持久免疫力，各群间有交叉免疫，但不持久。

（四）流行特征

1. 地区性差异　流脑呈世界性分布，但不同地区流行程度有很大不同：非洲国家和蒙古常大流行，发病率（80~395）/10 万；亚洲国家呈局部流行；欧美国家发病率低，发病率约 1/10 万。

我国分别于 1938 年、1958 年、1966 年、1976 年发生流脑大流行，1980 年以后被控制。但近几年我国流脑发病率有上升趋势，局部地区出现 C 群流行。

2. 周期性流行　流脑流行后，人群因感染获得免疫力。但随着新易感者的逐渐增多，人群易感性即增高，使得本病可呈周期性流行：一般每 3~5 年出现一次小流行，8~10 年出现一次大流行。

3. 季节性　本病全年均可发病，但多见于冬、春季节，从 11 月份开始上升，3~4 月份达高峰，5 月份开始逐渐下降。

4. 感染类型　易感人群感染后 60%~70% 为无症状带菌者，25%~30% 为出血点型，5%~7% 为上呼吸道感染型，仅约 1% 为典型流脑。

三、发病机制与病理变化

侵入鼻咽部的脑膜炎奈瑟菌导致何种感染表现，取决于人体防御功能和细菌致病性。人体免疫力较强时，细菌被清除；如果免疫力较弱，病原菌可在鼻咽部繁殖，多数成为无症状带菌状态，部分则可出现轻微上呼吸道炎症，并因此获得免疫力而不治自愈；少数情况下，因为机体免疫力低下或侵入人体的脑膜炎奈瑟菌致病性较强，细菌可自鼻咽部黏膜侵入血流，形成短暂的菌血症。临床上，多数无明显症状或仅出现皮肤、黏膜出血点。

仅极少数感染者发展为败血症，甚至细菌通过血脑屏障侵入中枢神经系统，引起化脓性脑膜炎。

细菌内毒素是致病的重要因素。大量内毒素作用于外周小血管和毛细血管，导致严重的外周急性微循环障碍，临床上出现感染性休克；大量内毒素作用于脑部，引起脑部微循环障碍，导致脑实质损害，出现脑膜脑炎型。

败血症期主要病变为血管内皮损害，血管壁炎症、坏死和血栓形成，血管周围出血，表现为皮肤、黏膜的瘀点、瘀斑。

脑膜炎期主要病变位于大脑半球表面及颅底软脑膜，表现为血管充血、出血、炎性渗出，引起颅内压升高；大量纤维蛋白、中性粒细胞及血浆外渗，导致脑脊液浑浊。颅底软脑膜的化脓性炎症和粘连可引起视神经、展神经、动眼神经、前庭蜗神经等脑神经损害，产生相应临床表现。暴发型脑膜脑炎型病变主要在脑实质，引起脑组织坏死、充血、出血及水肿，颅内压显著升高，严重者可发生脑疝。慢性患者可引起脑室孔阻塞，造成脑脊液循环障碍，引起脑积水。

四、临床表现

潜伏期 1~7 天，一般 2~3 天。按临床表现分为以下 4 种类型。

（一）普通型

此型约占全部病例的90%左右。

1. 前驱期（上呼吸道感染期） 主要表现为上呼吸道感染症状，如低热、咽痛、咳嗽，鼻咽部黏膜充血及分泌物增多等，持续1~2天。

2. 败血症期 患者常无前驱症状，突起畏寒、高热、体温可达40℃以上，常伴头痛、呕吐、全身乏力、肌肉酸痛、食欲缺乏及神志淡漠等毒血症症状。幼儿则表现为哭闹、烦躁不安、皮肤感觉过敏及惊厥等。少数患者有关节疼痛或关节炎。

此期的重要体征是皮疹，有70%~90%的患者皮肤、黏膜出现瘀点、瘀斑，直径大小1~20mm，色泽鲜红，后变为紫红色，发病后数小时即可出现，常见于四肢、软腭、眼结膜及臀部等部位，可逐渐发展至全身皮肤，其出现速度、范围大小及颜色与病情有关。病情严重者瘀点、瘀斑可迅速扩大，且因中央血栓形成，常出现大片紫黑色坏死或形成大疱。此期持续1~2天进入脑膜炎期。

3. 脑膜炎期 败血症期的毒血症症状依然存在，并出现明显的中枢神经系统症状。持续高热、剧烈头痛、喷射性频繁呕吐、皮肤感觉过敏、怕光、烦躁不安。脑膜刺激征明显，出现颈项强直、克氏（Kernig）征及布氏（Brudzinski）征阳性。重者出现谵妄、抽搐及意识障碍。

婴幼儿因颅骨骨缝和囟门尚未完全闭合，中枢神经系统发育尚不成熟，因而临床表现常不典型，脑膜刺激征常缺如，而高热、拒食、烦躁、哭闹不安、尖叫、惊厥、嗜睡等神经系统症状、体征及咳嗽、呕吐、腹泻等呼吸道和消化道症状常见。前囟突出或紧张，有助于诊断。但有时由于频繁呕吐、失水等原因，患儿仅可见前囟下陷，从而造成诊断困难。

此期经过合理治疗，大多于2~5天内进入恢复期。

4. 恢复期 经治疗后体温逐渐降至正常，皮肤、黏膜瘀点和瘀斑消失，大片瘀斑逐渐结痂愈合。其他症状逐渐好转，神经系统检查逐渐恢复正常。病程中约10%的患者出现口周单纯疱疹。一般在1~3周内痊愈。

（二）暴发型

少数患者起病急骤，病情凶险，进展快，如果不及时抢救，常于24小时内危及生命。儿童多见。此型可分为以下三型：

1. 休克型 突发剧烈寒战、高热，体温可达39~40℃，严重者体温可不升，伴头痛、呕吐及严重的全身毒血症状，数小时后精神极度萎靡、嗜睡或烦躁不安、惊厥。常在短期内全身出现广泛瘀点、瘀斑，且迅速融合成大片，常有皮下出血，或继以大片坏死。循环衰竭为本型的突出特征，表现为面色苍白、唇周及指端发绀、四肢厥冷、皮肤呈花纹状、脉搏细数、尿量减少、血压下降或测不到。若病情进一步加重，可伴有呼吸急促、少尿或无尿、甚至昏迷。脑膜刺激征大多缺如。

2. 脑膜脑炎型 主要表现为脑膜及脑实质损害，常于1~2天内出现严重中枢神经系统症状。患者高热、头痛、呕吐，意识障碍加深，迅速出现昏迷。可有反复惊厥，锥体束征阳性，严重者发生脑疝。枕骨大孔疝时，小脑扁桃体疝入枕骨大孔内，压迫延髓，此时患者昏迷加深，瞳孔明显缩小或散大，或忽大忽小，瞳孔边缘不整齐，对光反射迟钝。双侧肌张力增高或强直，上肢多内旋，下肢多呈伸展性强直。呼吸不规则，快慢、深浅不均匀，可出现抽泣样呼吸、点头样呼吸、潮式呼吸、间停呼吸等，此类呼吸常提示呼吸中枢功能障碍，有呼吸突然停止的可能。小脑幕裂孔疝是因颞叶的钩回或海马回嵌入小脑裂孔，压迫间脑及动眼神经所致，除有上述颅内压增高的症状外，常有同侧瞳孔因动眼神经受压而扩大，对光反射消失，眼球固定或外展，对侧肢体轻度瘫痪等表现，进而出现呼吸衰竭。

3. 混合型 可先后或同时出现休克型和脑膜脑炎型表现，病情极重。

（三）轻型

常发生于流脑流行后期。病情轻，临床表现为低热，咽痛及轻微头痛等上呼吸道感染症状，皮肤、黏膜可有出血点。脑脊液改变不明显，咽拭子培养可发现病原菌。

（四）慢性败血症型

少见，主要见于成年人。病程迁延数周或数月。患者出现间歇性寒热，每次发热历时 12 小时，间隔 1~4 天再次发作。发作时皮肤出现瘀点、瘀斑、斑丘疹及四肢关节疼痛，少数患者有脾大。需多次血培养及瘀点涂片检查方能找到病原菌。在慢性病程中，少数患者可发生化脓性脑膜炎或心内膜炎导致病情急剧恶化。

五、并发症

（一）继发感染

以肺炎多见，尤其多见于老年人与婴幼儿。其他并发症有压力性损伤、角膜溃疡及因小便潴留而引起的尿道感染等。

（二）化脓性迁徙性病变

如中耳炎、化脓性关节炎、脓胸、心内膜炎、心肌炎、全眼炎、睾丸炎及附件炎等。

（三）中枢神经系统病变

脑及其周围组织因炎症或粘连而引起的损害有动眼神经麻痹、视神经炎、前庭窝神经及面神经损害、肢体运动障碍、失语、大脑功能不全、癫痫、脑脓肿等。慢性患者，尤其是婴幼儿，因脑室孔或蛛网膜下隙粘连以及间脑膜间的桥梁静脉发生栓塞性静脉炎，可分别发生脑积水和硬膜下积液。

六、实验室检查

1. 血常规检查　白细胞总数明显增加，一般在 $(10~30)\times10^9/L$ 以上。中性粒细胞明显增多，常在 80%~90% 以上，可出现中毒颗粒和空泡。并发 DIC 者，血小板显著下降。

2. 脑脊液检查　脑脊液检查是明确诊断的重要方法。脑脊液压力升高、外观浑浊，白细胞数明显升高，在 $1000\times10^6/L$ 以上，以中性粒细胞为主，蛋白含量常显著增高，糖及氯化物明显降低。若临床有脑膜炎症状及体征而早期脑脊液检查正常，应于 12~24 小时后再次检查，以免漏诊。

3. 细菌学检查　细菌学检查是确诊的重要手段。应注意标本及时送检、保暖、及时检查。

（1）涂片　取皮肤瘀点组织液和脑脊液离心沉淀物涂片检查。皮肤瘀点检查时，用针尖刺破瘀点上的皮肤，挤出少量血液和组织液，将其涂于载玻片上经革兰染色后镜检，阳性率可达 60%~80%。此法简单易行，是早期诊断的重要方法之一。

（2）细菌培养　可取血液、瘀斑组织液或脑脊液进行细菌培养。注意在应用抗菌药物之前进行标本采集。

1）血培养：脑膜炎奈瑟菌的阳性率较低，但血培养对普通型流脑败血症期、暴发型及慢性败血症型的诊断尤为重要，宜多次采血送检。

2）脑脊液培养：将脑脊液置于无菌试管离心后，取沉淀立即接种于巧克力琼脂培养基，同时注入葡萄糖肉汤，在 5%~10% CO_2 浓度下培养。

（3）内毒素检测　鲎试验的原理是海洋生物鲎的血细胞溶解物与内毒素发生凝集反应。用于检测血清和脑脊液中的内毒素，有助于革兰阴性细菌感染的诊断。

4. 免疫学检查

（1）特异性抗原　用对流免疫电泳、乳胶凝集试验、金黄色葡萄球菌 A 蛋白协同凝集试验、反向被动血凝试验，酶联免疫吸附试验等，检测血液、脑脊液或尿液中的荚膜多糖抗原。一般在病程 1～3 天内可出现阳性。较细菌培养阳性率高，方法简便、快速、敏感、特异性强。

（2）特异性抗体　测定抗体的免疫学试验主要有间接血凝试验、杀菌抗体测定试验等。双份血清抗体效价 4 倍以上增长，则有诊断价值。因抗体多在发病 1 周后开始升高，故不能作为早期诊断指标。

5. 其他

（1）RIA 法检测脑脊液 β_2 微球蛋白　流脑患者明显增高，且与脑脊液中的蛋白含量及白细胞数平行。此项检测更敏感，早期脑脊液检查尚正常时，β_2 微球蛋白即可升高，恢复期可正常。故有助于早期诊断、鉴别诊断、病情监测及预后判断。

（2）核酸检测　应用 PCR 检测患者急性期血清或脑脊液中脑膜炎奈瑟菌的 DNA 特异性片段，方法敏感、特异性高，且不受抗菌药物治疗的影响。

七、诊断与鉴别诊断

（一）诊断

根据当地疫情、接触史、发病季节、发病年龄、临床表现（突发高热、剧烈头痛、喷射性呕吐、皮肤、黏膜瘀斑及脑膜刺激征）等，结合辅助检查进行诊断。确诊有赖于病原学的阳性发现。

（二）鉴别诊断

1. 其他化脓性脑膜炎　根据病菌侵入途径可初步区别，如肺炎链球菌脑膜炎大多继发于肺炎、中耳炎；葡萄球菌脑膜炎大多发生在葡萄球菌败血症的病程中；革兰阴性杆菌脑膜炎易发生于颅脑手术后；流感嗜血杆菌脑膜炎多发生于婴幼儿；铜绿假单胞菌脑膜炎常继发于腰穿、麻醉、造影或手术后。上述各类细菌性脑膜炎均无明显的季节性，无皮肤瘀点、瘀斑。确诊有赖于细菌学检查。

2. 流行性乙型脑炎　发病季节多在 7～9 月，脑实质损害严重，昏迷、惊厥多见，皮肤一般无瘀点。脑脊液较澄清，细胞数大多在 $(50～500)\times10^6/L$，蛋白量稍增高，糖、氯化物正常。免疫学检查如特异性 IgM 补体结合试验等有助于鉴别。

3. 结核性脑膜炎　多有结核病史或结核病密切接触史，起病缓慢，病程长，有低热、盗汗、消瘦等症状，神经系统症状出现晚，无瘀点、瘀斑，脑脊液外观较清澈，细胞数 $(200～500)\times10^6/L$，以淋巴细胞为主。X 线检查有助于结核病诊断，病原学检测可确诊。

4. 中毒型菌痢　主要见于儿童，发病季节在夏、秋季。短期内有高热、惊厥、昏迷、休克、呼吸衰竭等症状，但无瘀点。脑脊液检查正常。确诊依靠粪便细菌培养。

5. 蛛网膜下隙出血　成人多见，起病突然，以剧烈头痛为主，重者出现昏迷，体温常不升高。脑膜刺激征明显，但无皮肤或黏膜瘀点、瘀斑，无明显中毒症状。脑脊液为血性。脑血管造影可发现动脉瘤、血管畸形等改变。

八、治疗

（一）普通型

1. 一般治疗　卧床休息，加强护理，密切观察病情变化，保持皮肤清洁，防止瘀斑破溃感染，保证足够液体量及电解质。保持呼吸道通畅，预防并发症。

2. 病原治疗　尽早、足量应用细菌敏感并能透过血脑屏障的抗菌药物是病原治疗的原则。近年来脑膜炎奈瑟菌已出现耐药菌株，应引起注意。常用药物有：

（1）青霉素 目前对脑膜炎奈瑟菌仍高度敏感。成人 800 万 U，每 8 小时 1 次；儿童 20 万～40 万 U/kg，分 3 次加入 5% 葡萄糖液中静脉滴注，疗程 5～7 天。

（2）头孢菌素 第三代头孢菌素对脑膜炎奈瑟菌抗菌活性强，易透过血脑屏障，且毒性低。头孢噻肟钠，成人 2g，儿童 50mg/kg，每 6 小时静脉滴注 1 次；头孢曲松，成人 2g，儿童 50～100mg/kg，每 12 小时静脉滴注 1 次。疗程 7 天。

（3）氯霉素 易透过血脑屏障，对脑膜炎奈瑟菌有良好抗菌活性，但抑制骨髓造血，故一般不推荐应用。只适用于不宜用磺胺嘧啶和青霉素的患者。成人 2～3g/d，儿童 50mg/（kg·d），分次加入葡萄糖液中静脉滴注，疗程 5～7 天。

（4）磺胺嘧啶 在脑脊液中浓度高，但对败血症期疗效欠佳。剂量：成人每天 6～8g，小儿 75～100mg/kg，分 4～6 次口服，也可肌内注射、静脉注射或静脉滴注。

3. 对症治疗 高热时可用物理降温及退热药物，如有颅内压升高，可用 20% 甘露醇 1～2g/kg，脱水降颅内压，每 4～6 小时 1 次，快速静脉滴注。可与 50% 葡萄糖交替应用，以减少甘露醇用量。

（二）暴发型

1. 休克型

（1）尽早应用有效抗菌药物 青霉素 G，20 万～40 万 U/（kg·d），用法同前。

（2）迅速纠正休克 ①扩充血容量及纠正酸中毒：最初 1 小时内成人 1000ml，儿童 10～20ml/kg，快速静脉滴注。输注液体为 5% 碳酸氢钠液 5ml/kg 和低分子右旋糖酐液。此后酌情使用晶体液和胶体液，24 小时输入液量在 2000～3000ml 之间，儿童为 50～80ml/kg，其中含钠液体应占 1/2 左右，补液量应视具体情况而定。原则为"先盐后糖、先快后慢"。用 5% 碳酸氢钠液纠正酸中毒。②血管活性药的应用：在扩容、纠酸的基础上，若休克仍未好转，可用血管活性药。常用药物为莨菪类，首选副作用较小的山莨菪碱（654-2），每次 0.3～0.5mg/kg，重者可用 1mg/kg，每 10～15 分钟静脉注射 1 次，见面色转红、四肢温暖、血压上升后，减少剂量，延长给药时间而逐渐停药。阿托品可替代山莨菪碱。也可用多巴胺，2～6μg/（kg·min），根据治疗效果调整速度与浓度。

（3）肾上腺糖皮质激素 用于毒血症症状明显的患者。地塞米松，成人 10～20mg/d，儿童 0.2～0.5mg/（kg·d），分 1～2 次静脉滴注。疗程一般不超过 3 天。

（4）DIC 的治疗 尽早应用肝素，0.5～1.0mg/kg，以后可 4～6 小时重复一次。应用肝素时，用凝血时间监测，要求凝血时间维持在正常值的 2.5～3 倍为宜。

2. 脑膜脑炎型

（1）抗菌药物的应用 用法同休克型。

（2）防治脑水肿 及早发现脑水肿，积极脱水治疗，预防脑疝的发生。可用甘露醇，此外还可使用白蛋白、呋塞米、肾上腺糖皮质激素等治疗。

（3）防治呼吸衰竭 保持呼吸道通畅，必要时气管插管，使用呼吸机治疗。

九、预防

（一）控制传染源

对患者予以隔离治疗，隔离至症状消失后 3 天，一般不少于病后 7 天。

（二）切断传播途径

流行期间做好卫生宣传。应尽量避免大型集会及集体活动，不要携带儿童到公共场所，外出应戴口罩。

（三）保护易感人群

1. 菌苗预防注射　以 15 岁以下儿童为主要对象，新兵入伍及免疫缺陷者均应注射。国内多年应用脑膜炎奈瑟菌 A 群多糖菌苗，保护率达 90% 以上。近年由于 C 群的流行，我国已开始接种 A + C 结合菌苗，也有很高的保护率。

2. 药物预防　密切接触者可用复方磺胺甲噁唑，成人 2g/d，儿童 50 ~ 100mg/kg，分 2 次服用，连用 3 天。另外，头孢曲松、氧氟沙星等也能起到良好的预防作用。

第五节　布鲁菌病

布鲁菌病（brucellosis）又称布氏菌病或波状热，是由布鲁菌（Brucella）引起的动物源性传染病。其临床特点为长期发热、多汗、关节疼痛、肝、脾及淋巴结肿大、易复发等。

一、病原学

布鲁菌是一组革兰阴性短小杆菌，长 0.5 ~ 1.5μm，宽 0.4 ~ 0.8μm。无芽孢、无鞭毛，光滑型菌株有微荚膜。

WHO 布鲁菌病专家委员会把布鲁菌属分为 6 个生物种和 19 个生物型，其中羊布鲁菌（Brucella melitensis）、牛布鲁菌（B. abortus）、猪布鲁菌（B. suis）、犬布鲁菌（B. canis）四种对人类致病。羊布鲁菌致病力最强，可致严重的急性病理过程和致残性并发症；猪布鲁菌次之，感染时常伴化脓性损害，病程较长；牛布鲁菌常与轻型和散发病例有关；犬布鲁菌感染多呈隐匿发病，常复发，呈慢性经过。我国布鲁菌病的病原体以羊布鲁菌为主，其次为牛布鲁菌。

布鲁菌对光、热、常用化学消毒剂等均敏感，湿热 60℃ 或日光下曝晒 10 ~ 20 分钟可杀死此菌，3% 漂白粉和甲酚数分钟内能将其杀灭。但在外界环境中的生存力较强，在皮毛、乳及乳制品中可长期存活，在病畜的分泌物、排泄物及死畜脏器中能生存约 4 个月，在食品中约生存 2 个月。

二、流行病学

（一）传染源

目前已知有 60 多种家畜、家禽、野生动物为布鲁菌病的宿主。与人类有关的传染源主要是羊、牛和猪，其次是犬、鹿、马、骆驼等。染菌动物首先在同种动物间传播，造成带菌或发病，随后波及人类。

（二）传播途径

1. 接触传播　直接接触病畜或其排泄物、阴道分泌物、娩出物；或在饲养、挤奶、剪毛、屠宰以及加工皮、毛、肉等过程中，经皮肤微伤口或眼结膜感染；也可间接接触病畜污染的环境及物品而感染。

2. 消化道传播　进食被病菌污染的食品、水、生乳及未熟病畜肉类时，病菌可自消化道进入体内。

3. 呼吸道传播　病菌污染环境后可形成气溶胶，可通过呼吸道感染。

4. 其他途径　如苍蝇携带，蜱叮咬等。

（三）人群易感性

人群普遍易感，病后可获得一定免疫力，再次感染发病者有 2% ~ 7%。

（四）流行特征

1. 地区性　本病全球分布，每年上报 WHO 的病例数逾 50 万。我国主要流行于西北、东北、青藏高原及内蒙古等牧区。

2. 季节性　本病多发生于春末夏初或夏秋之间，与羊的产羔季节有关。

3. 高危人群　主要包括兽医、畜牧者、屠宰工人、皮毛工人和进食被污染的动物产品或制品者。青壮年男性牧民发病率高，与接触机会多有关。

三、发病机制与病理变化

（一）发病机制

细菌、毒素以及超敏反应均不同程度地参与疾病的发生和发展过程。

布鲁菌自皮肤或黏膜进入人体后，随淋巴液到达淋巴结，被吞噬细胞吞噬。如未能将其杀灭，则细菌在细胞内生长繁殖，形成局部原发病灶。此阶段相当于潜伏期。细菌在吞噬细胞内大量繁殖导致吞噬细胞破裂，随之大量细菌进入淋巴液和血液循环形成菌血症。血液中的细菌又被单核细胞吞噬，并随血流带至全身，在肝、脾、骨髓、淋巴结等处的单核－吞噬细胞系统内繁殖，形成多发性病灶。当病灶内释放出来的细菌超过吞噬细胞的吞噬能力时，则在细胞外生长、繁殖，临床呈现明显的败血症。在机体各因素的作用下，病原菌释放出内毒素及菌体其他成分，造成临床上不仅有菌血症、败血症的表现，还有毒血症的表现。内毒素在病理损伤、临床症状方面起重要作用。机体免疫功能正常时，通过细胞免疫及体液免疫清除病原菌而获痊愈。如果免疫功能不健全，或感染的菌量大、毒力强，则部分细菌逃脱免疫，又可被吞噬细胞吞噬带入各组织器官形成新的感染灶。经过一定时间后，感染灶的细菌生长繁殖再次入血，导致疾病复发，如此反复成为慢性感染。

（二）病理解剖

本病病理损伤广泛，受损的组织不仅包括肝、脾、骨髓、淋巴结，还累及骨、关节、血管、神经、内分泌及生殖系统。损伤涉及间质细胞和实质细胞，其中以单核－吞噬细胞系统的病变最为显著。肝、脾、淋巴结、心、肾等处，以浆液性炎症渗出为主，间或有少许坏死细胞；淋巴细胞、单核－吞噬细胞增生，疾病早期尤为显著，常呈弥漫性，稍后常伴纤维细胞增殖；病灶中可见由上皮细胞、巨噬细胞及淋巴细胞、浆细胞组成的肉芽肿。肉芽肿进一步发生纤维化，最后造成组织器官硬化。

四、临床表现

潜伏期 1～3 周，可长至数月，平均 2 周。

临床上可分为亚临床感染、急性感染、亚急性感染和慢性感染。可出现局限性感染、并发症和复发等。国外分为 3 期：①急性期：指患病 3 个月以内；②亚急性期：3 个月到 1 年；③慢性期：1 年以上。

1. 亚临床感染　常发生于高危人群，血清学检测 30% 以上有高水平的布鲁菌抗体。不能追及明确的临床感染史。

2. 急性和亚急性感染　本病起病多较缓慢，主要临床表现为发热、多汗、乏力、关节炎、睾丸炎等。典型热型为波状热，每次发热 1 周至数周，然后逐渐退热，经数日至数周后又发热，如此反复数次。其他热型可为弛张热、不规则热及持续低热等。

多汗是本病的突出症状，每于夜间或凌晨退热时大汗。70% 以上出现游走性大关节疼痛，可累及一个或数个关节。男性患者 20%～40% 发生睾丸炎或附睾炎。还可出现头痛、神经痛、肝、脾、淋巴结肿大等。

3. 慢性感染 病程持续 1 年以上称为慢性布鲁菌病。多与不恰当的治疗和局部病灶的持续感染有关。可由急性期发展而来；也可缺乏急性期病史，由无症状感染或轻症逐渐变为慢性。慢性期症状多不明显，也不典型，呈多样表现。主要表现为疲劳、全身不适、精神抑郁。部分患者表现为固定而顽固的关节或肌肉疼痛，反复发作达数年之久。少数患者有骨和关节的器质性损害。

4. 复发 经系统治疗后约 10% 的患者出现复发。复发时间可在初次治疗后的数月内，亦可在多年后发生。其机制与布鲁菌可在细胞内寄生有关。

5. 局限性感染 布鲁菌可局限在某一器官中，有相应的临床表现和检查发现。

五、实验室检查

1. 血常规 白细胞计数正常或稍偏低，淋巴细胞增多，分类可达 60% 以上。血沉在各期均加快。病程长者可有轻或中度贫血。

2. 病原学检查 取血液、骨髓、组织、脑脊液等做细菌培养，10 天以上才可获阳性结果。近年来开展的 PCR 检测布鲁菌 DNA，速度快，与临床符合率高。

3. 免疫学检查

（1）凝集试验 虎红平板（RBPT）或平板凝集试验（PAT）结果为阳性，用于初筛。常用试管凝集试验来检测特异性 IgM。特异性 IgM 抗体在发病 1～7 天后出现，滴度 ≥1∶160 或效价 4 倍以上增长有诊断意义。凝集试验的高抗体滴度持续时间长，不能区别复发与既往感染。

（2）补体结合试验 特异性 IgG 抗体在发病 3 周后出现，此抗体维持时间长，对诊断慢性布鲁菌病意义较大。此试验特异性高，抗体效价 1∶10 为阳性。

（3）抗人球蛋白试验（Coombs test） 检测不完全抗体，比凝集试验更灵敏，而且阳性出现早，消失晚。但操作复杂，一般仅用于凝集试验阴性的病例。

六、诊断与鉴别诊断

（一）诊断

1. 流行病学资料 有流行地区，有接触羊、牛、猪等家畜或其皮毛，饮用未消毒的羊奶、牛奶等流行病学史，对诊断有重要参考意义。

2. 临床表现 反复发作的发热，伴有多汗、游走性关节痛等。查体发现肝、脾及淋巴结肿大。如有睾丸肿大疼痛，神经痛，则可基本作出诊断。

3. 辅助检查 血液、骨髓及其他体液等培养阳性即可确诊。免疫学检查阳性，结合病史及临床表现亦可作出诊断。

（二）鉴别诊断

本病急性期需与伤寒、风湿热、疟疾、结核病、败血症等鉴别，慢性期主要与各种骨、关节疾病、神经症等鉴别。

七、治疗

（一）急性和亚急性感染

1. 对症和一般治疗 注意休息、在补充必需营养的基础上，给予对症治疗。

2. 病原治疗 选择能进入细胞内的抗菌药物。WHO 把利福平（600～900mg/d）与多西环素（200mg/d）联合应用作为首选方案，连用 6 周。亦可选用四环素与利福平联合治疗。有神经系统受累者选用四环素（2g/d，6周）加链霉素（1g/d，3周），应用广泛，复发率低。此外喹诺酮类药物亦可考虑应用。

（二）慢性感染

治疗较为复杂，包括病原治疗、脱敏治疗及对症治疗。

1. 病原治疗　与急性和亚急性感染者的治疗基本相同，必要时可重复治疗几个疗程。

2. 脱敏治疗　采用少量多次注射布鲁菌抗原的方法，既避免引起剧烈的组织损伤，又起到一定的脱敏作用。

3. 对症治疗　根据患者的具体情况采取相应的治疗方法。

八、预防

我国主要采取以畜间免疫为主的"检、免、处、消"相结合的综合性预防措施，即畜间全部检疫、健康畜全部免疫、病畜全部处杀、污染环境消毒，已使布鲁菌病的发病率显著下降。

（一）控制传染源

对牧场、乳厂和屠宰场的牲畜进行定期卫生检查。检出的病畜，应及时隔离治疗，必要时宰杀。病畜的流产物及死畜必须深埋。对其污染的环境用20%漂白粉或10%石灰乳消毒。病畜乳及其制品必须煮沸消毒。皮毛消毒后还应放置三个月以上，方准其运出疫区。病畜、健畜分群、分区放牧，病畜用过的牧场需经三个月自然净化后才能供健康牲畜使用。

（二）切断传播途径

加强对畜产品的卫生监督，禁食病畜肉、内脏及其乳品。防止病畜或患者的排泄物污染水源及其周围环境。对与牲畜或畜产品接触密切者，要进行宣传教育，做好个人防护。

（三）保护易感人群

易感者及健康牲畜除注意防护外，重要措施是进行菌苗接种。对接触羊、牛、猪、犬等牲畜的饲养员、挤奶员、兽医、屠宰人员、皮毛加工人员等，均应进行预防接种。

PPT

第六节　猩红热

猩红热（scarlet fever）是由A组β型溶血性链球菌引起的急性呼吸道传染病。其临床特征为发热、咽峡炎、全身弥漫性鲜红色皮疹和疹退后明显脱屑。少数患者病后可出现超敏反应性心、肾、关节损害。

一、病原学

A组β型溶血性链球菌（*group A β – hemolytic streptococcus*）亦称化脓性链球菌（*Streptococcus pyogenes*），直径$0.6\sim1.0\mu m$，革兰染色阳性。初从体内检出时带有荚膜，无芽孢，无鞭毛。易在血液培养基上生长，并产生完全（β型）溶血。按其菌体细胞壁上所含多糖类抗原（C抗原）的不同，可分为A~U（无I、J）19个组，A组是猩红热的主要病原体。A组又可依其表面蛋白抗原M分为100多个血清型。该M蛋白是细菌的菌体成分，对中性粒细胞和血小板均具有免疫毒性作用。M蛋白和细菌荚膜都有抗吞噬作用。近来证明链球菌产生的脂壁酸对生物膜有较高的亲和力，有助于链球菌黏附于人的上皮细胞。链球菌能产生A、B、C、D四种抗原性不同的致热性外毒素（即红疹毒素），均能致发热和猩红热皮疹，并可抑制吞噬系统和 T 细胞的功能，触发 Schwartzman（内毒素出血性坏死）反应。此外，该细菌能产生多种蛋白酶：①链激酶（溶纤维蛋白酶）：溶解血块并阻止血浆凝固；②透明质酸酶（扩散因子）：溶解组织间的透明质酸，利于细菌在组织内扩散；③链球菌 DNA 酶：又称脱氧核糖核酸酶，能裂解具有高黏稠度的 DNA，从而破坏宿主的组织和细胞。

A 组 β 型溶血性链球菌对热及干燥的抵抗力较弱，56℃ 30 分钟及一般消毒剂均可将其杀灭，但在痰及脓液中可生存数周。

二、流行病学

（一）传染源

主要是患者和带菌者。自发病前 24 小时至疾病高峰时期传染性最强。A 组 β 型溶血性链球菌引起的咽峡炎，排菌量大且不易被隔离，是重要的传染源。

（二）传播途径

主要经空气飞沫传播。亦可经皮肤伤口或产道等处感染，后者称为"外科型猩红热"或"产科型猩红热"。

（三）人群易感性

普遍易感。感染后人体可产生抗菌免疫和抗毒免疫。抗菌免疫主要来自抗 M 蛋白的抗体，具有型特异性，可抵抗同型菌的侵犯，但对不同型别的链球菌感染无保护作用。抗红疹毒素的免疫力较持久，但由于红疹毒素有 5 种血清型，其间无交叉免疫，若再次感染不同类型红疹毒素的 A 组溶血性链球菌仍可再次发病。

（四）流行特点

本病多见于温带地区，寒带和热带少见。全年均可发病，但冬、春季节发病较多，夏、秋季少。可发生于任何年龄，但以儿童最为多见，5～15 岁为好发年龄。

近 40 年来，猩红热的流行明显缓和，临床表现渐趋轻症化，病死率明显下降。其原因可能与下列因素有关：①敏感的抗菌药物的广泛应用及长时间外界环境的作用，引起链球菌变异；②早期应用抗菌药物使链球菌很快被抑制或杀灭，控制了症状的进一步加重。

三、发病机制与病理变化

猩红热的临床表现主要由化脓性、中毒性和超敏反应性病变综合而成。

1. 化脓性病变 A 组 β 型溶血性链球菌借助脂壁酸黏附于黏膜上皮细胞，进一步侵入组织引起炎症，通过 M 蛋白保护细菌不被吞噬，在透明质酸酶、链激酶及溶血素的作用下，使炎症扩散和引起组织坏死。

2. 中毒性病变 病原菌所产生的红疹毒素及其他产物经咽部丰富的血管进入血流，引起发热、头痛、食欲缺乏等全身中毒症状。红疹毒素则引起皮肤血管充血、水肿，上皮细胞增殖，白细胞浸润，以毛囊周围最为明显，形成典型的猩红热样皮疹，最后表皮死亡而脱落。黏膜充血，有时呈点状出血，形成"内疹"。肝、脾、淋巴结可有充血和脂肪变性，心肌可有水肿和变性。肾可有间质性炎症。

3. 超敏反应性病变 个别患者于病程第 2、3 周时，可出现超敏反应性变化，主要见于心和肾的浆液性炎症。可能系因 A 组链球菌的某些型与被感染者的心肌、心脏瓣膜、肾小球基底膜的抗原相似，产生特异性免疫后引起交叉免疫反应；或可能因抗原抗体复合物沉积而致。

四、临床表现

潜伏期 1 ~ 7 天，一般 2 ~ 3 天。

1. 普通型 流行期间大多数属于此型。典型临床表现有：

（1）发热 可达 39℃ 左右，多为持续性，伴有头痛、全身不适等全身中毒症状。发热的高低及热程均与皮疹的多寡及其消长相一致。自然病程约 1 周。

（2）咽峡炎 表现有咽痛、吞咽痛，局部充血并可有脓性渗出。腭部可见有充血或出血性黏膜疹，可先于皮疹出现。颈部及颌下淋巴结呈非化脓性改变，肿大，有压痛。

（3）皮疹 发热后第 2 天开始发疹，始于耳后、颈部及上胸部，24 小时内迅速蔓及全身。典型的皮疹是在弥漫性充血的皮肤上出现分布均匀的针尖大小的丘疹，伴有痒感。部分患者可见带黄白色脓头且不易破溃的皮疹，称为"粟粒疹"。严重者可见出血性皮疹。在皮肤皱褶处，皮疹密集或因摩擦出血而呈紫色线状，称为"线状疹"（亦称 Pastia 线）。如颜面部位仅有充血而无皮疹，口鼻周围充血不明显，与面部充血相比之下显得发白，称为"口周苍白圈"。多数情况下，皮疹于 48 小时达高峰，随后依出疹顺序开始消退，2 ~ 3 天内退尽，但重者可持续 1 周左右。疹退后开始皮肤脱屑，皮疹越多越密集脱屑越明显，以粟粒疹为重，多呈片状脱皮，掌、指（趾）处由于角化层较厚，片状脱皮常完整，呈指或趾套状，而面部及躯干常为糠屑状。

出疹同时可出现舌乳头肿胀，初期舌面覆盖白苔，明显红肿的舌乳头凸出于白苔之外，称为"草莓舌"，2 ~ 3 小时后舌苔脱落，舌面光滑呈绛红色，舌乳头凸起，称为"杨梅舌"。

2. 中毒型 中毒症状明显，高热、头痛、剧烈呕吐，甚至神志不清，可出现中毒性心肌炎、中毒性肝炎及中毒性休克等。咽峡炎不重但皮疹很明显，可为出血性。但若发生休克，则皮疹常变成隐约可见。病死率高，目前很少见。

3. 脓毒型 主要表现为咽部严重的化脓性炎症、坏死及溃疡，渗出物多，往往形成脓性假膜。常可波及邻近组织引起颈淋巴结炎、化脓性中耳炎、鼻窦炎等。亦可侵入血液循环引起败血症及迁徙性化脓性病灶。目前已罕见。

4. 外科型 包括产科型，病原菌经伤口或产道侵入而致病，故没有咽峡炎，皮疹始于伤口或产道周围，然后延及全身，中毒症状较轻，预后也较好。伤口分泌物培养可获得病原菌。

五、并发症

初期可发生化脓性和中毒性并发症，如化脓性淋巴结炎、化脓性中耳炎及中毒性心肌炎、中毒性肝炎等。在病程 2 ~ 3 周，主要有风湿病、肾小球肾炎和关节炎，为超敏反应所致。近年由于早期应用抗菌药物使病情得以控制，故并发症少见。

六、实验室检查

1. 血常规检查 白细胞总数增高，多在（10 ~ 20）× 10^9/L，中性粒细胞常在 80% 以上，严重患者可出现中毒颗粒。出疹后嗜酸性粒细胞增多，占 5% ~ 10%。

2. 尿液 常规检查常无明显异常改变，若发生肾脏超敏反应并发症时，可出现尿蛋白、红细胞、白细胞及管型。

3. 病原学检查 咽拭子或其他病灶分泌物培养可有 β 型溶血性链球菌生长。

4. 血清学检查 可用免疫荧光法检测咽拭子涂片进行快速诊断。

七、诊断与鉴别诊断

（一）诊断

1. 流行病学资料　当地有本病流行，有猩红热或咽峡炎患者接触史。

2. 临床表现　骤起发热、咽峡炎、病后 2 天内出疹，为在充血的皮肤上有猩红色皮疹者。若疹退后皮肤有脱屑，则临床诊断可能性更大。

3. 辅助检查

（1）外周血白细胞总数高，中性粒细胞比值高，出现中毒颗粒。出疹后嗜酸性粒细胞增多。

（2）咽拭子或脓液培养分离出 A 组 β 型溶血性链球菌，或上述标本涂片用免疫荧光法检测有 A 组溶血性链球菌。

（3）狄克（Dick）试验在发病早期呈阳性，而恢复期转为阴性者。用稀释的红疹毒素 0.1ml（相当于 1 个皮肤试验单位）做皮内注射，24 小时后局部红肿直径超过 1cm 者为阳性，提示无抗毒免疫力，对猩红热易感；如为阴性，则表示有抗毒免疫力。

（二）鉴别诊断

在出皮疹前咽峡炎与一般急性咽峡炎较难鉴别，病原学检查有助于诊断。金黄色葡萄球菌感染、药物疹等，也能引起猩红热样皮疹。其他如麻疹、风疹等发疹性疾病，均需与猩红热鉴别。

八、治疗

（一）一般治疗

包括急性期卧床休息，呼吸道隔离。

（二）病原治疗

早期病原治疗可缩短病程，减少并发症。青霉素为首选药物，成人 80 万 U/次，每天 2 ~ 4 次，儿童每天 2 万 ~ 4 万 U/kg，分 2 ~ 4 次。根据病情选择肌内注射或静脉给药途径，疗程 5 ~ 7 天。中毒性或脓毒性患者成人可加大剂量到 800 万 ~ 2000 万 U/d，儿童 20 万 U/（kg·d），分 2 ~ 3 次静脉滴注，连续用药到热退后 3 天。用青霉素治疗 80% 的患者 24 小时后即可退热，皮疹亦随之逐渐消退。近年对青霉素耐药的菌株有所增多，值得关注。

青霉素过敏者可选用红霉素，疗程同青霉素，亦可选用第一代头孢菌素等。

（三）对症治疗

若发生感染中毒性休克，要积极补充血容量，纠正酸中毒，给予血管活性药等。对已化脓的病灶，必要时给予切开引流或手术治疗。

九、预防

（一）隔离患者

住院或家庭隔离至咽拭子培养 3 次阴性，且无化脓性并发症出现，可解除隔离（自治疗日起不少于 7 天）。咽拭子培养持续阳性者应延长隔离期。

（二）接触者的处理

对接触者医学观察 7 天，并可用苄星青霉素 120 万 U 肌内注射一次进行预防。儿童机构内有本病流行时，对咽峡炎或扁桃体炎患者，亦应按猩红热隔离治疗。流行期间应避免到人群密集的公共场所，接触患者应戴口罩。

目标检测

答案解析

一、选择题

1. 典型伤寒的临床表现是

    A. 持续发热、脾肿大、玫瑰疹、相对缓脉、血 WBC 减少，嗜酸性粒细胞减少

    B. 持续发热、脾肿大、瘀点、重脉、血 WBC 减少，嗜酸性粒细胞减少

    C. 不规则热、脾肿大、玫瑰疹、相对缓脉、血 WBC 增多，嗜酸性粒细胞增多

    D. 弛张热、脾肿大、玫瑰疹、相对缓脉、血 WBC 增多，嗜酸性粒细胞减少

    E. 间歇热、脾肿大、玫瑰疹、相对缓脉、血 WBC 减少，嗜酸性粒细胞减少

2. 伤寒最严重的并发症是

    A. 肠出血　　　　　　　B. 肠穿孔　　　　　　　C. 支气管肺炎

    D. 中毒性肝炎　　　　　E. 溶血性尿毒综合征

3. 下列不属于普通型细菌性痢疾临床特征的是

    A. 腹痛、腹泻明显，排黏液脓血便

    B. 急性高热

    C. 大便常规检查发现大量白细胞

    D. 迅速发生休克，呼吸衰竭

    E. 查体有左下腹压痛，肠鸣音活跃

4. 霍乱最常见的严重并发症及引起死亡的原因之一是

    A. 肠出血　　　　　　　B. 肠穿孔　　　　　　　C. 急性肾衰竭

    D. 急性肺水肿　　　　　E. 低钾血症

5. 流行性脑脊髓膜炎的最主要临床表现是

    A. 高热、昏迷、抽搐、呼吸衰竭

    B. 持续性发热、相对缓脉、玫瑰疹

    C. 发热、头痛、呕吐、皮肤瘀点、脑膜刺激征

    D. 发热、头痛、呕吐、随之昏迷

    E. 高热、惊厥

6. 关于猩红热的临床表现，下列叙述不妥的是

    A. 起病急，发热，咽峡炎，第 2 天出现皮疹

    B. 皮疹为红斑疹，弥漫性

    C. 舌苔可出现"草莓舌"、"杨梅舌"变化

    D. 皮疹的密集程度与发热的高低关系不大

    E. 咽峡部充血，有脓性分泌物

7. 患者，女，22 岁，发病前一晚食用不新鲜的鱼，频繁腹泻，水样便，继之呕吐，无腹痛，亦不发热，有口渴，尿少，腓肠肌疼痛。体格检查：T 36℃，BP 80/50mmHg，P 120 次/分，脱水貌，精神差，心、肺、腹未见异常，四肢冰凉，大便镜检 WBC 0～2 个/HP。最可能的诊断是：

    A. 嗜盐杆菌食物中毒

B. 沙门菌属感染

C. 葡萄球菌食物中毒

D. 急性菌痢中毒型

E. 霍乱

8. 患儿, 女, 7岁, 发热、头痛、呕吐2天, 于2月10日入院。体检: 急性病容, 神志清楚, 精神弱, 血压10.7/8.0kPa (80/60mmHg), 颈部有抵抗感, 眼结膜、皮肤上有出血点及瘀斑, 克氏征、布氏征均阴性。白细胞总数25×10^9/L, 中性粒细胞为90%, 淋巴细胞为10%, 脑脊液微混, 蛋白1.56g/L, 白细胞15×10^9/L, 中性粒细胞90%, 淋巴细胞10%, 糖1.4mmol/L, 尿蛋白 (＋), 诊断应考虑

A. 流行性脑脊髓膜炎　　　B. 流行性乙型脑炎　　　C. 流行性出血热

D. 脑型疟疾　　　E. 败血症

二、思考题

1. 简述伤寒的诊断依据。

2. 中毒性菌痢和流行性乙型脑炎的异同点有哪些?

3. 简述布鲁菌病复发的机制。

(余芳　徐慧　李雪甫　王瑞)

书网融合……

本章小结　　　　微课1　　　　微课2　　　　题库

第五章　钩端螺旋体病

PPT

学习目标

1. 通过本章学习，重点掌握钩端螺旋体病的流行病学特点、临床表现、诊断、鉴别诊断和预防措施；熟悉钩端螺旋体病的病原学、实验室检查方法；了解钩端螺旋体病的发病机制和病理变化。

2. 具备诊断和治疗钩端螺旋体病、预防和处理赫氏反应的能力；能够对钩端螺旋体病进行预防宣教。

》 情境导入

情境描述　王某，男，38 岁，四川省夹江县农民，因畏寒、发热伴全身乏力、肌肉疼痛 2 天于 2022 年 10 月 5 日入院。病前 2 周一直在稻田收割水稻。入院查体：T 39.6℃，神清。双侧腹股沟均可触及多枚肿大淋巴结，表面不红，有轻触痛，双眼结膜充血。心、肺、腹检查未见异常。双下肢腓肠肌有明显触痛。血常规：Hb 130g/L，WBC 8.0×10^9/L；尿常规：尿蛋白（＋）。

讨论　1. 该患者的初步诊断是什么？

2. 该患者应如何确诊及治疗？

钩端螺旋体病（leptospirosis）简称钩体病，是由致病性钩端螺旋体（简称钩体）所引起的急性动物源性传染病。本病几乎遍及世界各地，我国的绝大部分地区有散发或流行。鼠类和猪是主要传染源，经皮肤和黏膜接触含钩体的疫水而感染。主要临床特征早期为钩端螺旋体败血症，中期为各脏器损害和功能障碍，后期为各种变态反应性后发症，重症患者可并发黄疸、肺出血、肝、肾功能衰竭、脑膜炎等，甚至危及生命。

一、病原学

钩体呈细长丝状，有 12～18 个螺旋，长 6～20μm，宽约 0.1μm，菌体的一端或两端弯曲成钩状。钩体革兰染色阴性，在光学显微镜下，镀银染色易查见。在暗视野显微镜或相差显微镜下，可见钩体沿长轴旋转运动，有较强的穿透力。在电镜下观察钩体由圆柱形菌体、轴丝（又称鞭毛）和外膜 3 部分组成，外膜具有抗原性和免疫原性，其相应抗体为保护性抗体。

钩体需氧，常用含兔血清培养基培养，培养的适宜温度为 28～30℃，生长缓慢，约需 1 周以上。用幼龄豚鼠腹腔内接种分离，可显著提高分离阳性率。钩体抵抗力弱，在干燥环境下数分钟死亡，对常用的各种消毒剂均无抵抗力，极易被稀盐酸、70% 乙醇、含氯石灰、苯酚和肥皂水所灭活。但在 pH 7.0～7.5 的潮湿土壤和水中，可存活 1～3 个月。

钩体的抗原结构复杂，全世界已发现 24 个血清群，200 多个血清型，新菌型仍在不断发现中。我国已知有 19 群、74 型，常见的流行群是黄疸出血群、波摩那群、犬群、流感伤寒群、澳洲群、秋季群、七日群和爪哇群。波摩那群分布最广，是洪水型和雨水型的主要菌群；黄疸出血群毒力最强，是稻田型的主要菌群。钩体的型别不同，其毒力和致病性也不同。某些钩体的细胞壁含有内毒素样物质，有较强的致病作用。

二、流行病学

（一）传染源

钩体的动物宿主相当广泛，在我国证实有 80 多种动物，鼠类和猪是主要的储存宿主和传染源。鼠类以黑线姬鼠、黄胸鼠、褐家鼠和黄毛鼠最为重要，是我国南方稻田型钩体病的主要传染源。鼠感染钩体后带菌率高，带菌时间长，甚至终生带菌，由尿排出钩体污染水、土壤及食物。猪是我国北方钩体病的主要传染源。猪带菌率高，排菌时间长和排菌量大，与人接触密切，易引起洪水型或雨水型流行。人带菌时间短，排菌量小，人尿为酸性不宜钩体生存，故一般认为人作为传染源的意义不大。

（二）传播途径

直接接触病原体是主要的途径，带钩体的动物排尿污染周围环境，人与环境中污染的水接触是本病的主要感染方式。皮肤，尤其是破损的皮肤和黏膜是钩体最主要的入侵途径。在饲养或屠宰家畜过程中，可因接触病畜或带菌牲畜的排泄物、血液和脏器等而感染。亦有个别经鼠、犬咬伤者，患者护理人员，实验室工作人员感染的报道。消化道传播为进食被鼠尿污染的食物和水，经口腔和食管黏膜而感染。

（三）人群易感性

人对钩体普遍易感，感染后可获较强同型免疫力，但不同型别无交叉免疫。新入疫区人口的发病率往往高于原疫区居民，病情也较重。

（四）流行特征

1. 地区分布 本病分布广泛，几乎遍及世界各地，热带、亚热带地区流行较为严重。我国除新疆、甘肃、宁夏、青海外，其他地区均有本病散发或流行，尤以西南和南方各省多见。

2. 季节分布 主要流行于夏、秋季，6~10 月发病最多，但全年均可发生。

3. 年龄、性别及职业分布 以青壮年为主，男性高于女性。疫区儿童亦易感染。多发生于农民、渔民、屠宰工人、野外工作者和矿工等。

4. 流行形式 主要为：稻田型，雨水型，洪水型，其主要特征见表 5-1。

表 5-1 钩体病主要流行类型及其特点

	稻田型	雨水型	洪水型
主要传染源	鼠类	猪与犬	猪
主要菌群	黄疸出血群	波摩那群	波摩那群
传播因素	鼠尿污染	暴雨积水	洪水淹没
感染地区	稻田、水塘	地势低洼村落	洪水泛滥区
发病情况	较集中	分散	较集中
国内地区	南方水稻耕作区	北方和南方	北方和南方
临床类型	流感伤寒型	流感伤寒型	流感伤寒型
	黄疸出血型		少数脑膜脑炎型
	肺出血型		

三、发病机制与病理变化

钩体经破损或正常皮肤与黏膜侵入人体后，经淋巴管或直接进入血流繁殖产生毒素，3~7 天内形成钩体败血症。起病 3 ~ 14 天，钩体进入内脏器官，使其受到不同程度损害，造成中期多个器官损伤。多数患者为单纯败血症，内脏器官损害轻，少数患者有较重的内脏损害，可出现肺出血、黄疸、肾衰竭、脑膜脑炎等。起病后数天至数月为恢复期或后发症期，因免疫病理反应，可出现后发热、眼后发症和神经系统后发症等。

钩体病病情轻重与菌型和人体免疫状态有关。毒力强的钩体常引起黄疸、出血或其他严重表现，而毒力弱者很少引起黄疸与出血。但病情轻重更决定于机体的免疫状态，初入疫区而患病者，病情较重；久居疫区者或接受免疫接种者，病情多较轻。同一菌型可引起不同的临床表现，不同菌型也可引起相同的临床表现。

钩体病的病变基础是全身毛细血管感染中毒性损伤。轻症者常无明显器官、组织损伤或损伤较轻，重症者则可有不同脏器的病理改变。

肝脏可有肿大，包膜下出血；肝细胞混浊肿胀，脂肪变性、坏死；炎性细胞浸润，胆小管内胆汁淤滞等。

肺脏常见病变为肺弥漫性点状出血。光镜下可见肺毛细血管广泛充血，支气管腔和肺泡充满红细胞。电镜下，可观察毛细血管未见裂口，但血管内皮细胞间隙增宽。肺弥漫性出血的机制是非破裂性弥漫性肺毛细血管漏出性出血。钩体及其毒素作用于肺毛细血管导致肺微循环障碍，因凝血机制不正常，形成双肺弥漫性大出血。

肾脏见肾肿大，肾小管上皮细胞变性坏死；间质水肿，可见单核细胞、淋巴细胞浸润和小出血，间质性肾炎是钩体病肾脏的基本病变。

脑膜与脑实质有血管损伤和炎性浸润，表现为脑膜炎和脑炎。

心脏表现为心肌坏死及肌纤维溶解，间质水肿、出血及炎症。

肌肉以腓肠肌病变最为明显，表现为肿胀、横纹消失、出血及炎性细胞浸润。

四、临床表现 [e]微课

潜伏期 7 ~ 14 天，短至 2 天，长至 28 天。典型的临床经过可分为 3 期：早期、中期和后期。

（一）早期（钩体败血症期）

起病后 3 天内，为早期钩体败血症阶段，系各型钩体病所共有，主要表现为全身感染中毒症状，即三症状（发热、肌肉酸痛、乏力）和三体征（眼红、腿痛、淋巴结肿大）。

1. 发热　急起发热，伴畏寒或寒战，体温 39℃左右，多为稽留热，部分患者为弛张热。热程约 7 天，亦可达 10 天。脉搏增快。

2. 全身酸痛　头痛明显，一般为前额痛，全身肌肉酸痛，包括颈、胸、腹、腰背肌和腿肌。

3. 乏力　乏力显著，特别是腿软明显，甚至不能行走和站立。

4. 眼结膜充血　发病第 1 天即可出现眼结膜充血，随后迅速加重，可发生结膜下出血，但无疼痛、畏光，也无分泌物。

5. 腓肠肌疼痛　第 1 病日即可出现腓肠肌疼痛，轻者仅感小腿胀，轻度压痛。重者疼痛剧烈，不能行走，甚至拒按，有一定的特征性。

6. 浅表淋巴结肿大　病后第 2 天出现浅表淋巴结肿大，以腹股沟淋巴结多见，其次是腋窝淋巴结。一般呈黄豆或蚕豆样大，个别也可大如鸽蛋。质较软，有压痛，但无红肿和化脓。

7. 其他　可有咽部疼痛和充血，扁桃体肿大，软腭小出血点，恶心、呕吐、腹泻，肝、脾轻度肿大等。

（二）中期（器官损伤期）

起病后 3~10 天，为症状明显阶段，其表现因临床类型而异。

1. 流感伤寒型　无明显器官损害，是早期临床表现的继续，经治疗热退或自然缓解，病程一般 5~10 天。此型最多见。

2. 肺出血型　在早期感染中毒表现的基础上，于病程第 3~4 天开始，病情加重而出现不同程度的肺出血。

（1）肺出血轻型　痰中带血或咯血，肺部无明显体征或闻及少许啰音，X 线胸片仅见肺纹理增多、点状或小片状阴影，经及时而适当的治疗较易痊愈。

（2）肺弥漫性出血型　原称肺大出血型。本型是在渐进性变化的基础上突然恶化，来势猛，发展快，是近年无黄疸型钩体病的常见死因，其进展可分为以下 3 期：

1）先兆期　患者气促、心慌、烦躁，呼吸、脉搏进行性增快，肺部呼吸音增粗，双肺可闻及散在而逐渐增多的湿啰音，可有血痰或咯血。X 线胸片可见散在点片状阴影或小片融合。此期治疗及时，病情尚易逆转。

2）出血期　若患者在先兆期未得到及时有效的治疗，可出现极度烦躁、气促、发绀；有窒息和恐惧感；呼吸、心率显著加快，第 1 心音减弱或呈奔马律，双肺满布湿啰音，多数有不同程度的咯血。X 线胸片可见双肺广泛点片状阴影或大片融合。救治难度很大。

3）垂危期　如病情未得到控制，可在 1~3 小时或稍长时间内迅速加剧，表现为神志不清、神志恍惚或昏迷，呼吸不规则，高度发绀，大量咯血，继而可从口鼻涌出不凝泡沫状血液，迅速窒息死亡。亦有患者咯血不多，而在进行人工呼吸或死后搬动时才从口鼻涌出大量血液。

以上 3 期演变，短则数小时，长则 24 小时，有时 3 期难以截然划分。偶有暴发起病者，可迅速出现肺弥漫性出血而死亡。

3. 黄疸出血型　此型又称外耳病（Weil disease）。于病程 4~8 天后出现进行性加重的黄疸、出血和肾损害。

（1）肝损害　患者食欲减退，恶心、呕吐；血清丙氨酸氨基转移酶（ALT）升高，黄疸于病程第 10 天左右达到高峰；肝脏轻至中度肿大，触痛；部分患者有轻度脾大。轻症者预后较好，重症者黄疸达正常值 10 倍以上，可出现肝性脑病，多有明显出血和肾衰竭，预后较差。

（2）出血　常见鼻出血，皮肤、黏膜瘀点、瘀斑，咯血，尿血，阴道流血，呕血，严重者有消化道大出血，从而导致休克或死亡。少数患者在黄疸高峰期出现肺弥漫性出血而死亡。

（3）肾脏损害　轻者仅少量蛋白尿，镜下血尿，少量白细胞和管型。重者出现肾衰竭，表现为少尿、大量蛋白尿和肉眼血尿、电解质紊乱、氮质血症与尿毒症。肾衰竭是黄疸出血型的主要死亡原因，占死亡病例的 60%~70%。

4. 肾衰竭型　各型钩体病都可有不同程度肾损害的表现，黄疸出血型的肾损害最为突出。单纯肾衰竭型较少见。

5. 脑膜脑炎型　起病后 2~3 天，出现严重头痛，烦躁，颈项强直，克氏征、布氏征阳性等脑膜炎表现，以及嗜睡、神志不清、谵妄、瘫痪、抽搐与昏迷等脑炎表现。严重者可发生脑水肿、脑疝及呼吸衰竭。脑脊液检查压力增高，蛋白轻度增加，白细胞多在 500×10^6/L 以下，以淋巴细胞为主，糖正常或稍低，氯化物正常。脑脊液中分离到钩体的阳性率较高。仅表现为脑膜炎者预后较好；脑膜脑炎者往往病情重，预后较差。

（三）后期（恢复期或后发症期）

少数患者退热后于恢复期可再次出现症状和体征，称钩体后发症。

1. 后发热　热退后 1~5 天，再次出现 38℃ 左右的发热，不需抗生素治疗，1~3 天可自行退热。后发热与青霉素剂量、疗程无关。

2. 眼后发症　多发生于波摩那群钩体感染。退热后 1 周至 1 个月出现，以葡萄膜炎、虹膜睫状体炎常见，也有虹膜表层炎、球后视神经炎或玻璃体混浊等。有畏光、流泪、眼红、眼痛、视力模糊等症状。预后一般良好，多次反复发作可导致失明。

3. 反应性脑膜炎　少数患者在后发热的同时出现脑膜炎表现，但脑脊液钩体培养阴性，预后良好。

4. 闭塞性脑动脉炎　病后半个月至 5 个月出现，表现为偏瘫、失语、多次反复短暂肢体瘫痪。脑血管造影证实有脑基底部多发性动脉狭窄。

五、实验室检查

1. 一般检查　血白细胞总数和中性粒细胞轻度增高或正常。约 2/3 的患者尿常规有轻度蛋白尿，镜检可见红细胞、白细胞及管型。重型患者可有外周血中性粒细胞核左移，血小板数量下降。

2. 血清学检查

（1）显微凝集试验（microscopic agglutination test，MAT）　检测血清中存在特异性抗体，一般在病后 1 周出现阳性，15~20 天达高峰，可持续数月到数年。凝集效价≥1∶400，或早、晚期两份血清比较，效价增高 4 倍以上即有诊断意义。此法是目前国内最常用的钩体血清学诊断方法。

（2）酶联免疫吸附试验（ELISA）　近年国外已较广泛应用 ELISA 测定血清钩体 IgM 抗体，其特异性和敏感性均高于显微凝集试验。该法还可用于检测脑脊液中的钩体 IgM 抗体，在鉴定原因不明的脑膜炎的病因方面有较高的价值。

3. 病原学检查

（1）血培养　发病 1 周内抽血接种于柯氏培养基，28℃ 培养 1~8 周，阳性率为 20%~70%。由于培养时间长，对急性期患者帮助不大。

（2）分子生物学检查　PCR 可特异、敏感、简便、快速地检测全血、血清、脑脊液（发病 7~10 天）或尿液（发病 2~3 周）中的钩体 DNA。适用于钩体病发生血清转换前的早期诊断。

六、诊断

（一）流行病学资料

流行地区、流行季节，易感者在近 28 天内有接触疫水或接触病畜史。

（二）临床表现

急起发热、全身酸痛、腓肠肌疼痛与压痛、腹股沟淋巴结肿大；或并发有肺出血、黄疸、肾损害、脑膜脑炎；或在青霉素治疗过程中出现赫氏反应等。

（三）实验室检查

特异性血清学检查或病原学检查阳性，可明确诊断。

七、鉴别诊断

根据不同的临床类型进行鉴别。流感伤寒型需与上呼吸道感染、流感、伤寒、败血症等鉴别；肺出血型应与肺结核和大叶性肺炎鉴别；黄疸出血型与急性黄疸型病毒性肝炎、肾综合征出血热、急性溶血性贫血相鉴别；脑膜脑炎型需与病毒性脑膜脑炎、化脓性脑膜炎、结核性脑膜炎等鉴别。

八、治疗

应强调"三早一就地"治疗原则，即早期发现、早期诊断、早期治疗和就地治疗，减少搬运过程中出现意外。

（一）一般治疗

早期卧床休息，给予易消化、高热量饮食，补充液体和电解质，高热者酌情给予物理降温，并加强病情观察与护理。

（二）病原治疗

杀灭病原菌是治疗本病的关键和根本措施，因此强调早期应用有效的抗生素。钩体对多种抗菌药物敏感，如青霉素、庆大霉素、四环素、第三代头孢菌素和喹诺酮类等。

1. 青霉素　为治疗钩体病首选药物。成人常用剂量为每次 40 万 U，每 6～8 小时肌内注射 1 次，疗程 7 天或至退热后 3 天。由于青霉素首剂后患者易发生赫氏反应，现主张青霉素以小剂量肌内注射开始，首剂 5 万 U，4 小时后 10 万 U，逐渐过渡到每次 40 万 U。或者在应用青霉素的同时静脉滴注氢化可的松 200mg，以避免赫氏反应。

赫氏反应是一种青霉素治疗后的加重反应，多在首剂青霉素后半小时至 4 小时发生，是因大量钩体被青霉素杀灭后释放毒素所致，当青霉素剂量较大时，容易发生。故用青霉素治疗钩体病时，宜首剂小剂量和分次给药。其表现为患者突然出现寒战、高热，头痛、全身痛，心率和呼吸加快，原有症状加重，部分患者出现体温骤降、四肢厥冷、血压下降、休克。一般持续 30 分钟至 1 小时。偶可诱发肺弥漫性出血，须高度重视。赫氏反应亦可发生于其他钩体敏感抗菌药物的治疗过程中。

2. 庆大霉素　对青霉素过敏者可改用庆大霉素，每次 8 万 U，每 8 小时肌内注射 1 次，疗程同青霉素。

3. 四环素　每次 0.5g，每 6 小时口服 1 次，疗程 5～7 天。

（三）对症治疗

对于较重钩体病患者均宜常规给予镇静剂，如地西泮、苯巴比妥、异丙嗪或氯丙嗪，必要时 2～4 小时可重复 1 次。

1. 赫氏反应　尽快使用镇静剂，静脉滴注或静脉注射氢化可的松。

2. 肺出血型　尤其是肺弥漫性出血型，及早加强镇静剂使用，及早给予氢化可的松缓慢静脉注射，对严重者，每天用量可达 1000～2000mg。根据心率、心音情况，可给予强心药毛花苷丙。应注意慎用升压药和提高血容量的高渗溶液，补液不宜过快过多，以免加重出血。

3. 黄疸出血型　加强护肝、解毒、止血等治疗，可参照病毒性肝炎的治疗。如有肾功能衰竭，可参照急性肾功能衰竭治疗。

（四）后发症治疗

1. 后发热、反应性脑膜炎　一般采取简单对症治疗，短期即可缓解。

2. 葡萄膜炎　可采用 1% 阿托品或 10% 去氧肾上腺素滴眼扩瞳，必要时可用肾上腺糖皮质激素治疗。

3. 闭塞性脑动脉炎　大剂量青霉素联合肾上腺糖皮质激素治疗，辅以血管扩张药物等。

九、预防

采取综合性预防措施，灭鼠、管理好猪、犬和预防接种是控制钩体病流行和减少发病的关键。

（一）管理传染源

1. 灭鼠　鼠类是钩体病的主要储存宿主，疫区应因地制宜，采取各种有效办法尽力消灭田间鼠类，同时也要消灭家舍鼠类。

2. 猪的管理　开展圈猪积肥，不让畜尿、粪直接流入附近的水沟、池塘、稻田；防止雨水冲刷；加强检疫；畜用钩体疫苗预防注射等。

3. 犬的管理　消灭野犬，拴养家犬，进行检疫。

（二）切断传播途径

1. 改造疫源地　开沟排水，消除死水，在许可的情况下，收割水稻前 1 周放干田中积水；兴修水利，防止洪水泛滥。

2. 环境卫生和消毒　牲畜饲养场所、屠宰场等应搞好环境卫生和消毒工作。

3. 注意个人防护　流行地区、流行季节，不在池沼或水沟中捕鱼、游泳、嬉戏，减少不必要的疫水接触；工作需要时，可穿长筒橡皮靴，戴胶皮手套。

（三）保护易感人群

1. 预防接种　在常年流行地区采用多价钩体菌苗接种，目前常用的钩体疫苗是一种灭活全菌疫苗。对易感人群在钩体病流行前 1 个月完成菌苗接种，一般是 4 月底或 5 月初。接种后 1 个月左右产生免疫力，该免疫力可保持 1 年左右。

 素质提升

种痘免疫法

种痘免疫法，即取天花痘痂制浆接种于健康儿童，使其产生免疫力以预防天花的方法。此项发明是中国人民对人类的重大贡献。相传公元 10 世纪北宋时期已用种痘术预防天花。到公元 16～17 世纪，人痘术在国内成为专业并得以推广。其方法有痘浆法、旱苗法、水苗法、痘衣法四种。前三种都是接种于鼻孔，其痘苗又叫做鼻苗。痘衣法是穿用天花患者患病时所穿的内衣。人痘接种法的创造，是人类免疫学的先驱。这种技术自公元 17 世纪开始，先后传播到俄国、朝鲜、日本、阿拉伯和欧、非各国。公元 1717 年传入英国。直到 1796 年英国人发明牛痘接种法后，才逐步代替。1979 年 10 月 26 日，世界卫生组织宣布全球消灭天花，中国人痘接种法有不可磨灭的历史功绩。

2. 药物预防　对进入疫区短期工作的高危人群，可服用多西环素每次 0.2g，每周 1 次，有预防作用。对高度怀疑已受钩体感染但尚无明显症状者，可每天肌内注射青霉素 80 万～120 万 U，连续 2～3 天。

目标检测

答案解析

一、选择题

1. 钩端螺旋体病常见的临床类型是

A. 流感伤寒型　　　　　　　　　　　　B. 肺出血型

C. 黄疸出血型   D. 脑膜脑炎型

E. 肾衰竭型

2. 患者，男，36 岁，南方农民，因发热、咽痛 3 天来诊。体温最高 39℃，伴寒战、乏力、头痛。查体：结膜充血，软腭可见出血点，双侧腹股沟淋巴结肿大，腓肠肌压痛、质软。实验室检查：血白细胞 9.6×10^9/L，中性粒细胞 76%。患者发病前 1 周参加收割水稻。该患者最可能的诊断为

A. 流行性感冒   B. 伤寒

C. 钩体病   D. 革兰阴性杆菌败血症

E. 金黄色葡萄球菌败血症

3. 患者，男，36 岁，南方农民，因发热、咽痛 3 天来诊。体温最高 39℃，伴寒战、乏力、头痛。查体：结膜充血，软腭可见出血点，双侧腹股沟淋巴结肿大，腓肠肌压痛、质软。实验室检查：血白细胞 9.6×10^9/L，中性粒细胞 76%。患者发病前 1 周参加收割水稻。进一步确诊最常用的检查是

A. 血培养   B. 肥达反应

C. 红细胞沉降率检查   D. 尿常规检查

E. 显微凝集溶解试验

4. 患者，男，36 岁，南方农民，因发热、咽痛 3 天来诊。体温最高 39℃，伴寒战、乏力、头痛。查体：结膜充血，软腭可见出血点，双侧腹股沟淋巴结肿大，腓肠肌压痛、质软。实验室检查：血白细胞 9.6×10^9/L，中性粒细胞 76%。患者发病前 1 周参加收割水稻。该病最重要的治疗是

A. 糖皮质激素   B. 输液

C. 卧床观察   D. 物理降温

E. 青霉素 G

二、思考题

1. 简述钩端螺旋体病的发病机制。
2. 简述钩端螺旋体病的诊断要点。

（殷存静　王瑞　张晓丹）

书网融合……

本章小结

微课

题库

第六章 原虫病

◎ 学习目标

1. 通过本章学习，重点把握疟疾、阿米巴病的临床表现、诊断、鉴别诊断和治疗；熟悉疟疾、阿米巴病的流行病学及预防；了解疟疾、阿米巴病的病原学、发病机制、病理变化。

2. 学会疟疾、阿米巴病的诊断依据，具备诊断疟疾、阿米巴病的能力及处理、治疗并指导预防措施的能力。

>> 情境导入

情境描述　患者，女，28 岁，因间歇发热 8 天，于 2022 年 8 月 8 日入院，伴畏寒、寒战，大汗后可缓解。体检：患者乏力，精神差，脾肋下 1cm，余未见异常，末梢血化验 WBC $50 \times 10^9/L$，N 0.68，L 0.32。Hb 100g/L，患者同年 7 月曾去三亚度蜜月。

讨论　1. 病例的初步诊断是？有何依据？

　　　2. 还需要与哪些疾病相鉴别？

　　　3. 该患者应如何治疗？

第一节　疟　疾

PPT

疟疾（malaria）是由人类疟原虫感染引起的寄生虫病，主要由雌性按蚊叮咬传播。疟原虫先侵入肝细胞发育繁殖，再侵入红细胞繁殖，引起红细胞成批破裂而发病。临床上以反复发作的间歇性寒战、高热、继之出大汗后缓解为特点。间日疟及卵形疟可出现复发，恶性疟发热常不规则，病情较重，并可引起脑型疟等凶险发作。

一、病原学

疟疾的病原体为疟原虫。疟原虫种类繁多，虫种宿主特异性强。可感染人类的疟原虫共有 4 种，即间日疟原虫、恶性疟原虫、三日疟原虫和卵形疟原虫，分别引起间日疟、恶性疟、三日疟和卵形疟。在我国主要有间日疟原虫和恶性疟原虫，三日疟原虫少见，卵形疟原虫罕见。

疟原虫的生活史包括在人体内和在蚊体内两个阶段。

1. 人体内阶段　疟原虫在人体内的裂体增殖阶段为无性繁殖期。寄生于雌性按蚊体内的感染性子孢子于按蚊叮人吸血时随其唾液腺分泌物进入人体，经血液循环迅速进入肝脏。在肝细胞内经 9～16 天从裂殖子发育为成熟的裂殖体。当被寄生的肝细胞破裂时，释放出大量裂殖子。它们很快进入血液循环，侵犯红细胞，开始红细胞内的无性繁殖周期。裂殖子侵入红细胞后发育为早期滋养体，即环状体，经滋养体发育为成熟的裂殖体。裂殖体内含数个至数十个裂殖子，当被寄生的红细胞破裂时，释放出裂殖子及代谢产物，引起临床上典型的疟疾发作。血中的裂殖子再侵犯未被感染的红细胞，重新开始新一轮的无性繁殖，形成临床上周期性发作。间日疟及卵形疟于红细胞内的发育周期约为 48 小时。三日疟约为72小时。恶性疟的发育周期为36~48小时，且发育先后不一，故临床发作亦不规则。

间日疟和卵形疟既有速发型子孢子，又有迟发型子孢子。速发型子孢子在肝细胞内发育较快，只需经12~20天就能发育为成熟的裂殖体。迟发型子孢子则发育较缓慢，需经6~11个月才能发育为成熟的裂殖体。迟发型子孢子亦称为休眠子，是间日疟与卵形疟复发的根源。三日疟和恶性疟无迟发型子孢子，故无复发。

部分疟原虫裂殖子在红细胞内经3~6代增殖后发育为雌性配子体与雄性配子体。配子体在人体内的存活时间为30~60天。

2. 按蚊体内阶段　疟原虫在按蚊体内的交合、繁殖阶段为有性繁殖期。当雌性按蚊吸血时，配子体被吸入其体内，开始其有性繁殖期。雌、雄配子体在按蚊体内分别发育为雌、雄配子，两者结合后形成合子，发育后成为动合子，侵入按蚊的肠壁发育为囊合子。每个囊合子中含有数千个子孢子母细胞，发育后形成具有感染能力的子孢子。这些子孢子可主动地移行到按蚊的唾液腺中，当按蚊再次叮人吸血时，子孢子就进入人体，并继续其无性繁殖周期。

二、流行病学

（一）传染源

疟疾患者和带疟原虫者。

（二）传播途径

疟疾的传播媒介为雌性按蚊，经叮咬人体传播。少数病例可因输入带有疟原虫的血液或经母婴传播后发病。母婴传播的疟疾称为先天性疟疾或经胎盘传播的疟疾。

在我国，最重要的疟疾传播媒介是中华按蚊，是平原地区间日疟的主要传播媒介。山区的疟疾传播以微小按蚊为主，在丘陵地区则以嗜人按蚊为重要媒介。在海南省的山林地区，主要的传播媒介是大劣按蚊。此外，我国传播疟疾的媒介尚有多斑按蚊、巴拉巴按蚊和嵌斑按蚊等。

（三）人群易感性

人对疟疾普遍易感。感染后虽可获得一定程度的免疫力，但不持久。再次感染同种疟原虫，临床症状较轻，甚至可无症状。当来自非疟疾流行区的人员感染疟原虫时，其临床表现常较严重。各型疟疾之间无交叉免疫性。

（四）流行特征

疟疾主要流行于热带和亚热带，其次为温带。与按蚊的生活及繁殖环境密切相关。间日疟的流行区最广，恶性疟主要流行于热带，三日疟和卵形疟相对较少见。我国云南和海南两省为间日疟及恶性疟混合流行区，其余地区主要以间日疟流行为主。热带地区全年均可发病，其他地区发病以夏、秋季较多。

随着我国出境旅游和对外人员交流的迅速发展，出现不少在境外疟疾流行区感染的输入性病例。

疟疾在全球致死性寄生虫病中居第一位，其次是血吸虫病和阿米巴病。目前，疟原虫对各种抗疟药的耐药性在增多、增强，其中包括对青蒿琥酯的耐药性。

三、发病机制与病理变化

疟原虫在红细胞内发育时一般无症状。当成批被寄生的红细胞破裂、释放出裂殖子及代谢产物时，它们作为致热原，可刺激机体产生强烈的保护性免疫反应，引起寒战、高热、继之大汗的典型发作症状。释放出来的裂殖子部分被单核-吞噬细胞系统吞噬而消灭，部分则侵入新的红细胞，并继续发育、繁殖，不断循环，因而导致周期性临床发作。患者可获得一定的免疫力，此时虽仍有少量疟原虫增殖，但可无疟疾发作的临床表现，成为带疟原虫者。

疟疾患者临床表现的严重程度与感染疟原虫的种类密切相关。恶性疟原虫在红细胞内的繁殖周期较短，只有 36～48 小时，并且能侵犯任何年龄的红细胞，血液中疟原虫密度很高，可使 20% 以上的外周血红细胞受感染，相当于每立方毫米血液中 10^6 个红细胞。因此，贫血和其他临床表现都较严重。间日疟原虫和卵形疟原虫常仅侵犯较年幼的红细胞，红细胞受感染率较低，每立方毫米血液中受感染的红细胞常低于 25000 个。三日疟原虫仅感染较衰老的红细胞，每立方毫米血液中受感染的红细胞常低于 10000 个，故贫血和其他临床表现都较轻。

恶性疟原虫在红细胞内繁殖时，可使受感染的红细胞体积增大成球形，胞膜出现微孔，彼此较易黏附成团，并较易黏附于微血管内皮细胞上，引起微血管局部管腔变窄或堵塞，使相应部位的组织细胞缺血性缺氧而变性、坏死。若此种病理改变发生于脑、肺、肾等重要器官，则可引起相应的严重临床表现，如脑型疟疾。

大量被疟原虫寄生的红细胞在血管内裂解，可引起高血红蛋白血症，出现腰痛、酱油色尿，严重者可出现中度以上贫血、黄疸，甚至发生急性肾衰竭，称为溶血性尿毒综合征，亦称为黑尿热。此种情况也可由抗疟药物如伯氨喹所诱发。

在单核－吞噬细胞系统的吞噬细胞中可有明显的疟色素沉着。细胞因子在疟疾发病机制中的作用尚未完全明确，但已发现 α－肿瘤坏死因子（TNF－α）在恶性疟患者的血清中含量明显升高，并与脑型疟的发生和死亡相关。γ－干扰素对肝细胞内疟原虫的繁殖有抑制作用，但对红细胞内疟原虫的繁殖没有抑制作用。

疟疾的病理改变随疟原虫的种类、感染时间而异，主要有：脾大、肝大、软脑膜充血、脑组织水肿，由于脾脏有充血性改变及网状内皮细胞的增生，疟疾患者常有脾大，反复感染者可导致脾脏纤维化。其他器官如肾和胃肠道黏膜也有充血、出血和变性。

四、临床表现

间日疟和卵形疟的潜伏期为 13～15 天，三日疟为 24～30 天，恶性疟为 7～12 天。

1. 疟疾的典型发作 疟疾的典型症状为突发寒战、高热和大量出汗。寒战常持续 20 分钟～1 小时。随后体温迅速上升，通常可达 40℃ 以上，伴头痛、全身酸痛、乏力，但神志清楚。发热常持续 2～6 小时。随后开始大量出汗，体温骤降，持续时间为 30 分钟～1 小时。此时，患者自觉明显好转，但常感乏力、口干。各种疟疾的两次发作之间都有一定的间歇期。病程早期的间歇期可不规则，但经数次发作后即逐渐变得规则。间日疟和卵形疟的间歇期约为 48 小时，三日疟约为 72 小时。恶性疟为 36～48 小时。反复发作造成大量红细胞破坏，可使患者出现不同程度的贫血和脾大。

2. 疟疾的非典型发作 若寄生的疟原虫增殖不同步，则发作间隔无规律，如初发患者。不同种疟原虫混合感染时或有不同批次的同种疟原虫重复感染时，发作周期也多不典型。

3. 脑型疟 脑型疟主要是恶性疟的严重临床类型，亦偶见于重度感染的间日疟。主要的临床表现为发热、剧烈头痛、呕吐、抽搐，常出现不同程度的意识障碍。其发生除与受感染的红细胞堵塞微血管有关外，低血糖与细胞因子亦可能在脑型疟的发生过程中起一定作用。低血糖的发生与进食较少和寒战、高热消耗较多能量有关。脑型疟的病情凶险，如未获及时诊治，病情可迅速发展，病死率较高。

恶性疟患者由于短期内发生大量被疟原虫感染的红细胞破坏，出现大量血红蛋白尿可导致肾损害，甚至引起急性肾衰竭。

4. 输血后疟疾 输血后疟疾的潜伏期多为 7～10 天，国内主要为间日疟，临床表现与蚊传疟疾相同。经母婴传播的疟疾常于婴儿出生后 1 周左右发病。

5. 再燃与复发

（1）再燃 是由血液中残存的疟原虫引起的，四种疟疾都有发生再燃的可能性。多见于病愈后的1~4周，可多次出现。

（2）复发 是由寄生于肝细胞内的迟发型子孢子引起的，只见于间日疟和卵形疟。复发多见于病愈后的3~6个月。输血后疟疾及母婴传播的疟疾因无肝细胞内繁殖阶段，缺乏迟发型子孢子，故不会复发。

五、实验室检查

1. 血液的厚、薄涂片 经姬姆萨染色后用显微镜油镜检查，寻找疟原虫，是目前最常用的方法，具有确定诊断及判断疟原虫密度的重要意义。薄血涂片中疟原虫形态完整、典型，容易识别和鉴别虫种，但疟原虫密度低时，易漏检。厚血涂片由于原虫比较集中，易检获，但染色过程中红细胞溶解，疟原虫形态有所改变，虫种鉴别较困难。因此，最好同时制作厚、薄两种血涂片。恶性疟疾患者的疟原虫密度常较高，在一个红细胞内常同时有一个以上的恶性疟原虫寄生。于寒战早期患者的血液涂片中，较常发现环状体。发作数次后可发现配子体。评价是否为恶性疟疾或同时伴恶性疟疾，对治疗方案的选择具有重要意义。间日疟原虫的环状体、大滋养体和裂殖体都较恶性疟原虫大，而且红细胞胀大、疟色素较明显。骨髓涂片的阳性率稍高于外周血液涂片。

2. 吖啶橙荧光染色法 具有检出速度较快、检出率较高的优点，但需用荧光显微镜检查。检测特异性DNA的聚合酶链反应灵敏度高，每毫升血液中含10个以上疟原虫即可检出。

3. 免疫学方法 如酶联免疫吸附试验、放射免疫测定等，检测血液中疟原虫的特异性抗原与特异性抗体，具有方便、快速、敏感的特点。鉴于患者常于感染后3~4周才有特异性抗体出现，因而特异性抗体的检测临床应用价值较小，仅用于流行病学调查。

六、诊断与鉴别诊断

（一）诊断

1. 流行病学资料 注意询问患者发病前是否有疟疾流行区生活史，蚊子叮咬史，近期有无输血史等。

2. 临床表现 疟疾的典型临床发作对诊断有很高的特异性。典型疟疾的临床表现是间歇发作性寒战、高热、大量出汗，贫血和脾肿大。间歇发作的周期有一定规律性，如间日疟为隔天发作一次，三日疟为隔2天发作一次。每次发作都经过寒战、高热，继之大汗热退的过程。一般较易与其他疾病相鉴别。但应注意在各型疟疾的发病初期以及恶性疟发作常不规则，使临床诊断有一定困难。脑型疟多在疟疾发作时出现神志不清、抽搐和昏迷。

3. 实验室检查 血涂片、骨髓涂片找到疟原虫，可明确诊断。

4. 诊断性治疗 多次未能查到疟原虫，但临床上高度怀疑疟疾可试用氯喹治疗，服药后如3日内体温下降，症状消失，发作停止，可以诊断为疟疾，如未控制，又非来自疟疾的耐药区，可基本排除疟疾。

（二）鉴别诊断

疟疾应与多种发热性疾病相鉴别，如败血症、伤寒、钩端螺旋体病、肾综合征出血热、恙虫病、胆道感染和尿路感染等。脑型疟应与乙型脑炎、中毒型菌痢、散发病毒性脑炎等相鉴别。

发病季节、地区等流行病学资料对鉴别诊断有一定帮助。上述疾病的特殊临床表现以及有关的实验室检查亦有较大帮助。然而，最重要的鉴别诊断依据是确定其病原体。大多数临床上误诊的疟疾病例都是由于医生对本病缺乏警惕所造成的。恶性疟临床表现为不规则发热，如果忽视流行病学资料，则常导致延误诊断。凡是不明原因的发热，尤其是发作性、间歇性发热，都应及时做血液或骨髓涂片的疟原虫检查，绝大多数疟疾可获得明确的诊断。

七、治疗 微课

（一）基础治疗

发作期及退热后 24 小时应卧床休息。注意补足水分，对食欲不佳者给予流质或半流质饮食，至恢复期给予高蛋白饮食；吐泻不能进食者，则适当补液；贫血者可辅以铁剂。寒战时注意保暖；大汗应及时用毛巾擦干，并随时更换汗湿的衣被，以免受凉；高热时采用物理降温，过高热患者可药物降温；凶险发作者应严密观察生命体征，记录出入量，做好基础护理。按虫媒传染病做好隔离。

在疟疾的治疗中，最重要的是杀灭红细胞内的疟原虫。

（二）抗疟原虫治疗

1. 选药原则　根据诊断是否为恶性疟疾，血中疟原虫密度大小，病情轻重，是否来自耐药流行区，当地疟原虫的耐药类型，当地可供使用的药物选择合适药物。在全球大多数地区，恶性疟原虫已对氯喹、周效磺胺 – 乙胺嘧啶和单独使用的其他抗疟疾药物等传统治疗产生耐药性。世界卫生组织建议使用青蒿素衍生物与另一种有效抗疟疾药物的联合方案，这是目前最有效，并且可以避免疟原虫产生耐药性的方法。

2. 常用药物

（1）杀灭红细胞内裂体增殖期疟原虫的药物：控制临床发作。

①青蒿素及其衍生物：以青蒿素为基础的联合药物治疗在所有疟疾流行区有效，是近年来全球疟疾控制取得成功的重要因素。可根据病情轻重或急缓选用口服、肌内注射或静脉注射。青蒿素片，成人首次口服 1.0g，6 ~ 8 小时后服 0.5g，第 2、3 天各服 0.5g，3 天总剂量为 2.5g。青蒿素的衍生物，如双氢青蒿素片，成人第 1 天口服 120mg，随后每天服 60mg，连用 7 天；或蒿甲醚注射剂，首剂 300mg 肌内注射，第 2、3 天各肌内注射 150mg；或青蒿琥酯，成人第 1 天每次服 100mg，每天服 2 次，第 2 ~ 5 天每次服 50mg，每天服 2 次，总剂量为 600mg。

素质提升

屠呦呦与青蒿素

1967 年，中国启动了抗疟项目。年仅 39 岁的屠呦呦临危受命，成为课题攻关的组长。从接到任务起，屠呦呦就带领组员翻阅了上百份中国古代医学典籍，从 2000 多个抗疟药方中精选了 640 个，并逐一进行实验排查。在经历了上百次实验失败后，终于发现了青蒿素提取物，检测结果显示该提取物对疟原虫的抑制率几乎达 100%。为了保证患者的用药安全，屠呦呦与其他两位课题组的同志不顾安危以身试药证明了药物的安全性。青蒿素可以有效降低疟疾患者的死亡率，是中医药送给世界的礼物，挽救了成千上万的生命，这是中国为构建人类命运共同体作出的贡献，也有力提升了中国在国际社会的影响力。

2015 年 10 月，屠呦呦因发现了青蒿素，获得诺贝尔生理学或医学奖。她成为首获科学类诺贝尔奖的中国人，也是第一位获得诺贝尔科学奖项的中国本土科学家、第一位获得诺贝尔生理医学奖的华人科学家。

②氯喹：用于对氯喹敏感的疟原虫感染治疗，具有高效、耐受性好、不良反应轻的优点。一般成人首次口服磷酸氯喹1g，6~8小时后再服0.5g。第2、3天再各服磷酸氯喹0.5g。3天总剂量为2.5g。

③盐酸甲氟喹：该药的血液半衰期较长，约为14天。成人顿服750mg即可。对耐氯喹的恶性疟原虫感染亦有较好的疗效。然而，近年来已有耐药株较广泛存在的报道。

④磷酸咯萘啶：是我国20世纪70年代研制的抗疟新药，能有效地杀灭红细胞内裂体增殖的疟原虫。

⑤哌喹：本品作用类似氯喹，半衰期为9天，是长效抗疟药。耐氯喹的虫株对本品仍敏感。

⑥盐酸氨酚喹啉：作用与氯喹相似，副反应较氯喹少。

⑦其他：新近研制或目前国内临床上较少应用的抗疟药物，包括奎宁、喹宁麦克斯、苯芴醇、柏鲁捷特、常山素、阿托华君，磷酸萘酚喹等。

（2）杀灭红细胞内疟原虫配子体和肝细胞内迟发型子孢子的药物：防止疟疾的传播与复发。

①磷酸伯氨喹：成人每次口服磷酸伯氨喹13.2mg，每天服3次，连服8天。虽然恶性疟和三日疟无复发问题，但是为了杀灭其配子体，防止传播，亦应服用伯氨喹2~4天。由于伯氨喹可使红细胞内6-磷酸葡萄糖脱氢酶（G-6PD）缺陷的患者发生急性血管内溶血，严重者可发生急性肾衰竭而致命，因此，于应用前应常规做G-6PD活性检测，确定无缺陷后才给予服药治疗。

②他非诺喹：是美国研制的杀灭红细胞内疟原虫配子体和迟发型子孢子的药物。初步临床试验显示，成人每天口服300mg，连服7天，预防疟疾复发效果良好。

3. 特殊情况的抗疟治疗

（1）耐药的疟原虫感染者抗疟治疗　因青蒿琥酯和甲氟喹杀灭耐氯喹疟原虫效果好、不良反应轻、价格便宜，用于妊娠妇女及儿童安全性高，前者为我国首选，后者为欧美无青蒿琥酯国家治疗耐氯喹疟疾的首选药物。应采用联合用药，如甲氟喹加周效磺胺、蒿甲醚加苯芴醇、青蒿琥酯加苯芴醇、乙胺嘧啶加周效磺胺、咯萘啶加乙胺嘧啶等。

对耐氯喹恶性疟疾：可选用不同类型的青蒿素类联合、甲氟喹联合青蒿琥酯、奎宁联合多西环素或克林霉素。

（2）妊娠妇女疟疾的治疗　与非妊娠妇女比较，妊娠妇女对疟疾易感，并易发展为重症。可导致流产或胎儿先天性感染。

妊娠早期：氯喹敏感者选用氯喹。耐氯喹或恶性疟原虫感染者可选用奎宁联合克林霉素。

妊娠中、晚期：青蒿琥酯联合克林霉素，或奎宁联合克林霉素。

（3）脑型疟疾的治疗　可选用以下四种杀灭红细胞内裂体增殖疟原虫的药物，但国内最常应用的是青蒿琥酯的静脉注射剂型。

①青蒿琥酯：成人用60mg加入5%碳酸氢钠0.6ml，摇匀2分钟至完全溶解，再加5%葡萄糖注射液5.4ml，使最终为10mg/ml青蒿琥酯溶液，作缓慢静脉注射。或按1.2mg/kg计算每次用量。首剂注射后4、24、48小时分别再注射1次。若患者的神志恢复正常，可改为口服，每天服100mg，连服2~3天。

②氯喹：可用于敏感疟原虫株感染的治疗。用量为16mg/kg，加入5%葡萄糖注射液中，于4小时内静脉滴注，继以8mg/kg，于2小时内滴完。每天总用量不宜超过35mg/kg。

③奎宁：用于耐氯喹疟原虫株感染患者。二盐酸奎宁500mg加入5%葡萄糖注射液中，于4小时内静脉滴注。12小时后可重复使用。清醒后可改为口服。静脉滴注过快可导致心律失常、低血压，甚至死亡。

④磷酸咯萘啶：按3~6mg/kg计算，用生理盐水或等渗葡萄糖注射液250~500ml稀释后作静脉滴注，12小时后可重复应用。神志清醒后可改为口服。

（三）对症及支持治疗

脑型疟常出现脑水肿与昏迷，应及时给予脱水治疗。监测血糖，及时发现和纠正低血糖。应用低分子右旋糖酐，有利于改善微血管堵塞，或加用血管扩张剂己酮可可碱治疗，可提高脑型疟患者的疗效。高热者可加对乙酰氨基酚、布洛芬等解热镇痛药治疗加快退热速度。对超高热患者可短期应用肾上腺皮质激素。

八、预后

疟疾的病死率因感染的虫种不同而差异较大，间日疟、三日疟和卵形疟病死率很低，而恶性疟的病死率较高。婴幼儿感染、延误诊治和耐多种抗疟药虫株感染的病死率较高。脑型疟病死率达 9% ~31%，而且可出现偏瘫、失语、斜视、失明、小脑共济失调和精神异常等多种后遗症。

九、预防

（一）管理传染源

健全疫情报告制度，根治疟疾现症患者及带疟原虫者。

（二）切断传播途径

主要是消灭按蚊，防止被按蚊叮咬。清除按蚊幼虫滋生场所及广泛使用杀虫药物。个人防护可应用驱避剂或蚊帐等，避免被蚊叮咬。

（三）保护易感人群

疟疾疫苗接种与药物干预相结合将有望大大降低疟疾的发病率和病死率，但由于疟原虫抗原的多样性，给疫苗研制带来很大困难。

化学药物预防是目前较常应用的措施。间断预防性服药（IPT），每周 1 次，有助于减少高危人群的感染，高疟区的健康人群及外来人群可酌情选用。成人常用氯喹，口服 0.5g。在耐氯喹疟疾流行区，可用甲氟喹 0.25g。亦可选用乙胺嘧啶 25mg，或多西环素 0.2g。孕妇、儿童宜服用氯喹、甲氟喹或联合使用这两种药物作预防。

第二节　阿米巴病

PPT

阿米巴病（amebiasis）是由溶组织内阿米巴感染所致的疾病。按病变部位和临床表现的不同，可分为肠阿米巴病和肠外阿米巴病。肠阿米巴病的主要病变部位在结肠，表现为痢疾样症状；肠外阿米巴病的病变可发生在肝、肺或脑，表现为各脏器的脓肿。

一、肠阿米巴病

肠阿米巴病又称阿米巴痢疾（amebic dysentery），是由溶组织内阿米巴寄生于结肠引起的疾病，主要病变部位在近端结肠和盲肠，典型的临床表现有果酱样粪便等痢疾样症状。

（一）病原学

溶组织内阿米巴生活史有滋养体和包囊两个期。

1. 滋养体　是溶组织内阿米巴的致病形态，大滋养体 20 ~40μm 大小，依靠伪足作一定方向移动，见于急性期患者的粪便或肠壁组织中，吞噬组织细胞和红细胞，故又称组织型滋养体。小滋养体 6 ~

20μm 大小，伪足少，以宿主肠液、细菌、真菌为食，不吞噬红细胞，亦称肠腔型滋养体。

2. 包囊 是溶组织内阿米巴的感染形态，包囊抵抗力强，能耐受人体胃酸的作用，在潮湿的环境中能存活数周或数月。包囊能起传播作用，如果感染人体，包囊在小肠下端受碱性消化液的作用，囊壁变薄，虫体活动，并从囊壁小泡逸出而形成滋养体。在回盲肠部黏膜皱褶或肠腺窝处分裂繁殖，重复其生活过程。

（二）流行病学

1. 传染源 慢性患者、恢复期患者及无症状包囊携带者粪便中持续排出包囊，为主要传染源。

2. 传播途径 经口感染是主要传播途径。人摄入被包囊污染的食物和水而感染。水源污染可引起地方性流行。生食污染包囊的瓜果蔬菜亦可致病。苍蝇、蟑螂等携带包囊也可起传播作用。

3. 人群易感性 人群普遍易感，但婴儿与儿童发病机会相对较少。营养不良、免疫力低下及接受免疫抑制剂治疗者，发病机会较多，病情较重。人群感染后特异性抗体滴度虽高，但不具保护作用，故可重复感染。

4. 流行特征 本病分布遍及全球，以热带、亚热带及温带地区发病较多，感染率的高低与当地的经济水平、卫生状况及生活习惯有关。近年来我国仅个别地区有病例散发。

（三）发病机制与病理变化

1. 发病机制 被溶组织内阿米巴包囊污染的食物和水经口摄入后，经过胃后未被胃液杀死的包囊进入小肠下段，经胰蛋白酶作用脱囊而逸出滋养体，寄生于结肠腔内。被感染者的免疫力低下时，滋养体发育并侵入肠壁组织，吞噬红细胞及组织细胞，损伤肠壁，形成溃疡性病灶。

溶组织内阿米巴对宿主损伤主要通过其接触性杀伤机制，包括变形、活动、黏附、酶溶解、细胞毒和吞噬等作用，大滋养体的伪足运动可主动靠近、侵入肠组织，数秒钟内滋养体通过分泌蛋白水解酶、细胞毒性物质，使靶细胞于 20 分钟后死亡。滋养体亦可分泌具有肠毒素样活性的物质，可引起肠蠕动增快、肠痉挛而出现腹痛、腹泻。

2. 病理变化 病变主要在结肠，依次多见于盲肠、升结肠、直肠、乙状结肠、阑尾和回肠末段。典型的病变初期为细小、散在的浅表溃疡，继而形成较多孤立而色泽较浅的小脓肿。脓肿破溃后形成边缘不整、口小底大的烧瓶样溃疡，基底为结肠肌层，腔内充满棕黄色坏死物质，内含溶解的细胞碎片、黏液和滋养体。溃疡由针帽大小至 3~4cm，圆形或不规则，溃疡间黏膜正常。如继发细菌感染，黏膜广泛充血水肿。当溃疡不断深入，破坏黏膜下层时，有大片黏膜坏死脱落，若溃疡累及肌层及浆膜层时可并发肠穿孔，溃疡累及血管并发肠出血。慢性期病变，组织破坏与修复并存，局部肠壁肥厚，可有肠息肉、肉芽肿或呈瘢痕性狭窄等。

（四）临床表现

1. 无症状型（包囊携带者） 临床无症状，多次粪检时发现阿米巴包囊。当被感染者的免疫力低下时此型可转变为急性阿米巴痢疾。

2. 急性阿米巴痢疾

（1）轻型 临床症状较轻，表现为腹痛、腹泻，粪便中有溶组织内阿米巴滋养体和包囊。肠道病变轻微，有特异性抗体形成。当机体抵抗力下降时，可发生痢疾样症状。

（2）普通型 起病缓慢，全身症状轻，无发热或低热、腹部不适、腹泻。典型表现为黏液血便、呈暗红色果酱样，每天 3~10 余次，便量中等，粪质较多，有腥臭，伴有腹胀或轻、中度腹痛，盲肠与升结肠部位轻度压痛。若直肠受累明显时，可出现里急后重。粪便镜检可发现滋养体。症状持续数日或数周后自发缓解，未经治疗或治疗不彻底者易复发或转为慢性。

（3）重型 少见，多发生在感染严重、体弱、营养不良、孕妇或接受激素治疗者。起病急、中毒症状重、高热、出现剧烈肠绞痛，随之排出黏液血性或血水样粪便，每天 10 余次，伴里急后重，粪便量多，伴有呕吐、失水，甚至休克，易并发肠出血、肠穿孔或腹膜炎。

3. 慢性阿米巴痢疾 急性阿米巴痢疾患者的临床表现若持续存在达 2 个月以上，则转为慢性。慢性阿米巴痢疾患者常表现为食欲缺乏、贫血、乏力、腹胀、腹泻，体检肠鸣音亢进、右下腹压痛较常见。腹泻反复发作，或与便秘交替出现。症状可持续存在或有间歇，间歇期内可无任何症状，间歇期长短不一。

4. 其他型阿米巴病 可见泌尿道、生殖系统、皮肤等处感染，但极少见。也可能以并发症起病，容易误诊。

（五）并发症

1. 肠道并发症 肠出血、肠穿孔、阑尾炎、结肠病变、直肠 – 肛周瘘管等。

2. 肠外并发症 阿米巴滋养体可从肠道经血液或淋巴液蔓延至肝、肺、胸膜、心包、脑、泌尿生殖系统等，形成相应各器官脓肿或溃疡，其中最常见的是阿米巴肝脓肿。

（六）实验室及其他检查

1. 血常规 重型与普通型阿米巴痢疾伴细菌感染时，血白细胞总数和中性粒细胞比例增高，轻型、慢性阿米巴痢疾白细胞总数和分类均正常。少数患者嗜酸性粒细胞比例增多。

2. 粪便检查 粪便呈暗红色果酱样，腥臭、粪质多，含血及黏液。在粪便中可检到滋养体和包囊。粪便标本必须新鲜，因为滋养体被排出后半小时就会丧失活动能力，发生形态改变。粪便做生理盐水涂片检查可见大量聚团状红细胞、少量白细胞和夏科 – 莱登晶体；检出伸展伪足活动、吞噬红细胞的阿米巴滋养体具有确诊意义。成形的粪便可先直接涂片找包囊，也可经过碘液或苏木精染色后观察包囊结构。

3. 血清学检查

（1）检测特异性抗体 常用酶联免疫吸附试验（ELISA）、间接血凝试验（IHA）、间接荧光抗体试验（IFTA）等。血清学检查 IgG 抗体阴性者，一般可排除本病。特异性 IgM 抗体阳性提示近期或现症感染，阴性者不排除本病。

（2）检测特异性抗原 单克隆抗体、多克隆抗体检测患者粪便溶组织内阿米巴滋养体抗原灵敏度高、特异性强，检测阳性可作明确诊断的依据。

4. 分子生物学检查 DNA 探针杂交技术、聚合酶链反应（PCR）可应用于检测或鉴定患者粪便、脓液或血液中溶组织内阿米巴滋养体 DNA，也是特异和灵敏的诊断方法。

5. 结肠镜检查 必要时做结肠镜检查，可见肠壁大小不等、散在性溃疡，中心区有渗出，边缘整齐，周边围有一圈红晕，溃疡间黏膜正常，取溃疡边缘部分涂片及活检可查到滋养体。

（七）诊断与鉴别诊断

1. 诊断

（1）流行病学资料 询问发病前是否有不洁食物史或与慢性腹泻患者密切接触史。

（2）临床表现 起病较缓慢，主要表现为腹痛、腹泻，每天排暗红色果酱样粪便 3～10 次，每次粪便量较多，腥臭味。患者常无发热或仅有低热，常无里急后重感，右下腹压痛常较明显，肠鸣音亢进。

（3）实验室检查 粪便中检测到阿米巴滋养体和包囊可确诊。可在血清中检出溶组织内阿米巴滋养体的抗体。粪便中可检出溶组织内阿米巴滋养体抗原与特异性 DNA。

2. 鉴别诊断

（1）细菌性痢疾　急性起病，临床上以发热、腹痛、腹泻、里急后重感及黏液脓血便为特征，每次排便量少，呈黏液脓血样，粪质少，左下腹压痛常见。血中白细胞总数增多，中性粒细胞比例升高。粪便镜检有大量红细胞、白细胞，并有脓细胞。培养可有志贺菌属生长。

（2）血吸虫病　有血吸虫疫水接触史。急性血吸虫病有发热、尾蚴皮炎、腹痛、腹泻、肝大，每天排便 10 次以下，粪便稀薄，黏液血性便。血中白细胞总数与嗜酸性粒细胞显著增多。慢性与晚期血吸虫病，有长期不明原因的腹痛、腹泻、便血、肝、脾肿大，粪检出血吸虫虫卵或孵出毛蚴。

（3）直肠癌、结肠癌　直肠癌患者常有腹泻，每天排便次数多，每次量少，带黏液、血液。左侧结肠癌常有排便习惯改变，粪便变细含血液伴渐进性腹胀。右侧结肠癌有不规则发热，进行性贫血，排便不畅，粪便糊状伴黏液，隐血试验可阳性，很少有鲜血。晚期扪及腹块。结肠镜检查和钡剂灌肠有助于诊断。

（4）其他　还需与肠结核、慢性非特异性溃疡性结肠炎、细菌性食物中毒相鉴别。

（八）治疗

1. 一般治疗　急性患者应卧床休息，给流质或少渣软食，慢性患者应加强营养，注意避免进食刺激性食物。腹泻严重时可适当补液及纠正水与电解质紊乱。重型患者给予输液、输血等支持治疗。

2. 病原治疗　目前常用的抗溶组织内阿米巴药物有硝基咪唑类如甲硝唑、替硝唑、奥硝唑、塞克硝唑和二氯尼特。

（1）硝基咪唑类　对阿米巴滋养体有强大的杀灭作用，是目前治疗肠内、外各型阿米巴病的首选药物。该类药物偶有一过性白细胞减少和头晕、眩晕、共济失调等神经系统障碍。妊娠（尤其最初 3 个月）、哺乳期以及有血液病史和神经系统疾病者禁用。

①甲硝唑：成人口服每次 0.4g，每天 3 次，10 天为一疗程。儿童每天 35mg/kg，分 3 次服，10 天为 1 个疗程。重型阿米巴病可选甲硝唑静脉滴注，成人每次 0.5g，每隔 8 小时 1 次，病情好转后每 12 小时 1 次，或改口服，疗程 10 天。

②替硝唑：成人每次 2g，每天 1 次口服，连服 5 天为 1 疗程。重型阿米巴病可静脉滴注。

③其他硝基咪唑类：成人口服奥硝唑每次 0.5g，每天 2 次，10 天为 1 疗程。成人口服塞克硝唑每天 2g，1 次口服，连服 5 天为 1 疗程。

（2）二氯尼特　又名糠酯酰胺，是目前最有效的杀包囊药物，口服每次 0.5g，每天 3 次，疗程 10 天。

（3）抗菌药物　主要通过作用于肠道共生菌而影响阿米巴生长，尤其在合并细菌感染时效果好。可选用巴龙霉素或喹诺酮类抗菌药物。

3. 并发症治疗　肠大量出血者应及时输血，肠穿孔者应在替硝唑和抗生素控制下及时进行外科手术。

（九）预防

彻底治疗患者和无症状排包囊者，消化道隔离至隔日 1 次大便培养连续 2 次阴性为止，做好卫生宣传工作，加强水、食物及粪便管理，消灭苍蝇和蟑螂，养成良好的卫生习惯，饭前便后要洗手，不饮生水，不吃生菜。

二、阿米巴肝脓肿

阿米巴肝脓肿（amebic liver abscess）由溶组织内阿米巴通过门静脉到达肝脏，引起细胞溶化坏死，形成脓肿，又称为阿米巴肝病。是肠阿米巴病最常见、最重要的肠外并发症。

（一）发病机制与病理变化

1. 发病机制 阿米巴肝脓肿可发生在溶组织内阿米巴感染数月或数年之后。侵入肠壁的溶组织内阿米巴滋养体可经门静脉、淋巴管或直接蔓延侵入肝脏引起小静脉炎和周围静脉炎。并在肝脏内繁殖，形成微静脉栓塞，使肝脏缺血、坏死；阿米巴滋养体分泌的蛋白水解酶可使组织液化、坏死扩大，而形成脓肿。自原虫侵入至脓肿形成，平均需1个月以上。早期以多发性小脓肿较为常见，以后互相融合形成单个大脓肿。脓肿较大时，可使肝包膜伸展而引起疼痛，并向邻近组织穿破，引起各种并发症。

2. 病理变化 肝脓肿通常为单个大脓肿，也可为多发性，大多位于肝右叶顶部，与盲肠及升结肠血液汇集于肝右叶有关。部分位于左叶，少数可累及左、右两叶。脓肿的中央为大量巧克力酱样坏死物质，含红细胞、白细胞、脂肪、坏死组织及夏科－莱登晶体。脓肿有明显的薄壁，附着有尚未彻底液化的坏死组织，外观似棉絮样。

（二）临床表现

临床表现的轻重与脓肿的位置、大小及有无继发细菌感染等有关。起病大多缓慢，体温逐渐升高，热型以弛张热型居多，清晨体温较低，黄昏时体温最高，常夜间热退而盗汗，可持续数月。常伴食欲减退、恶心、呕吐、腹胀、腹泻及体重下降等。肝区疼痛为本病的重要症状，疼痛的性质和程度轻重不一，可为钝痛、胀痛、刺痛、灼痛等，深呼吸及体位变化时疼痛加重。当肝脓肿向肝脏顶部发展时，刺激右侧膈肌，疼痛可向右肩部放射。脓肿位于右肝下部时可出现右上腹痛或腰痛。部分患者右下胸部或上腹部饱满，肝区有叩击痛。体检可发现肝大，边缘多较钝，有明显的叩击痛。脓肿位于肝的中央部位时症状常较轻，靠近肝包膜者常较疼痛，而且较易发生溃破。左叶肝脓肿，疼痛出现早，类似溃疡病穿孔样表现或有中、左上腹部包块。脓肿压迫右肺下部发生肺炎、反应性胸膜炎时，可有气急、咳嗽、右胸腔积液。少数患者由于脓肿压迫胆小管、较大的肝内胆管或肝组织受损范围过大而可出现黄疸，但多为隐性或轻度黄疸。

（三）实验室及其他检查

1. 血常规 阿米巴肝脓肿者白细胞总数及中性粒细胞数往往增多，以急性期增多较显著，平均高达 $50 \times 10^9/L$ 以上。慢性期则白细胞总数接近正常甚或减少。有细菌继发感染者白细胞总数常高于单纯阿米巴肝脓肿，有的可达 $80 \times 10^9/L$。

2. 溶组织内阿米巴的检查 在粪便中可检查滋养体和包囊，在组织中只能检查滋养体。滋养体多见于流质或半流质样粪便，或带脓血的痢疾粪便中。标本需新鲜，滋养体排出后半小时就丧失活动能力，发生形态改变，1~2小时内死亡。容器不可加消毒药物，且不要混有尿液，因消毒药及尿液可杀死滋养体，并有形态改变。

3. 免疫学血清试验 分抗原检测和抗体检测。检测到血中的抗原提示肠外阿米巴病。而抗体只有在阿米巴接触到宿主组织，引起免疫应答时才能产生；当只局限于肠管时，结果多属阴性；而阿米巴已从体内消失以后，抗体还可在血清中存在相当长的一段时间，故阳性结果反映既往或现在受到阿米巴侵袭。

4. 脓肿穿刺液检查 在B超定位下进行穿刺抽脓，典型脓液呈棕褐色或巧克力样、黏稠、有腥臭，合并感染时脓液呈黄绿色伴有臭味。若在脓液中找到阿米巴滋养体或阿米巴抗原，即可确诊。

5. 影像学检查 X线检查：可见右侧膈肌提高，运动受限，胸膜反应或积液等。B超：提示肝大，可见液性病灶，可了解脓肿的数目、部位、大小，以指导临床医师做肝穿刺抽脓或手术治疗。CT扫描及MRI对鉴别诊断具有重要价值。

（四）诊断与鉴别诊断

1. 诊断

（1）流行病学背景 患者所居住的地区阿米巴病的流行情况，就诊时的季节，有无疫区旅居史，卫生条件，近期有无肠阿米巴病史等。

（2）临床表现　起病缓慢，长期不规则发热，右上腹痛，肝大、肝区疼痛及叩击痛有利于诊断，抗菌药物治疗无效时，应该考虑本病。

（3）实验室检查　粪便能找到阿米巴原虫，超声显像示肝内有化脓性病灶，穿刺液为典型的巧克力样脓液，则基本可诊断。

2. 鉴别诊断

（1）细菌性肝脓肿（表6-1）

表6-1　阿米巴肝脓肿与细菌性肝脓肿的鉴别诊断

	阿米巴肝脓肿	细菌性肝脓肿
病史	有肠阿米巴史	常继败血症或腹部化脓性疾患后发生
症状	起病较慢、病程长	起病急，毒血症状显著，如寒战、高热、休克、黄疸
肝脏	肿大与压痛较显著，可有局部隆起，脓肿常为大型、单个，多见于右叶	肝脏大不显著，局部压痛亦较轻，一般无局部隆起，脓肿以小型、多个为多见
肝穿刺	脓量多，大都呈棕褐色，可找到阿米巴滋养体	脓液少，黄白色，细菌培养可获阳性结果，肝组织病理检查可见化脓性病变
血象	白细胞计数轻、中度增高，细菌培养阴性	白细胞计数，特别是中性粒细胞显著增多，细菌培养可获阳性结果
阿米巴抗体	阳性	阴性
治疗反应	甲硝唑、氯喹、依米丁（吐根碱）等有效	抗菌药物治疗有效
预后	相对较好	易复发

（2）原发性肝癌　一般不发热，可有慢性肝炎或肝硬化病史，进行性消瘦，肝大、质硬、有结节。经 AFP 测定及影像学检查可明确诊断。

（3）其他　应与肝棘球蚴病、先天性肝囊肿、肝血管瘤、肝结核、继发性肝癌、胆囊炎、胆石症等相鉴别。

（五）治疗

阿米巴肝脓肿的治疗多主张以内科治疗为主。

1. 病原治疗　抗阿米巴治疗应选用组织内杀阿米巴药物，并辅以肠腔内抗阿米巴药物，以达根治目的。

（1）硝基咪唑类

①甲硝唑：为国内外首选药物，成人每次 0.4g，每天 3 次，连服 10 天为 1 疗程，必要时可酌情重复。一般病情在 2 周左右恢复，脓腔吸收需 4 个月左右。重者可选甲硝唑静脉滴注，成人每次 0.5g，每隔 8 小时 1 次，疗程 10 天。

②替硝唑：口服吸收良好，药物能进入各种体液。成人每天 2g，清晨 1 次口服，连服 5 天为 1 疗程。重者可静脉滴注。

（2）氯喹　少数对硝基咪唑类无效者应换用氯喹。口服磷酸氯喹，成人每次 0.5g，每天 2 次，连服 2 天后改为每次 0.25g，每天 2 次，以 2~3 周为 1 个疗程。

2. 肝穿刺引流　B 型超声显示肝脓肿直径 3cm 以上、靠近体表者，应于抗阿米巴药物治疗 2~4 天后在 B 型超声波探查定位下进行肝穿刺引流，并向脓肿内注射抗阿米巴药物，比单独内科或外科治疗更有效。脓液稠厚、不易抽出时，注入生理盐水或用 α 糜蛋白酶 5mg 溶于生理盐水 50ml 内，抽取 1/2 量注入脓腔，可使脓液变稀。较大脓肿在抽脓后注入甲硝唑 0.5g，有助于脓腔愈合。

3. 对症与支持治疗　患者应卧床休息，给予高蛋白、高热量饮食，补充维生素，营养不良者应加强支持治疗。

4. 外科治疗 对肝脓肿穿破引起化脓性腹膜炎者、内科治疗疗效欠佳者，可做外科手术引流。同时应加强抗阿米巴药物和抗菌药物的应用。

（六）预防

本病的预防重点在于及时彻底治疗肠阿米巴病，杜绝传染源，其他预防措施同肠阿米巴病。

目标检测

答案解析

一、选择题

1. 疟疾典型临床发作的机制是

    A. 疟原虫在肝细胞内增殖

    B. 疟原虫在红细胞内增殖

    C. 大量裂殖子入血

    D. 大量配子体入血

    E. 裂殖子及其代谢产物释放入血

2. 临床上最简便的用于确诊疟疾的实验室检查方法是

    A. 血或骨髓涂片检查疟原虫

    B. 间接荧光抗体测定

    C. 间接红细胞凝集试验

    D. 聚合酶链反应测定血中疟原虫 DNA

    E. 外周血液检查发现贫血和嗜酸性粒细胞增多

3. 引起恶性疟疾发作不规则的主要原因是

    A. 恶性疟原虫侵犯各期红细胞

    B. 潜伏在肝中的裂殖子侵犯红细胞

    C. 恶性疟原虫在红细胞内发育时间不一致

    D. 黏附在血管内的疟原虫再度侵犯新的红细胞

    E. 疟原虫释放毒素

4. 用于防止疟疾复发及传播的药物是

    A. 氯喹   B. 奎宁   C. 青蒿素

    D. 伯氨喹   E. 乙胺嘧啶

5. 主要用于预防疟疾的药物是

    A. 乙胺嘧啶   B. 奎宁   C. 青蒿素

    D. 伯氨喹   E. 氯喹

6. 肠阿米巴病的肠道溃疡典型特征呈

    A. 深切的柱状溃疡   B. 三角形的锐利溃疡   C. 表浅的小溃疡

    D. 口大底小的溃疡   E. 口小底大的烧瓶样溃疡

7. 典型急性肠阿米巴病的粪便呈

    A. 果酱样的黏液血便   B. 蛋花样便   C. 白陶土样便

D. 鲜红的脓血便　　　　　　E. 黄色水样便

8. 对肠内和组织内阿米巴滋养体均有杀灭作用的药物是

A. 氯喹　　　　　　　　B. 依米丁　　　　　　　　C. 甲硝唑

D. 喹碘方　　　　　　　E. 双碘喹啉

9. 阿米巴肝脓肿多位于

A. 肝左叶顶部　　　　　　B. 肝右叶顶部　　　　　　C. 肝左叶

D. 肝左、右叶机会相当　　　E. 肝右叶

二、思考题

1. 试述疟疾治疗的选药原则以及控制疟疾发作、防止传播与复发的药物。

2. 试述阿米巴肝脓肿的主要临床表现。

（王瑞　张晓丹　殷存静）

书网融合……

本章小结　　　　　　　微课　　　　　　　题库

第七章 蠕虫病

◉ 学习目标

1. 通过本章学习，重点把握日本血吸虫病、囊尾蚴病、蛔虫病、钩虫病、蛲虫病等蠕虫病的临床表现、实验室检查、诊断及治疗。熟悉日本血吸虫病、囊尾蚴病、蛔虫病、钩虫病、蛲虫病等蠕虫病的病原学、流行病学特点及预防措施。了解日本血吸虫病、囊尾蚴病、蛔虫病、钩虫病、蛲虫病等蠕虫病的发病机制和病理变化。

2. 学会常见蠕虫病的诊断和处理原则，具备常见蠕虫病的诊断、治疗及预防宣教的能力，与患者良好沟通的能力；能做好自身防护及常见蠕虫病的疫情报告、隔离消毒工作。

≫ 情境导入

情景描述 患者，男，35岁，渔民，在湖区从事养殖捕捞工作。因"发热2周"入院。近2周患者出现发热，早晚体温波动较大，最高达39.5℃，无寒战，伴腹部不适、腹痛、腹泻，大便次数3~5次/天，为稀水样便，伴纳差、体重减轻。病程中双下肢曾见散在红色丘疹，后自行消退。查体：T 39.0℃，急性病容，皮肤、巩膜无黄染，腹平软，肝肋下2横指，剑突下5cm，质中等，有压痛。脾未扪及。血常规：WBC 18×10^9/L，Neut% 0.33，Lymph% 0.12，EO% 0.55，Hb 130g/L；粪常规：黄色稀便，镜检 WBC 0~16个/HP，蛔虫卵0~2个/LP。胸片无异常。

讨论 1. 该患者的可能诊断是什么？

2. 诊断依据有哪些？

3. 该病应与哪些疾病鉴别？

4. 治疗原则是什么？

第一节 日本血吸虫病

PPT

日本血吸虫病（schistosomiasis japonica）是由日本血吸虫寄生于门静脉系统所引起的，经皮肤接触含尾蚴的疫水而感染的一种疾病。其病变主要是由于虫卵沉积于肠道或肝脏等组织，引起虫卵肉芽肿。急性期有发热、肝肿大并压痛，腹痛、腹泻、便血等症状，血嗜酸性粒细胞显著增多；慢性期以肝、脾肿大或慢性腹泻为主要临床表现；晚期表现主要与肝脏门静脉周围纤维化有关，临床常发展为肝硬化、巨脾、腹水等。

一、病原学

日本血吸虫为雌雄异体合抱，主要寄生在门脉-肠系膜静脉系统。成虫在血管内交配产卵，一条雌虫每天可产卵1000个左右。大部分虫卵随门静脉血流进入并滞留在宿主肝小叶周边，另一部分虫卵沉积在肠壁血管内并穿透入肠腔，随粪便排出体外。由于虫卵成簇分布，排列成串，因此在终末宿主的肝、肠血管内的虫卵呈念珠状沉积。粪便中的虫卵入淡水后在适宜条件（最适温度25~30℃，最适pH

值 7.4 ~ 7.8）下孵出毛蚴，毛蚴侵入中间宿主钉螺体内，经过母胞蚴和子胞蚴二代发育繁殖，6 ~ 8 周后即有尾蚴不断逸出，每日数十至数百条不等，并随水流在水面漂浮游动。当人、畜接触疫水时，尾蚴凭借其尾部分叉，在极短时间内从皮肤或黏膜侵入，然后随血液循环流经肺，最终到达肝脏，约 30 天在肝门静脉内由童虫发育为成虫，又逆血流移行至肠系膜下静脉中产卵，完成其生活史。日本血吸虫生活史经历虫卵、毛蚴、尾蚴、童虫及成虫阶段，其平均寿命约 4.5 年。

在日本血吸虫生活史中，人是终末宿主，钉螺是必需的唯一中间宿主。在自然界中，除人以外，还有牛、猪、羊、狗、猫等 40 多种家养或野生哺乳动物可作为日本血吸虫的储存宿主。

二、流行病学 🔲微课

日本血吸虫是寄生人体的血吸虫之一，也是在我国流行的主要血吸虫类型。20 世纪 70 年代，在湖南长沙马王堆的西汉女尸和湖北江陵的西汉男尸体内均发现典型的日本血吸虫卵，由此证实，远在两千多年前，中国已有日本血吸虫病流行。在我国，日本血吸虫病流行区可分为水网、湖沼和山丘三种类型。

其主要分布在长江两岸及其以南的江苏、浙江、安徽、江西、湖北、湖南、广东、广西、福建、四川、云南及上海 12 个省、市、自治区。经过对日本血吸虫病（以下简称"血吸虫病"）进行大规模群众性防治工作，在"十三五"时期，上海、浙江、福建、广东、广西等省（直辖市、自治区）实现了维持消除血吸虫病状态的目标，四川、江苏、云南、湖北等省相继通过血吸虫病传播阻断达标技术评估。截至 2020 年底，全国 450 个血吸虫病流行县（市、区）中，337 个（74.89%）达到消除标准、97 个（21.56%）达到传播阻断标准、16 个（3.55%）达到传播控制标准；2019 年，全国开展人群血吸虫病综合查病 1209.07 万例，全国血清学检查阳性率和粪便病原学检查阳性率分别为 0.53% 和 0.036/10 万，较 2015 年分别下降了 79.43% 和 99.90%；晚期血吸虫病病例尚存 30170 例。

（一）传染源

患者和储存宿主是本病传染源。在水网地区以患者为主；湖沼地区除患者外，感染血吸虫的牛和猪也是重要的传染源；而山丘地区野生动物，如鼠类也是本病的传染源。

（二）传播途径

造成传播必须具备以下三个条件：即带虫卵的粪便入水；中间宿主钉螺孳生；人、畜接触疫水。

1. 虫卵入水　含虫卵的粪便可以各种方式污染水源：如河旁、湖旁、鱼塘边设置厕所，河边洗刷马桶，用新鲜粪便施肥等。

2. 钉螺孳生　钉螺是日本血吸虫感染人体的必需唯一中间宿主，其水陆两栖，生活在水线上下，孳生在土质肥沃、杂草丛生、潮湿的环境中，可随水流、牲畜以及人类活动扩散至远处。

3. 接触疫水　存在血吸虫尾蚴的水源为疫水。因生产（耕种、捕捞等）、生活（洗漱、洗衣、游泳、戏水）接触疫水，导致尾蚴经皮肤感染；或饮用生水时尾蚴经口腔、黏膜侵入。

（三）易感人群

人群普遍易感，以男性青壮年农民、渔民居多。感染后有部分免疫力，可反复感染。儿童及非流行区人群感染易发生急性血吸虫病。

三、发病机制与病理改变

（一）发病机制

在血吸虫感染过程中，尾蚴、童虫、成虫、虫卵均可对宿主引起一系列免疫反应，造成组织损害。

目前普遍认为，血吸虫病是一种免疫性疾病。

1. 抗原 血吸虫抗原成分复杂，不同生活史阶段的血吸虫抗原引起的免疫应答不同，不同感染阶段的免疫应答状态各异。按照抗原的来源，血吸虫抗原分为排泄/分泌抗原和虫体抗原。其中前者来源于活虫体，宿主体内排泄/分泌抗原的含量与虫体的感染负荷呈正相关，一旦感染终止，该抗原很快在宿主体内消失。因此排泄/分泌抗原是血吸虫活动性感染诊断的重要指标，可作为免疫诊断的生物标志物，同时具有考核治疗效果的价值。虫体抗原包括虫体表面抗原和内部抗原，表面抗原是免疫效应攻击的直接靶抗原，具有良好的免疫原性；内部抗原主要是虫体内部结构中的某些成分和抗原，可诱发宿主产生保护性免疫应答。

2. 免疫应答 尾蚴穿过皮肤可引起局部速发型（Ⅰ型）和迟发型（Ⅳ型）变态反应。幼虫移行过程中，可逃避宿主的免疫攻击，不引起严重组织损伤或炎症。成虫表面具有抗原性，可激发宿主产生相应抗体，使机体发挥保护作用；成虫肠道及器官的分泌物和代谢产物作为循环抗原，可与相应的抗体形成抗原抗体复合物出现在血液或沉积在器官中，引起免疫复合物病变。虫卵是引起宿主免疫反应和病理变化的主要原因。卵壳上的微孔释放可溶性虫卵抗原，使T淋巴细胞致敏，释放各种淋巴因子，吸引大量巨噬细胞、单核细胞和嗜酸性粒细胞等聚集在虫卵周围，形成虫卵肉芽肿（虫卵结节）。在虫卵周围有嗜酸性辐射样棒状物沉积，是抗原抗体复合物，称为何博礼现象（Hoeppli phenomenon）。虫卵释放的可溶性虫卵抗原、巨噬细胞与T淋巴细胞产生的成纤维细胞刺激因子，均可促使成纤维细胞增殖与纤维合成。因此血吸虫病引起肝纤维化是在肉芽肿基础上产生的。

人体感染血吸虫后可获得部分免疫力，对于再感染的童虫有一定杀伤作用，但对原发感染的成虫无影响，这种原发感染继续存在而对再感染有一定免疫力的现象称为"伴随免疫"。血吸虫能在免疫功能正常、并已建立获得性免疫应答的宿主血管内长期存活并产卵，表明血吸虫具有逃避宿主免疫攻击的能力，称为"免疫逃逸"。

（二）病理改变及病理变化

虫卵肉芽肿反应是本病的基本病理改变。但自尾蚴钻入皮肤至成虫在门静脉系统产卵，每个发育阶段均可造成组织损害。

1. 第一阶段 尾蚴钻入皮肤部位，其头腺分泌的溶组织酶以及其死亡后的崩解产物可造成组织周围局部水肿。皮肤毛细血管扩张、充血、中性粒细胞和单核细胞浸润、局部发生红色丘疹，称"尾蚴性皮炎"，持续1~3天消失。

2. 第二阶段 幼虫随体循环血流经右心到达肺脏，部分可突破肺毛细血管引起组织点状出血及白细胞浸润，严重时可发生出血性肺炎。

3. 第三阶段 成虫及其代谢产物仅产生局部轻微静脉内膜炎，虫体死亡后可引起血管壁坏死和肝内门静脉分支栓塞性脉管炎。程度较轻微，不造成严重病理损害。

4. 第四阶段 由虫卵引起的典型的虫卵肉芽肿和纤维化病变是本病的主要病理损害。

虫卵结节分为急性和慢性两种：急性由成熟活虫卵引起，结节中央为虫卵，周围聚积大量嗜酸性粒细胞，并有细胞坏死，称为嗜酸性脓肿，脓肿周围有新生肉芽组织与各种细胞浸润，形成急性虫卵结节。急性虫卵结节形成10天左右，卵内毛蚴死亡，虫卵发生破裂或钙化，其四周围绕类上皮细胞、异物巨细胞和淋巴细胞，形成假结核结节，随后肉芽组织浸润至结节内部，并逐渐被类上皮细胞所代替，形成慢性虫卵结节。最后结节发生纤维化。

（三）病变部位

病变部位主要在结肠及肝脏，较多见的异位损害是在肺及脑。

1. 肠道病变 成虫大多寄生在肠系膜下静脉，移行至肠壁的血管末梢在黏膜及黏膜下层产卵，因此活组织检查时发现虫卵多排列成簇，以直肠、乙状结肠和降结肠最为显著，小肠病变极少，仅见于重度感染者。早期变化为黏膜水肿、片状充血为主，并可见浅表溃疡及黄色或棕色颗粒。晚期变化主要为肠壁因纤维组织增生而增厚，黏膜凹凸不平，可有充血、息肉、溃疡、萎缩、瘢痕形成等复杂病理变化。由于肠壁增厚，肠腔狭窄，可导致机械性肠梗阻。黏膜长期慢性炎症刺激有恶变风险，应予重视。由于阑尾黏膜下也常有血吸虫虫卵沉积，阑尾壁发生纤维化、管腔狭窄、血运不良等，易诱发阑尾炎。

2. 肝脏病变 虫卵随门静脉血流入肝脏，抵达门静脉小分枝，在门管区等处形成急性虫卵结节，故在肝表面和切面可见粟粒样或绿豆大小结节。肝窦充血，肝窦间隙扩大，窦内充满浆液，有嗜酸性粒细胞及单核细胞浸润。肝细胞可有变性、小灶性坏死与褐色素沉着。晚期可见门静脉周围有大量纤维组织增生，形成肝纤维化。较大门静脉分支管壁增厚，管腔内血栓形成。由于肝内门静脉阻塞，形成门静脉高压，引起腹水、脾肿大及食管静脉曲张等。

3. 脾脏病变 早期肿大，与成虫代谢产物刺激有关。晚期因肝硬化引起门静脉高压和长期淤血，致脾脏呈进行性肿大，严重者可致巨脾，并伴有脾功能亢进。镜检可见脾窦扩张充血，脾髓内、血管周围及脾小梁的结缔组织增生，脾小体萎缩，中央动脉管壁增厚发生玻璃样变。脾脏中偶可见虫卵。

4. 其他脏器病变 在胃、肠系膜以及淋巴结、胰、胆囊等偶有虫卵沉积。血吸虫病侏儒型患者有脑垂体前叶萎缩性病变和坏死，并可继发肾上腺、性腺等萎缩变化，骨骼发育迟缓，男子有睾丸退化，女子有盆腔发育不全。

异位性损害主要由于急性感染时大量虫卵由静脉系统进入动脉，以肺和脑的异位损害为多见。肺部可有大量虫卵沉积和发生出血性肺炎。脑部病变多见于顶叶皮层，脑组织有肉芽肿和水肿改变。

四、临床表现

该病潜伏期（从尾蚴侵入至出现临床症状的时间）长短不一，取决于感染虫体的数量。80%患者为30~60天，平均为40天。感染越重，潜伏期越短。该病临床表现复杂多样，轻重不一，根据患者感染的程度、时间、部位和病程的不同，我国将血吸虫病分为以下四型。

（一）急性血吸虫病

发生于夏、秋季节，7~9月为常见，潜伏期长短不一，大多数病例于感染尾蚴后5~8周出现症状。以男性青壮年与儿童居多，患者通常有明确疫水接触史，如捕鱼、抓蟹、游泳等。常为初次重度感染，约半数患者在尾蚴侵入部位出现蚤咬样红色皮损，2~3天内皮损可自行消退。

1. 发热 患者均有发热，热度高低及期限一般与感染程度成正比，轻症发热数天，一般2~3周，重症可迁延数月。以间歇热、弛张热多见，体温早晚波动可很大。通常发热前少有寒战，高热时患者可有烦躁不安等中毒症状，热退后自觉症状缓解。如有缓脉，是重症的表现。

2. 过敏反应 除皮炎外可出现荨麻疹、血管神经性水肿、淋巴结肿大、出血性紫癜、支气管哮喘等。血常规检查中可见嗜酸性粒细胞明显增多，对诊断具有重要参考价值。

3. 消化系统症状 发热期间，患者多伴有食欲减退、腹部不适、轻微腹痛、腹泻与呕吐等。腹泻一般3~5次/天，个别可达10余次/天，初为稀水样便，继而出现黏液、脓血便。热退后腹泻次数减少。危重症者可出现高度腹胀、腹水、腹膜刺激征。经治疗热退后6~8周，上述症状可明显改善或消失。

4. 肝、脾肿大 90%以上患者肝大伴压痛，以肝左叶肿大显著，肿大的肝脏质地较软、表面光滑；脾肿大常见于重症感染，一般为轻度肿大。

5. 其他 患者感染后两周内可出现呼吸系统症状，多表现为干咳，偶有血丝痰，伴气促、胸痛等。X线检查可见点状、云雾状或雪花状浸润阴影，多在发病后月余出现，一般持续2~3个月消失。危重患者可出现神志淡漠、心肌损伤、重度贫血、消瘦、恶病质等，亦可迅速发展为肝硬化。

急性血吸虫病病程一般不超过 6 个月，经杀虫治疗后，患者可迅速痊愈。如不治疗，则可发展为慢性甚至晚期血吸虫病。

(二) 慢性血吸虫病

本型在流行区占绝大多数。急性感染症状消退而未经治疗或疫区反复轻度感染而获得部分免疫力者，病程超过半年，称慢性血吸虫病。病程可长达 10~20 年甚至更长。临床表现以隐匿型间质性肝炎或慢性血吸虫性结肠炎为主。

1. 无症状型（隐匿型） 轻度感染者多无症状，仅粪便检查中发现虫卵，或体检时发现肝或脾轻度肿大，肝功能正常，而 B 超检查肝脏可呈网格状改变。

2. 有症状型 主要表现为血吸虫性肉芽肿肝病和结肠炎。患者可同时存在以上病变，也可仅以一种表现为主。常见症状为反复发作的腹泻、黏液脓血便，症状时轻时重，时发时愈，病程长者可出现肠梗阻、消瘦、贫血、体力下降等，严重者可有内分泌紊乱、性欲减退，女性可有月经紊乱、不孕等。早期肝脏肿大、表面光滑、质中等硬度；随病情迁延进入肝硬化阶段，肝质硬、表面不平、有结节。肝功能试验除丙种球蛋白可能增高外，其余均在正常范围内。脾脏逐渐增大，多数呈轻度肿大。下腹部可触及大小不等的肿块，系增厚的结肠系膜、大网膜和肿大的淋巴结，因虫卵沉积引起的纤维化，粘连缠结导致。

(三) 晚期血吸虫病

晚期血吸虫病是指肝硬化后出现的门脉高压综合征、严重生长发育障碍或结肠显著肉芽肿性增生的血吸虫病患者。由于反复或大量感染血吸虫尾蚴，未经及时抗病原治疗，虫卵持续损伤肝脏，发展为肝硬化，临床上常有门静脉高压、脾显著肿大等相关并发症。病程多在 5~15 年以上。根据晚期主要临床表现，可分为以下 4 型，同一患者可具有 2~3 个型的临床表现。

1. 巨脾型 最为常见，是指脾肿大达到Ⅲ级，或肿大脾脏达到Ⅱ级但伴有脾功能亢进、门静脉高压或上消化道出血者亦属此型。此时肝脏因硬化逐渐缩小。因门脉高压，可发生上消化道出血，易诱发腹水。

2. 腹水型 是晚期血吸虫病门脉高压与肝功能失代偿的结果，常在呕血、感染、过度劳累后诱发。是严重肝硬化的重要标志，约占 25%。腹水可长期保持在中等量以下，但多数为进行性加剧。高度腹水者可出现难以进食、呼吸困难、胸水、脐疝、股疝、腹壁静脉曲张、下肢高度水肿和巨脾。此型容易出现黄疸，常因上消化道出血、肝功能衰竭、肝昏迷或严重感染而死亡。

3. 结肠肉芽肿型 以结肠病变为突出表现。病程 3~6 年以上，亦有 10 年者。表现为腹痛、腹泻、便秘或后二者交替。大便性状可以是水样便、血便、黏液脓血便。严重者可因肠腔狭窄导致肠梗阻，甚至并发结肠癌。左下腹可触及肿块，有压痛。电子结肠镜下可见黏膜增厚、充血水肿、溃疡或息肉样改变，肠腔狭窄，易发生癌变。

4. 侏儒型 极少见。为幼年慢性反复感染引起各内分泌腺不同程度萎缩，功能减退，以腺垂体和性腺功能不全最为常见。除慢性或晚期血吸虫病表现外，有身材矮小、面容苍老、生长发育低于同龄人，性器官与第二性征发育不良，但智力多正常等临床征象。

(四) 异位血吸虫病

血吸虫虫卵沉积在门静脉系统以外的器官或组织称为异位血吸虫病，人体常见的异位损害部位在肺和脑。

1. 肺型血吸虫病 由虫卵沉积引起的肺间质性病变。呼吸道症状大多轻微，常被全身症状所掩盖，多表现为轻度咳嗽与胸部隐痛，痰少，咯血较少见。肺部体征亦不明显，有时可闻及干、湿啰音。重型患者肺部有广泛病变时，胸部 X 线检查可见肺部弥漫云雾状、点片状、粟粒样浸润阴影，边缘模糊，以中下肺野为多。肺部病变经病原学治疗后 3~6 个月内逐渐消失。

2. 脑型血吸虫病　临床上分为急性与慢性两型，均以青壮年患者多见。急性者临床表现与脑膜脑炎非常相似，常与肺部病变同时发生。患者表现为意识障碍、瘫痪、抽搐，可见脑膜刺激征、腱反射亢进、锥体束征等。脑脊液蛋白质与白细胞计数轻度升高，嗜酸性粒细胞可升高。慢性型的主要症状是癫痫发作，以局限型癫痫多见。颅脑 CT 扫描显示病变常位于顶叶，亦可见于枕叶，为单侧多发性高密度结节影。

3. 其他　机体其他部位亦可发生血吸虫病，如胃、胆囊、肾脏、睾丸、子宫、心包、甲状腺、皮肤等，表现为相应的临床症状，但较罕见。

五、并发症

1. 上消化道出血　为肝硬化、门静脉高压使食管、胃底静脉曲张破裂所致。多由机械损伤、用力过度等诱发，出血量较大，常表现为呕血与黑便，严重者可致失血性休克。

2. 肝性脑病　多见于晚期腹水型患者，可因上消化道大出血、大量放腹水、过度利尿等诱发。

3. 感染　患者因免疫力低下、低蛋白血症、门静脉高压、大量腹水等，极易并发感染，如病毒性肝炎、腹膜炎等。

4. 肠道并发症　虫卵肉芽肿沉积在结肠，可引起肠腔狭窄，并发不完全性肠梗阻，以乙状结肠与直肠多见。长期慢性炎症刺激，亦可诱发结肠癌。

六、实验室检查

1. 血常规　急性期外周血白细胞总数增高，在 $10 \times 10^9/L$ 以上，其中以嗜酸性粒细胞增多显著，占 20%~40%，最多可达 90% 以上。慢性期患者嗜酸性粒细胞轻度增多，一般在 20% 以内。而极重型急性血吸虫病患者，嗜酸性粒细胞常不增多，甚至消失。晚期患者常因脾功能亢进引起红细胞、白细胞、血小板减少。

2. 粪便检查　粪便查出虫卵或孵出毛蚴可确诊。急性期检出率较高，慢性和晚期患者检出率不高。

3. 肝功能试验　急性期患者血清中球蛋白增高，血清 ALT、AST 轻度增高。慢性期肝功能大多正常。晚期患者血清白蛋白减少，球蛋白增高，常出现白/球比倒置。

4. 免疫学检查　方法较多，且敏感性及特异性较高，采血量少，操作简便。但由于患者血清中抗体在治愈后持续时间很长，不能区别既往感染和现症感染。并有假阳性、假阴性的缺点。

（1）皮内试验（IDT）　若受试者曾感染过血吸虫，则有相应抗体。此法简便、快速，常用于现场筛查可疑病例，阳性者需进一步检查。因患者在治愈后较长时间内仍会显示阳性反应，因此该方法不适用于药物疗效的考核。

（2）环卵沉淀试验（COPT）　当成熟虫卵内毛蚴分泌、排出的物质与血吸虫患者血清内相应抗体结合后，在虫卵周围形成特异性沉淀物，当环卵沉淀率大于 3%~5% 时，即为阳性反应。可作为综合查病的方法之一。

（3）间接血凝试验（IHA）　在流行区，可作为过筛或综合查病的方法之一。

（4）酶联免疫吸附试验（ELISA）　此法有较高的敏感性和特异性，可作为过筛或综合查病的方法之一。

（5）循环抗原酶免疫法（EIA）　循环抗原存在表明有活动性感染，此方法敏感、特异、简便、快速，可用于血吸虫病的诊断、疗效考核和防治效果的评价。

5. 直肠黏膜活检　是血吸虫病原学诊断方法之一。通过纤维结肠镜，自病变处取黏膜活检，置于光镜下压片检查有无虫卵。以距肛门 8~10cm 背侧黏膜处取材阳性率最高。

6. 肝影像学检查

（1）B型超声波检查　可见肝、脾体积改变，同时判断肝纤维化的程度，肝内纤维化呈网格状，门脉血管增粗。并可定位行肝穿刺活检。

（2）CT扫描　晚期血吸虫病患者肝包膜与肝内门静脉区常有增厚、钙化。重度肝纤维化可表现为龟背样图像。

七、诊断与鉴别诊断

（一）诊断

1. 流行病学史　有血吸虫疫水接触史是诊断的必要条件，应仔细询问病史。

2. 临床特点　具有急性或慢性、晚期血吸虫病的症状和体征，如发热、皮炎、荨麻疹、腹痛、腹泻、肝、脾大等。

3. 实验室检查　结合寄生虫学与免疫学检查指标进行诊断，如粪便检出虫卵或孵出毛蚴即可确诊。血液循环抗原检测阳性提示体内有活的成虫寄生。其他血清免疫学检查阳性均提示患者感染过血吸虫，但应注意假阳性与假阴性。

（二）鉴别诊断

1. 急性血吸虫病　需与以下疾病相鉴别。

（1）伤寒　表现为持续发热、肝、脾肿大，可有相对缓脉、皮肤玫瑰疹，血常规显示白细胞计数减少、嗜酸性粒细胞减少或消失是其特点。血培养、肥达反应阳性可帮助确诊。

（2）阿米巴肝脓肿　表现为长期发热、纳差、腹胀、腹泻，肝肿大与压痛，B超示肝脓肿形成，可在穿刺脓液中找到阿米巴滋养体。

（3）粟粒性肺结核　表现为畏寒、寒战、高热、咳嗽，可有肝、脾肿大、盗汗。患者常有结核病史或与结核患者接触史，胸部X线或CT检查可见粟粒性结核病灶，结核菌素试验或结核感染T细胞斑点试验阳性有助于诊断。

2. 慢性血吸虫病　需与以下疾病相鉴别。

（1）无黄疸型病毒性肝炎　表现为乏力、纳差、肝区疼痛，肝功能可明显异常，血清肝炎病毒标志物阳性有助于诊断。

（2）慢性菌痢　表现为腹痛、腹泻、黏液便或脓血便，或便秘和腹泻交替，大便镜检见较多红细胞和白细胞，大便培养志贺菌阳性。

（3）阿米巴痢疾　表现为腹痛、腹泻、果酱样黏液血便，便量多，有腥臭。粪便镜检可见少量白细胞以及成串陈旧红细胞，常有夏科-莱登结晶，可见阿米巴滋养体。

3. 晚期血吸虫病　需与其他原因引起的肝硬化相鉴别，如病毒性肝炎肝硬化、酒精性肝硬化。血吸虫性肝硬化的肝功能损害较轻，黄疸、蜘蛛痣和肝掌少见，可有慢性腹泻。而病毒性肝炎肝硬化和酒精性肝硬化的肝损害较重，常见明显的肝掌和蜘蛛痣，血清肝炎病毒标志物阳性和明确的大量饮酒史可与之鉴别。

八、治疗

（一）病原治疗

吡喹酮毒性小、疗效好、给药方便、适应证广，可用于各期各型血吸虫病患者，是目前最有效的治疗药物。

1. 原理　吡喹酮对血吸虫各个阶段均有不同程度的杀虫效果：对成虫和虫体有兴奋、挛缩、影响其蛋白和糖代谢的作用，使虫体皮层呈空泡变性等，以达到杀灭成虫的作用；对发育成熟的虫卵有效，含毛蚴的虫卵治疗后呈空泡变性；对尾蚴有强杀伤作用，效力相当于成虫的数百倍。

吡喹酮口服后迅速吸收，1~2小时后血药浓度达峰值，经肝脏代谢，主要分布在肝，其次在肾、肺、脑等，半衰期为1~1.5小时，80%的药物于4天内由肾脏代谢排出，其中90%是在24小时内排出。其毒性较低，治疗量对人无明显影响，无致畸、致癌变发生。主要不良反应一般于用药后0.5~1小时出现，无需特殊处理，数小时内便消失。少数患者可出现心脏期前收缩、头晕、头痛、乏力等。消化道反应轻微，可有轻度腹痛与恶心，偶有食欲减退、呕吐等。少数病人可见胸闷、心悸、黄疸。

2. 用法和疗效

（1）急性血吸虫病　成人总量按120mg/kg，6天分次服完，其中50%在前两天服完，体重超过60kg者仍按60kg计。

（2）慢性血吸虫病　成人总量按60mg/kg，2天内分4次服完；儿童体重在30kg以内者总量按70mg/kg，30kg以上者与成人剂量相同。

（3）晚期血吸虫病　一般总量可按40~60mg/kg，2天分次服完，每日量分2~3次服。年老、体弱、有其他并发症者可按总量60mg/kg，3天内分次服完。感染严重者可按总量90mg/kg，分6天服完。

（4）预防性服药　在接触疫水前1~2小时和接触疫水后4~5周内，每次服药总量按40mg/kg，1天内1次或分2次服完。

吡喹酮正规用药治疗后，3~6个月粪便虫卵转阴率达85%，虫卵孵化阴性率为90%~100%。血清免疫学诊断转阴时间需1~3年。

（二）对症治疗

1. 急性血吸虫病　高热、中毒症状严重者给予补液、维持水、电解质平衡、加强营养等全身支持疗法。合并其他寄生虫者应先驱虫治疗，合并伤寒、痢疾、败血症、脑膜炎者均应先抗感染治疗，再用吡喹酮治疗。

2. 慢性和晚期血吸虫病　除营养、支持治疗外，还应注意防治并发症，有巨脾、门静脉高压、上消化道出血等患者可选择适当时机手术治疗。有侏儒症可短期、间歇、小量给予性激素和甲状腺素制剂。

💡 **素质提升**

　　据世界卫生组织（WHO）统计，血吸虫病流行于全球75个国家和地区，受威胁人口约6亿。我国血吸虫病曾遍布我国长江流域及其以南的十几个省、市、区，受威胁人口达1亿以上。在解放前，中国人民根本无力医治和防护此病。毛泽东主席的《送瘟神》诗中，就对当时的惨状进行了描述："千村薜荔人遗矢，万户萧疏鬼唱歌"。新中国成立后，为了人民的身体健康，国家高度重视血吸虫病带来的危害，发出"一定要消灭血吸虫病"的号召，开始了新中国第一场卫生保健战役。这场战役以科研、医疗卫生人员为主导，全民参与。经过70年的防治，中国血吸虫病防治工作取得了巨大成就。这些成就离不开国家的整体部署，各级部门的科研与防治，以及全民动员一起抗疫的努力。血吸虫病的抗疫历程，体现了我们中华民族强大的凝聚力和战斗力。

九、预后

本病预后与感染程度、病程长短、年龄、有无并发症及异位损害、治疗是否及时、彻底有明显关系。急性患者经及时有效抗病原治疗多可痊愈。慢性早期患者经抗病原治疗后，绝大多数患者症状可消失、体力改善，粪便及血清学检查转阴，并可长期保持健康状态。晚期已发生肝硬化者虽经抗病原治疗，但预后较差。

十、预防

1. 控制传染源　在流行区每年对患者、病畜进行普查、普治。

2. 切断传播途径　消灭钉螺是预防本病的关键。粪便须经无害处理方可使用。保护水源、改善用水。

3. 保护易感人群　严禁在疫水中游泳、戏水。接触疫水时应穿着防护衣裤和使用防尾蚴剂等。

第二节　囊尾蚴病

PPT

囊尾蚴病（cysticercosis），又称囊虫病，是由猪带绦虫的囊尾蚴寄生在人体组织器官所致的较常见的一种人兽共患病。人因吞食生的或未煮熟的含囊尾蚴的猪肉而被感染。因被囊尾蚴感染的猪肉中夹着像米粒的囊包，故此种病猪肉称为"米猪肉"。囊尾蚴可侵入人体皮下组织、肌肉、脑、眼、心脏等部位，引起机体相应的临床症状和体征，其中以脑囊尾蚴病危害最大。人不是牛带绦虫的适宜中间宿主，故牛带绦虫不引起人的囊尾蚴病。

一、病原学

人既是猪带绦虫的终宿主，成虫致人患绦虫病；也是猪带绦虫的中间宿主，幼虫致人患囊尾蚴病。猪囊尾蚴（cysticercus cellulosae）是猪带绦虫的幼虫，俗称囊虫，为白色半透明、卵圆形的囊状体，约黄豆大小，囊内充满透明的囊液和内凹收缩的头节。囊尾蚴的大小、形态因寄生部位、营养条件和组织反应的差异有所不同。按照其形态和大小可分为纤维素型（cysticercus celluloses）、葡萄状型（cysticercus racemosus）和中间型（intermediate form cysticercus）。其中纤维素型最常见，因其位于皮下结缔组织而得名，脑囊尾蚴病患者中以该型多见；葡萄状型仅见于人脑部。

猪带绦虫卵经口感染，在肠消化液的作用下，六钩蚴从卵内逸出，经肠壁入血，随血液循环散布至全身，9～10周发育为囊尾蚴。囊尾蚴寿命3～10年，最长可达20年，虫体死亡后发生纤维化与钙化。囊尾蚴寄生人体引起的损害远比成虫更重。

二、流行病学

（一）传染源

猪带绦虫病患者是囊尾蚴病的唯一传染源。

（二）传播途径

有三种方式：通过吞食污染猪带绦虫卵的蔬菜、生水、食物而被感染，称外源性异体感染，是最重要的传播方式；或由于患者自身粪便中的虫卵污染手、食物后经口受感染，称外源性自体感染；另因呕吐、反胃，虫卵随肠内容物返入胃或十二指肠中，经消化液消化，孵出六钩蚴随血流侵入组织，称内源性自体感染。

（三）人群易感性

普遍易感。青壮年农民为多，近年来儿童与城市居民患病率有所增加，男女比为（2～5）：1。

（四）流行特征

本病呈世界性分布，与个人卫生和饮食习惯有关，特别是在有吃生猪肉习惯的地区或民族发病率高。也是我国北方主要的人畜共患寄生虫疾病，以东北地区、华北地区、内蒙古自治区、河南省等地较多。猪带绦虫流行地区均有囊尾蚴病的散发病例。农村发病率高于城市。

三、发病机制与病理改变

宿主受囊尾蚴感染后，体液免疫和细胞免疫被激活发挥抗虫免疫作用。囊尾蚴在机体免疫系统的作用下，囊壁增厚，囊液浑浊，头节消失，虫体胀大死亡，虫体周围出现纤维被膜，形成肉芽肿，经组织机化、钙盐沉着成为钙化灶，个别液化形成脓肿。

囊尾蚴病的临床表现及病理变化与其寄生的部位、数量、死活及局部组织的炎症反应程度相关。同一患者反复感染可同时处于不同的感染阶段。病变部位以脑、皮下组织、肌肉为多见，也可累及其他脏器，以脑组织病变最为严重，以大脑皮质为多，是临床癫痫发作的病理基础。囊尾蚴从脉络膜丛进入脑室及蛛网膜下隙，使脑脊液循环阻塞而出现脑积水，可致脑室扩大，甚至形成脑疝。寄生在软脑膜者可引起蛛网膜炎，导致脑膜粘连，从而阻塞脑底池引起脑积水。寄生在椎管者压迫脊髓可致截瘫、感觉障碍、大、小便潴留等。颅内大量囊尾蚴寄生可引起脑组织炎症改变、充血、水肿、脑膜肥厚及粘连等，亦可出现脑积水，上述情况均可引起颅内压增高。同时当颅内有囊尾蚴寄生时，脑组织防御功能的完整性被破坏，机体对乙型脑炎病毒易感。囊尾蚴位于皮下、肌肉时在局部形成囊尾蚴结节；位于眼部的囊尾蚴常寄生在玻璃体、视网膜、眼肌及眼结膜等处并引起相应症状。

四、临床表现

潜伏期需 3 个月（自吞噬虫卵至发育成囊尾蚴）至数年，5 年内居多。猪囊尾蚴对人体的危害远大于猪带绦虫成虫，其危害及临床表现因寄生的数量、部位及寄生时间的不同有很大差异。根据寄生部位不同，可分为以下类型：

（一）脑囊尾蚴病

占囊尾蚴病总数的 60% ~ 90%，临床表现复杂多样，以癫痫发作最为常见。根据临床表现不同可分为以下四型。

1. 皮质型 最常见，占脑囊尾蚴病的 84% 以上，多寄生在大脑皮质的运动中枢区，以反复发作的各类型癫痫为特征，可为唯一首发症状。约半数患者表现为单纯大发作，也可表现为小发作、精神运动性发作和局限性发作。临床可见失神、幻视、幻嗅等精神症状及局限性抽搐等。癫痫大发作出现频率较低，常在 3 个月以上甚至若干年才发作一次。一个病人可以有两种以上形式的发作，且可以相互转化。

2. 脑室型 约占 10%，以第四脑室多见。由于囊尾蚴阻塞脑室孔，导致脑脊液循环受阻，颅内压升高。患者表现为头痛、恶心、呕吐、视乳头水肿，或继发性视神经萎缩、听力下降，严重者可突发脑疝。第四脑室内囊尾蚴病可出现活瓣综合征（又称布伦斯综合征、Brun 征或体位改变综合征），即囊尾蚴悬于脑室壁，呈活瓣状，当患者头位急速改变时，活瓣突然呈关闭状，从而阻塞脑脊液通道而致颅内压骤增，患者出现剧烈头痛、呕吐，甚至发生脑疝而猝死。

3. 蛛网膜下隙型或颅底型 主要病变为囊尾蚴性脑膜炎，反复发作，以急性或亚急性脑膜刺激征为特点，患者可出现头痛、呕吐、颈项强直、眩晕、耳鸣、听力下降、共济失调等。出现粘连性蛛网膜炎时伴有颅内压增高、视力减退。

4. 混合型 以上三型混合存在，以皮质型和脑室型混合多见，且症状最为严重。

此外，囊尾蚴病还可引起进行性加剧的精神障碍及痴呆（器质性精神病），可能与囊尾蚴引起广泛脑组织破坏和皮质萎缩有关。极少部分患者因囊尾蚴侵入椎管压迫脊髓导致截瘫、感觉障碍、二便失禁等。另有约 2.67% 的患者脑内有囊尾蚴寄生，但无任何临床表现和体征，称为隐性脑囊尾蚴病。

（二）皮下及肌肉囊尾蚴病

囊尾蚴位于皮下、黏膜下或肌肉中形成结节，病变表浅，患者自己容易发现，所以较常见。由于皮下组织较疏松，故囊尾蚴较大，可形成 0.5～1.5cm 的结节，数目可由 1 个至数百乃至数千个。结节多为椭圆形或圆形，以躯干、头部和大腿上端较多，质韧、无压痛，与周围组织无粘连，活动度好。常分批出现，可自行消失，多数患者无任何症状。感染严重时，可感到肌肉酸痛无力、发胀、麻木等。大量囊尾蚴寄生在躯干或四肢肌肉内，可引起假性肌肥大。

（三）眼囊尾蚴病

占囊尾蚴病 1.8%～15%，可寄生在眼内任何部位，常为单侧感染，以玻璃体及视网膜下多见。裂隙灯检查可见玻璃体及视网膜下囊尾蚴蠕动。轻症者表现为视力下降、视野缺损、虹膜炎、角膜炎等，重症者可失明。眼内囊尾蚴寿命 1～2 年，其存活时症状轻微，患者尚可忍受。虫体一旦死亡，其分解物产生的强烈刺激，可造成眼内组织变性，导致严重视网膜炎、视网膜脱离、脉络膜炎、化脓性全眼炎、视神经萎缩、白内障等，最终导致眼球萎缩而失明。

另有极少数囊尾蚴可寄生在口腔、心脏，产生相应临床表现。

五、实验室检查

（一）常规检查

1. 血常规　多数正常，少数患者嗜酸性粒细胞轻度增高。

2. 脑脊液　囊尾蚴病颅内压升高型患者脑脊液压力明显升高，细胞数轻度增加，以淋巴细胞增多为主，蛋白质可升高，糖和氯化物多正常或略低。

（二）免疫学及分子生物学检查

用酶联免疫吸附试验（ELISA）或间接血凝试验（IHA）检测血清或脑脊液中的特异性 IgG 抗体，有较高的特异性和敏感性，对脑囊尾蚴病的临床诊断和流行病学调查均有实用价值，但应注意有假阳性或假阴性，故临床诊断需慎重。分子生物学中基因重组技术具有高度特异性和敏感性。检测血与脑脊液中循环抗原，鉴定囊尾蚴是否存活，更有考核疗效的价值。

（三）病原学检查

1. 粪便检查　如患者合并猪带绦虫病，可在其粪便中找到虫卵或节片。

2. 皮下结节活检　找到猪囊尾蚴可确诊。

（四）影像学检查

1. X 线检查　病程在 10 年以上者，X 线检查可发现头部及肌肉组织内囊尾蚴钙化阴影。脑室造影可协助脑室内囊尾蚴病的诊断。

2. 头颅 CT 及 MRI 检查　CT 阳性率高达 90%。脑囊尾蚴病的 CT 影像特征为直径 <1cm 的囊性低密度区，注射增强剂后，其周围可见包膜与炎性水肿区形成的环形增强带，亦可见脑室扩大、钙化灶等。CT 可确诊大部分脑囊尾蚴病的活动期、非活动期和混杂期，诊断钙化型优于 MRI。但其分辨力不及 MRI，MRI 可将脑囊尾蚴病分为四期：活动期、退变死亡期、非活动期和混杂期。MRI 检出率明显高于 CT，与 CT 比较其优点有：①活囊尾蚴结节周围水肿带影像更清晰，而死虫不清晰，以此鉴别囊尾蚴是否存活，有助于指导治疗及疗效考核；②脑室内及脑室孔部位的病变更易查获。因此临床高度疑诊病例如 CT 检查不典型或未见异常者，应行 MRI 检查。

3. 检眼镜、裂隙灯或 B 超检查　行上述检查如发现视网膜下或眼玻璃体内囊尾蚴蠕动可确诊眼囊尾蚴病。

六、诊断与鉴别诊断

（一）诊断

1. 流行病学资料 是本病的重要参考。有流行区生活史，进食生猪肉或未煮熟猪肉，尤其有肠绦虫病史及粪便中发现带状节片者需详查。

2. 临床表现 发现皮下、肌肉结节，或出现癫痫发作、颅内压增高、精神障碍者要注意本病。

3. 实验室及影像学检查 采用酶联免疫吸附试验或间接血凝试验检测血清或脑脊液中特异性抗体阳性可临床诊断。粪便中发现节片或虫卵者有诊断价值。皮下结节活检或脑手术病理组织检查证实者可确诊。检眼镜、裂隙灯或 B 超检查发现视网膜下或眼玻璃体内囊尾蚴蠕动可确诊眼囊尾蚴病。头颅 CT 及 MRI 检查有助于脑囊尾蚴病的诊断。

（二）鉴别诊断

脑囊尾蚴病应与原发性癫痫、颅内肿瘤、各种类型的脑膜炎、脑血管疾病、神经性头痛等鉴别。皮下组织和肌肉囊尾蚴病应与皮脂囊肿、神经纤维瘤、风湿性皮下结节等鉴别。眼囊尾蚴病应与眼内肿瘤、眼内异物、葡萄膜炎、视网膜炎等鉴别。

七、治疗

治疗方案需根据疾病的不同分期和不同类型而制定。驱虫治疗适用于活动期及部分退变死亡期的囊尾蚴，在非活动期及部分退变期的囊尾蚴无须驱虫治疗。眼囊尾蚴病不应选择药物治疗，以免虫体被药物杀死后引起全眼球炎而失明，宜采用手术摘除。在驱虫治疗前，应除外眼囊尾蚴病，并行头颅 CT 或 MRI 明确脑内囊尾蚴的数量及部位。患者必须住院并在密切监测下进行杀虫治疗。

（一）病原治疗

1. 阿苯达唑（albendazole） 为目前治疗囊尾蚴病的首选药物，对于皮下组织和肌肉、脑囊尾蚴病均有良好疗效，有效率达 85% 以上。常用剂量为 15~20mg/（kg·d），分 2 次服用，10 天为 1 个疗程，脑型患者需间隔 2~3 周后重复 1 个疗程，一般需要 2~3 个疗程。不良反应主要有低热、头痛，少数可有视力障碍、癫痫等，原有癫痫发作者尤需注意。个别患者反应较严重，可发生过敏性休克或脑疝，主要是由于虫体死亡后引起炎症性脑水肿，导致颅内压增高以及过敏反应。这些反应多于服药后 2~7 天发生，持续 2~3 天。第二个疗程不良反应发生率明显减少且症状减轻。

2. 吡喹酮（praziquantel） 该药可穿过囊尾蚴的囊壁，具有强烈杀灭囊尾蚴的作用，疗效较阿苯达唑强而迅速，但不良反应发生率高且严重。当虫体大量死亡后可释放异体蛋白，引起强烈变态反应，尤其脑囊尾蚴病患者反应更为强烈，患者囊尾蚴结节周围的炎症反应和水肿明显加重，出现原有症状加剧，颅内压明显增高，甚至有发生脑疝的危险。因此对不同类型的囊尾蚴病，建议采用不同的治疗方案。由于血中游离吡喹酮可自由通过血-脑脊液屏障，脑脊液中浓度为血浓度的 1/7~1/5，可达到有效的杀虫作用。通常治疗脑型患者，总剂量为 200mg/kg，每天分 3 次口服，连用 10 天为 1 个疗程。若为多发性或弥漫性者同时伴有皮下、肌肉囊尾蚴病、颅内压升高时，应谨慎应用，需先进行眼底检查及颅内压测定，不宜过早用药。颅内压升高者先降颅压治疗，待眼底视乳头水肿明显好转后再吡喹酮小剂量用药。间隔 3~4 个月重复 1 个疗程，通常需治疗 2~3 个疗程。该法疗效较好，总疗程结束后随访 6 个月约 2/3 的患者癫痫停止发作，神经精神症状多得到有效控制及改善。治疗皮下、肌肉型患者常用量每次 10mg/kg，每天 3 次，3~5 天为 1 个疗程，成人总剂量 120mg/kg，重者可重复 1~2 个疗程。经治疗后皮下结节逐渐缩小，一般 1～2 个月内消失。囊尾蚴性假性肥大者，可重复 1～2 个疗程。不良反应主要有头痛、恶心、呕吐、皮疹、精神异常等。少数可出现心悸、胸闷等症状，心电图显示 T 波改变和期前收缩，一过性氨基转移酶升高。偶见室上性心动过速、心房纤颤。因该药副作用较多，目前多应用阿苯达唑。但最近有研究显示阿苯达唑、吡喹酮两药可联用治疗脑囊尾蚴病，可显著提高治愈率。

3. 甲氧达唑（methoxazole） 对猪囊尾蚴的实验研究表明，该药疗效明显优于阿苯达唑和吡喹酮，且未见明显不良反应。可能是治疗囊尾蚴病最有前途的药物，尚待扩大临床验证。

（二）对症治疗

对颅内压增高者可先给予 20% 甘露醇 250ml 静脉滴注，加用地塞米松 5～10mg，每天 1 次，连用 3 天后再行病原治疗。脑囊尾蚴病患者病原治疗期间，常规用地塞米松和降颅内压药物，必要时应行颅脑开窗减压术或脑室分流术降低颅内压。对于发生过敏性休克患者，可用 0.1% 肾上腺素 1mg 皮下注射，儿童用量酌减，同时用含氢化可的松 200～300mg 的葡萄糖溶液静脉滴注。对癫痫发作频繁者，可酌量使用地西泮、异戊巴比妥钠及苯妥英钠等药物。

（三）手术治疗

脑囊尾蚴病患者，尤其第三、第四脑室囊尾蚴多为单个者应采用手术摘除囊尾蚴。眼囊尾蚴病患者应行手术摘除眼内囊尾蚴，以免虫体被吡喹酮等药物杀死后引起全眼球炎，从而加重视力障碍或引起失明。皮下和肌肉型囊尾蚴病若发生部位表浅且数量不多时，也可采用手术方式摘除。

八、预后

囊尾蚴病的预后与囊尾蚴在人体寄生的部位、数量以及大小密切相关。大多数患者治疗后预后良好；少数颅内感染病灶多，且伴有痴呆、严重精神异常的脑囊尾蚴病患者预后较差；还有个别眼囊尾蚴病患者若治疗不及时，可能导致失明。

九、预防

本病应采取预防为主，预防、治疗相结合的综合防治措施。

（一）控制传染源

在流行区开展普查普治，彻底治疗猪带绦虫病患者，并对感染绦虫病的猪进行驱虫治疗。同时应广泛宣传本病的危害和传播方式，加强健康宣教。

（二）切断传播途径

加强粪便管理，圈养饲养生猪，认真做好上市猪肉的检疫工作，禁止出售"米猪肉"。养成良好卫生习惯，不吃生或未煮熟的猪肉，饭前、便后要洗手，切断人－猪间传播。

第三节 蛔虫病

PPT

蛔虫病（ascariasis）是由蛔虫寄生于人体小肠或其他器官所引起的常见寄生虫病。本病流行较广，儿童多发。幼虫在体内移行可引起呼吸道炎症和过敏症状。成虫在小肠内寄生，主要引起腹痛及胃肠功能紊乱。少数患者可发生虫体阻塞引起肠梗阻，或蛔虫进入胆道、胰腺等重要脏器而发生严重并发症。

一、病原学

成虫形似蚯蚓，呈乳白色或淡红色，头尾两端较细，是人体肠道内最大的寄生线虫。雌雄异体，雄虫长 15～31cm，雌虫长 20～35cm。雄虫较小，尾端卷曲，雌虫较大，尾端顿圆，寄生于小肠下端。每条雌虫每日产卵 20 万个左右，随粪便排出。虫卵分为受精卵和未受精卵，只有受精卵具有感染能力。受精卵在外界适宜的温度和湿度下约 24 天后发育成为含胚胎虫卵的感染期虫卵，感染期虫卵在湿土中可存活 1～5 年。人经口吞食感染期虫卵后，在小肠上段孵出幼虫，侵入肠壁末梢静脉→门静脉→肝→下腔静脉→右心房→肺动脉→肺微血管→肺泡→细支气管。在感染后 8～9 天幼虫继续沿支气管向上移行至气管及咽部，再被吞下，在小肠内发育为成虫产卵。从吞食感染期虫卵到成虫产卵需 10～11 周。成虫寿命为 10～12 个月。

二、流行病学

（一）传染源

蛔虫感染者和患者是传染源。人是蛔虫的唯一终宿主。

（二）传播途径

感染性虫卵主要经口吞入而感染，亦可随灰尘飞扬被吸入咽部吞下而感染。生食未洗净的蔬菜、瓜果等容易感染，污染的手指也易将虫卵带入口内。

（三）人群易感性

人对蛔虫普遍易感。儿童在地上爬行、吸吮手指等易感染。使用未经无害化处理的人粪施肥的农村，人口感染率可高达 50%。生食蔬菜、瓜果者易感染。

（四）流行特征

本病是最常见的寄生虫病，分布于世界各地。发展中国家发病率高。在气候适宜、生活水平低下、环境卫生和个人卫生差及以人粪作为肥料的地域尤为常见。全球 153 个国家或地区存在蛔虫病流行，严重流行区感染率可高达 95%。农村发病高于城市，儿童发病高于成人。学龄前儿童和学龄期儿童感染率最高。无性别差异，无明显季节性。

1988 年～1992 年首次全国人体寄生虫分布调查结果显示，人群蛔虫平均感染率为 44.59%，最高达 71.12%，估计全国蛔虫感染人数约 5.3 亿。2001 年～2004 年全国人体重要寄生虫病现状调查表明，蛔虫平均感染率为 12.72%，与第一次全国调查结果相比人群蛔虫感染率下降了 71.47%，感染率较高的为 5 岁～14 岁儿童和青少年。

三、发病机制和病理变化

（一）幼虫异体蛋白引起的过敏反应

当幼虫在体内移行时，其代谢产物和（或）幼虫死亡使机体产生强烈的过敏反应。蛔虫幼虫损伤肺微血管可引起出血、嗜酸性和中性粒细胞浸润。严重感染者肺部病变可融合成斑片状，此外可引起支气管痉挛。

（二）成虫致病作用

成虫寄生在小肠内，主要在空肠和回肠上段，以小肠乳糜液为营养，导致人体营养不足，还损伤人体肠黏膜，引起肠功能紊乱。严重感染者，肠腔内大量虫体可引起部分性肠梗阻、肠坏死、肠套叠、肠扭转等。蛔虫有钻孔的习性，当环境发生变化时可离开肠腔钻入胆总管、胰管、阑尾等处，引起病变。可出现胆绞痛；继发感染可引起胆管炎和肝脓肿；胆道中的虫卵、虫体的碎片可作为胆结石形成的核心；钻入胰管可引起出血坏死性胰腺炎；钻入阑尾可引起阑尾炎。蛔虫移至咽喉与气管，偶可引起阻塞和窒息。

四、临床表现

人感染蛔虫后，大多数无临床症状，称蛔虫感染。儿童、体弱、营养不良者易出现症状。临床上可分为蛔蚴移行和成虫所致两类。

（一）蛔蚴移行症

短期内吞食大量感染性虫卵者，7～9 日后出现发热、阵发性咳嗽、咳痰或痰中带血。少数患者伴有荨麻疹或皮疹。重症患者可有哮喘样发作和呼吸困难。两肺可闻及干性啰音。胸部 X 线检查可见两侧肺门阴影加深，肺纹理增多，可见点状、片状、絮状阴影，一般于 2～3 周内消失。痰液检查可见夏科 - 莱登结晶和嗜酸性粒细胞，偶可查到幼虫，7～10 日后，症状逐渐消失。

（二）肠蛔虫病

多数病例无症状。儿童患者大多数有脐周钝痛或绞痛。常有食欲减退、恶心、时而便秘或腹泻、可呕出蛔虫或从粪便排出蛔虫。部分儿童有时可出现惊厥、夜惊、磨牙、失眠等。感染严重者可有营养不良及发育障碍。

（三）胆道蛔虫症

是最常见的并发症，临床起病急骤，以剑突偏右阵发性、钻孔性绞痛为特点，可放射至右侧肩背部，常伴有恶心、呕吐，约半数患者呕出蛔虫，无腹肌紧张。腹痛间歇期无症状。若蛔虫完全钻入胆总管，甚至钻入胆囊，疼痛可有所缓解。白细胞和中性粒细胞大多数正常或轻度增高。绝大多数患者在 24 小时内因蛔虫自行退出胆道而疼痛缓解。

（四）蛔虫性肠梗阻

多见于 6～8 岁的儿童。起病突然，以中腹部阵发性绞痛、呕吐、腹胀、便秘等为主要症状。有时可吐出蛔虫。约半数儿童可见肠型和蠕动波。触诊可扪及条索状的肿块，有活动性绳索感，为缠结成团的蛔虫所致，是本病的特征。

其他的并发症有急性胰腺炎、急性胆囊炎、肝脓肿、肠穿孔、蛔虫性腹膜炎等。

五、实验室检查

（一）血常规检查

蛔虫移行期间白细胞和嗜酸性粒细胞增多。

（二）病原学检查

粪涂片或饱和盐水漂浮法可查到虫卵，改良加藤法能提高蛔虫卵检出率。粪便检查发现蛔虫卵，胃肠钡餐透视发现蛔虫阴影或有粪便排出或吐出蛔虫史者，均可明确蛔虫病的诊断。

（三）其他

B 超和内镜逆行胆胰管造影，可发现胆道及十二指肠蛔虫。

六、诊断与鉴别诊断

肠蛔虫病诊断是患者出现腹痛，伴有近期排虫或吐虫史，粪便检查发现蛔虫卵即可确诊。但仅有雄虫或蛔虫尚未发育成熟，粪便检查可阴性。蛔虫移行症的诊断依据为近期有生食蔬菜或瓜果等，出现呼吸道症状尤其伴有哮喘，胸部 X 片检查有短暂游走性肺部浸润，血中嗜酸性粒细胞增多。

七、治疗

（一）驱虫治疗

1. 苯咪唑类 包括阿苯达唑与甲苯咪唑，均为广谱驱虫药，可抑制蛔虫摄取葡萄糖，导致糖原消耗和三磷酸腺苷减少，使虫体麻痹。阿苯达唑400mg，一次顿服。甲苯咪唑500mg，一次顿服，有效率达90%以上。一般无明显副作用，偶有头痛、恶心、呕吐、轻度腹泻等。

2. 噻嘧啶 为广谱驱虫药，可阻断虫体神经肌肉传导，引起虫体收缩后麻痹而死亡，驱虫作用快。儿童剂量10mg/kg，成人为500mg，一次顿服。可引起头痛、呕吐等。肝、肾、心脏等疾病患者和孕妇慎用。

3. 左旋咪唑 具有抑制蛔虫肌肉中琥珀酸脱氢酶的作用，使虫体麻痹而排出体外。儿童剂量2.5mg/kg，成人150～200mg，一次顿服。本药偶可引起中毒性脑病，故应慎用。

（二）并发症治疗

1. 蛔虫性肠梗阻 可服豆油或花生油，使虫体松解再驱虫。肠穿孔者及早手术。

2. 胆道蛔虫症 解痉、止痛、抗炎治疗为主，疼痛缓解后再驱虫。

八、预防

对粪便进行无害化处理，广泛开展卫生知识宣传，培养良好卫生习惯，做到饭前、便后洗手，不吃未洗净的瓜果、蔬菜。在学校、托幼机构开展普查普治。

第四节　钩虫病

PPT

钩虫病（ancylostomiasis）是由钩虫寄生于人体小肠所引起的肠道寄生虫病。临床以贫血、营养不良、胃肠功能失调、劳动力下降为主要表现，严重者可致心功能不全、儿童发育障碍。

一、病原学

在我国引起钩虫病的虫种主要为十二指肠钩口线虫和美洲板口线虫。成虫雌雄异体，长8～13mm，呈半透明淡红色（死后呈灰白色）。雌虫粗长，雄虫细短，雄虫尾端有交合伞。成虫寄生在小肠上段，多在空肠上部。雌虫成熟交配后，在肠内产卵。每条十二指肠钩虫每天平均产卵1万～3万枚，美洲钩虫产卵5千～1万枚。两者虫卵相似，呈椭圆形，无色透明，卵壳薄，内含2～8个细胞。虫卵从粪便排出，在温暖、潮湿土壤中1～2天发育为杆状蚴，再经5～7天发育为具有感染性的丝状蚴（钩蚴）。丝状蚴抵抗力很强，一般可生存数周，在适宜环境中可存活4个月，但遇日光暴晒易死亡。当人接触泥土时，丝状蚴钻入皮肤，侵入皮下毛细血管随血流经右心至肺，从肺泡到支气管上行至咽部，随吞咽经食管进入小肠。3～4周后发育为成虫。成虫存活期1～2年，也可长达5～7年。

二、流行病学

（一）传染源

钩虫病患者和带虫者是主要传染源。

（二）传播途径

以皮肤接触污染的土壤感染为主。手指间和脚趾间皮肤薄嫩，是最常见的入侵部位。也可因生吃带丝状蚴的瓜果、蔬菜而感染。

（三）人群易感性

普遍易感，青壮年农民、矿工感染率高。夏、秋季为易感季节。

（四）流行特征

钩虫感染遍及全球。我国各省、自治区均有不同程度的分布和流行。一般南方高于北方。农村高于城市。国内大部分地区为两种钩虫混合感染，北方以十二指肠钩虫感染为多，南方个别地区以美洲钩虫感染为主。

据 2001～2004 年全国人体重要寄生虫病现状调查显示，全国钩虫感染率为 6.1%，感染人数约 3930 万。感染率以海南省最高（34.6%），其次为广西（19.7%）和四川（18.0%）。

三、发病机制与病理变化

钩蚴侵入皮肤可引起钩蚴性皮炎。穿过肺微血管到达肺泡时引起局部出血和炎症。成虫咬附在小肠黏膜，形成浅小溃疡，且常更换咬附点、分泌抗凝血物质，可使局部渗血不止，导致失血性贫血，贫血程度受病程和钩虫数量的影响。长期缺铁性贫血可致心、肝、肾脂肪变性，骨髓显著增生，反甲等。儿童严重感染可致生长发育障碍。长期慢性失血和营养吸收障碍，可致低蛋白血症，引起营养不良性水肿。钩虫患者的异嗜症可能与缺铁导致神经功能紊乱有关。

四、临床表现

钩虫病的症状主要由钩蚴和成虫引起，成虫所致的症状较为持久和严重。粪便中有钩虫卵而无明显症状者，称"钩虫感染"，粪便中有钩虫卵又有明显临床症状者，称"钩虫病"。

（一）钩蚴引起的症状

1. 钩蚴性皮炎　在钩蚴侵入处，初有奇痒和烧灼感，继而出现小出血点、丘疹或小疱疹，俗称"粪疙瘩"或"地痒疹"。皮炎多发生在手指间、脚趾间、足背、踝部等，数日内可消失。抓破皮肤可继发细菌感染。

2. 呼吸系统症状　感染后 1 周左右，患者可出现咳嗽、咳痰、痰中带血、喉痒、声嘶、哮喘发作等。肺部 X 线检查提示肺纹理增多或肺门阴影增生。这些症状可自行消失。

（二）成虫引起的症状

1. 消化系统症状　患者大多于感染后 1～2 个月逐渐出现上腹隐痛或不适、食欲减退、恶心、呕吐、腹泻等。重度感染者，大便潜血可呈阳性。有些患者出现异嗜症，如喜食生米、泥土、头发、指甲等。

2. 血液、循环系统症状

（1）**贫血**　是钩虫病的主要特征。贫血症状的轻重与血红蛋白下降的速度、程度有关。重度贫血者皮肤、黏膜苍白或蜡黄，头晕、眼花、耳鸣、注意力不集中、记忆力下降等。

（2）**循环系统症状**　轻度贫血者出现头晕、乏力，活动后轻度气促、心悸。重度贫血者出现心率加快、心脏扩大，甚至心力衰竭。

（3）**其他**　儿童重症患者，可有生长发育障碍、智力减退等表现。成年患者亦有闭经、阳痿、性欲减退、不育等。

五、实验室检查

（一）血液检查

常有不同程度的贫血，属小细胞低色素性贫血。白细胞大多正常，嗜酸性粒细胞可轻度增多。但贫血严重时，嗜酸性粒细胞常不增多。血清白蛋白和血清铁降低。

（二）骨髓检查

可见造血旺盛，但红细胞发育阻滞于幼红细胞阶段，中幼红细胞显著增多；因骨髓储铁减少，游离含铁血黄素和铁粒细胞减少或消失。

（三）粪便检查

粪便潜血试验可呈阳性。直接涂片法和饱和盐水漂浮法可查到钩虫卵，后者检出率高。检出钩虫卵可确诊钩虫感染。虫卵计数法可用于流行病学调查和疗效考核。钩蚴培养法可鉴别虫种。

六、诊断与鉴别诊断

在钩虫流行地区曾接触钩蚴污染的土壤或生吃被钩蚴污染的瓜果、蔬菜，并有皮肤瘙痒、咳嗽、咯痰、哮喘、贫血等症状者，应高度怀疑本病，在粪便中查到虫卵可确诊。

钩虫病需与十二指肠溃疡、其他原因引起的缺铁性贫血鉴别。

七、治疗

（一）钩蚴性皮炎的治疗

在钩蚴进入后 24 小时内，可用左旋咪唑涂肤剂或 15% 阿苯达唑软膏 1 天 3 次涂搽，重者连用 2 天。皮炎广泛者，口服阿苯达唑，每天 10 ~ 15mg/kg，分 2 次口服，连用 3 天，有止痒、消炎及杀死皮肤内钩蚴的作用，也可阻止或预防呼吸道症状的发生。

（二）驱虫治疗

目前国、内外广泛使用的阿苯达唑和甲苯咪唑对肠道线虫有选择性与不可逆性抑制其摄取葡萄糖的作用，使虫体糖原耗竭和抑制延胡索酸脱氢酶，阻止三磷酸腺苷产生，导致虫体死亡，而且还有杀死钩虫卵的作用。

1. 阿苯达唑 成人常用 400mg 顿服，隔 10 天再服 1 次。或每天 200mg，连服 3 天。12 岁以下儿童剂量减半。

2. 甲苯咪唑 成人 200mg，连服 3 天，2 岁以上儿童剂量同成人，2 岁以下的儿童剂量减半。

3. 复方甲苯咪唑 成人每天 2 片，连服 2 天，4 岁以下儿童剂量减半，孕妇忌用。

4. 复方阿苯达唑 成人和 7 岁以上的儿童 2 片，顿服。

（三）对症治疗

补充铁剂，纠正贫血。可用硫酸亚铁加维生素 C，贫血一般在治疗 2 个月左右得以纠正。血象恢复正常后，应继续服用小剂量铁剂 2 ~ 3 个月，以补充储存铁。一般病例先驱虫治疗，后补充铁剂。重度感染伴严重贫血者，先纠正贫血。伴发营养不良者，注意补充维生素和蛋白质。

八、预防

采取综合性预防措施：加强粪便管理，推广粪便无害化处理；加强个人防护，提倡穿鞋下地、下矿劳动，尽量避免赤足与污染土壤接触，下田劳动最好穿胶鞋或涂抹预防药物，局部用左旋咪唑涂肤剂；不吃不卫生的瓜果、蔬菜；普查普治，在钩虫病感染率高的地区开展集体服药治疗，治疗后 2 个月复查，及早发现，及时治疗，未治愈者复治；钩虫疫苗正在研制之中。

第五节 蛲虫病

PPT

蛲虫病（enterobiasis）是蛲虫寄生于人体盲肠所引起的一种肠道寄生虫病。多见于儿童，主要症状为肛门周围和会阴部夜间瘙痒。

一、病原学

蛲虫虫体细小如乳白色线头，雄虫微小，大小为（2~5）mm ×（0.1~0.2）mm，尾端向腹面卷曲。雌虫大小为（8~13）mm ×（0.3~0.5）mm，虫体中部膨大，尾端长直而尖细。虫卵呈长圆形，约 30μm × 60μm，无色透明，两侧不对称，一侧稍扁。虫卵在体外抵抗力强，阴凉、潮湿环境更适宜，可存活 2~3 周。煮沸、5% 苯酚可杀死虫卵。成虫雌雄异体，主要寄生在盲肠，重度感染者有时见于升结肠内。雄虫交配后即死亡，雌虫沿升结肠下行，夜间可爬出肛门，在肛门周围、会阴部皱褶处产卵，一条雌虫一天产卵一万枚左右。产卵后雌虫死亡。无中间宿主。虫卵于 6 小时内即发育为含杆状蚴的感染性虫卵，经污染手指、衣被等进入口腔，下行在十二指肠内孵出蚴虫，蚴虫下行，蜕皮 2 次，发育为成虫寄生于盲肠，此过程为 4~6 周。

二、流行病学

（一）传染源

人是唯一自然宿主，患者是唯一传染源。

（二）传播途径

1. **直接感染**　虫卵通过肛门 - 手 - 口感染，为自身感染的一种类型。
2. **间接感染**　虫卵污染内衣、内裤、床单、被褥、玩具，经手、口感染。
3. **吸入感染**　虫卵经尘埃飞扬，从口鼻吸入、咽下而感染。
4. **逆行感染**　虫卵在肛门附近自孵，幼虫爬回肠内而感染。

（三）人群易感性

以儿童多见，集体儿童机构中传播率高。成人多从与儿童的接触中感染，可呈家庭聚集性。男女感染率无明显差异。

（四）流行特征

世界各地均有发病，全世界蛲虫感染者不低于 5 亿，温带、寒带地区感染率高于热带地区，城市高于农村，尤以居住拥挤、卫生水平差的地区多见，儿童感染率较成人高。

2001 年 ~2004 年全国人体重要寄生虫病现状调查资料显示，儿童蛲虫平均感染率为 10.28%，感染率居前五位的省份分别为海南省（42.64%）、甘肃省（33.27%）、广东省（30.38%）、广西壮族自治区（20.46%）和河北省（20.00%），年龄以 6 岁 ~9 岁组感染率最高（12.52%），民族以黎族（47.82%）、土家族（22.09%）、侗族（19.44%）和壮族（15.85%）儿童感染率为高。

三、发病机制与病理变化

蛲虫头部钻入肠黏膜吸取营养，引起炎症和细小溃疡。但不深入肠壁损害组织，故常无嗜酸性粒细胞增多。很少引起穿破肠壁的病变。极少数女性患者产生异位损害，如侵入阴道、子宫等。雌虫在肛周产卵，刺激皮肤，引起瘙痒。长期慢性刺激产生局部皮肤损伤、出血和继发感染。

四、临床表现

主要症状为肛周和会阴部奇痒和虫爬行感，以夜间为甚。患儿常有睡眠不安、夜惊、烦躁、磨牙等，个别患者有恶心、呕吐、腹痛等。长期睡眠不佳，可使小儿白天注意力不集中，爱咬指甲等心理行为偏异。偶可引起异位并发症，如刺激尿道引起尿频、尿急、尿痛；侵入阴道引起分泌物增多；侵入阑尾或腹膜，引起阑尾炎和腹膜炎。

五、实验室检查

1. 成虫检查　根据雌虫的生活习性，于患者入睡后 1～3 小时，若发现肛门周围有白色小虫，用镊子夹入盛有 70% 乙醇的小瓶内送检。

2. 虫卵检查　透明胶纸粘卵法最常用。将宽 2cm、长 6cm 的透明胶纸贴于载玻片上备用。检查时将胶纸一端掀起，用胶面粘贴受检者肛门周围皮肤，然后将胶纸平贴于载玻片上，在显微镜下检查。应在清晨受检者大便前进行检查。

六、诊断与鉴别诊断

有肛周夜间瘙痒应怀疑本病。检出蛲虫成虫或蛲虫卵是蛲虫感染或蛲虫病的确诊依据。

七、治疗

下列药物疗效好，可选其中之一。

1. 苯咪唑类　阿苯达唑 400mg，顿服，或甲苯咪唑 500mg，顿服。成人剂量与儿童剂量相同。两周后再服一次预防复发。副作用轻，可有头晕、腹痛、腹泻。

2. 吡维铵（扑蛲灵）　5mg/kg，顿服。该药服后大便染成红色，嘱家长不必惊慌。副作用少，偶有恶心、呕吐、腹痛和感觉过敏。

3. 噻嘧啶　10mg/kg，顿服，两周后复治一次。副作用少，可有轻度头痛、恶心、腹部不适。

八、预防

加强宣传，使儿童家长了解本病的传播方式。指导家长夜间检查成虫和收集虫卵的方法。为防止自身感染，嘱家长在患儿睡觉时给穿睡裤、戴手套。患儿内衣、内裤、被褥等需煮沸，或用开水浸泡后在日光下曝晒，连续 10 天。养成良好的卫生习惯，勤剪指甲，勤洗手，勤换洗内衣裤，不吸吮手指。换下的内裤应煮沸消毒。集体儿童机构和家庭感染率高时，可集体普查普治。

目标检测

答案解析

一、选择题

1. 在日本血吸虫发育各阶段中，引起人体主要病理损害的是
   　　A. 尾蚴　　　　　　　B. 成虫　　　　　　　C. 虫卵
   　　D. 幼虫　　　　　　　E. 毛蚴

2. 日本血吸虫病病原治疗的首选药物是
   　　A. 氯喹　　　　　　　B. 吡喹酮　　　　　　C. 青蒿素
   　　D. 甲硝唑　　　　　　E. 阿苯达唑

3. 囊尾蚴病的传染源是
   　　A. 猪　　　　　　　　B. 猪带绦虫病患者　　C. 跳蚤
   　　D. 蚊　　　　　　　　E. 鼠

4. 眼囊尾蚴病首选的治疗是

    A. 阿苯达唑   B. 吡喹酮   C. 青蒿素

    D. 氯喹   E. 手术

5. 确诊钩虫感染的依据是

    A. 贫血   B. 血清白蛋白和血清铁降低   C. 嗜酸性粒细胞轻度增多

    D. 粪便中找到钩虫   E. 粪便中找到钩虫卵

6. 钩虫病最主要的临床表现是

    A. 营养不良   B. 发育障碍   C. 慢性失血性贫血

    D. 异嗜症   E. 腹部疼痛不适

7. 蛔虫病最常见的并发症是

    A. 胆道蛔虫症   B. 蛔虫性肠梗阻   C. 肠穿孔

    D. 急性胰腺炎   E. 急性胆囊炎

8. 胆道蛔虫症的主要特点是

    A. 右上腹压痛、反跳痛及肌紧张

    B. 右下腹隐痛

    C. 阵发性上腹胀痛

    D. 脐周腹痛、呕吐

    E. 右上腹阵发性钻孔样绞痛

9. 蛲虫病的最主要症状是

    A. 腹部阵发性绞痛

    B. 上腹部压痛

    C. 夜间肛门和会阴部瘙痒和虫爬感

    D. 腹痛、腹泻

    E. 夜惊、烦躁

10. 诊断蛲虫病的主要方法是

    A. 饱和盐水漂浮法   B. 血培养   C. 粪便直接涂片法

    D. 透明胶纸法检查虫卵   E. 粪便检查成虫

二、思考题

1. 请说出日本血吸虫病的临床表现。

2. 简述钩虫病的临床表现。

（张晓丹 陈吉刚 李雪甫 殷存静）

书网融合……

    本章小结   微课   题库

第八章 医院感染

PPT

◎ 学习目标

    1. 通过本章学习，重点掌握医院感染的流行病学、临床常见医院感染类型和预防措施；熟悉医院感染的病原学、治疗；了解医院感染的发病机制。

    2. 具备诊断、治疗和预防医院感染的能力；能够对医院感染进行预防宣教。

》情境导入

情境描述 王某，女，28 岁，4 天前于我院行剖宫产术，现伤口缝合处出现脓性分泌物。查体：T 39.3℃，神清。心、肺检查未见异常。腹部切口处可见脓性分泌物流出。血常规：Hb 110g/L，WBC 18.0 × 10^9/L。

讨论 1. 该患者初步诊断是什么？

      2. 该患者应如何确诊及治疗？

医院感染（hospital acquired infections，HAIs）是指住院患者在医院内获得的感染，包括在住院期间发生的感染和在医院内获得但在出院后发生的感染，但不包括入院前已存在的感染。医院工作人员在医院内获得的感染也属医院感染。

事实上，至少 1/3 的医院感染可以通过有效措施控制而不发生，因此有效控制医院感染不仅对于保障患者医疗安全、减少医疗费用支出非常重要，同时对当今十分复杂的医疗环境下减少医疗纠纷亦有着重要作用。

医院感染虽不是传染病，但与传染病同属于感染病范畴，不仅对患者个体造成伤害，而且有可能在医院内形成暴发流行。因此，应加以重视。医学生学习医院感染有关知识，也是我国传染病学科接轨国际，从传染病学走向感染病学的一种体现。

一、病原学

细菌、病毒、真菌和原虫等均可引起医院感染。

（一）细菌

细菌是引起医院感染的主要病原体，约 90% 以上的医院感染为细菌所致。自青霉素类药物普及以来，医院感染病原体中革兰阴性杆菌逐步增多，目前已占 60% 以上，尤其是肠杆菌科细菌，其中大肠埃希菌位居第一，其次常见的包括肺炎克雷伯菌、铜绿假单胞菌、鲍曼不动杆菌等。革兰阳性菌中常见的包括金黄色葡萄球菌、凝固酶阴性葡萄球菌、肠球菌等。

近年来，多重耐药菌医院感染日益突出，给临床抗感染治疗带来了严峻挑战。多重耐药菌指对通常敏感的常用的 3 类或 3 类以上抗菌药物同时呈耐药的细菌。

（二）真菌

由于广谱抗菌药物的广泛应用，内置医用装置的应用增多，各种介入性操作和手术以及移植治疗的开展和免疫抑制剂的应用，医院内真菌感染的发病率明显上升，最常见的是念珠菌属，其中白假丝酵母菌约占 80%，成为医院感染常见部位中的血流感染、肺部感染等的常见病原体，与中心静脉导管相关的血流感染常导致严重后果。

（三）病毒

病毒也是医院感染的重要病原体。医院感染常见的病毒有疱疹病毒、呼吸道合胞病毒、肠道病毒和肝炎病毒等。

二、流行病学

（一）感染源

医院环境中的任何物体都可能成为感染源，包括体表或体内携带病原微生物的患者、携带者或医院工作人员，也包括病原微生物自然生存和滋生的场所或环境。

（二）传播途径

在医院感染中，接触传播是最主要的传播途径，其次是血液传播、医疗器械传播和空气飞沫传播，生物媒介传播较少。

1. 接触传播 病原体可经患者或医院工作人员的手、医疗物品、室内物品直接或间接接触传播。新生儿经产道获得的感染也属接触传播。

2. 血液传播 是近年来较受重视的一种传播方式，主要见于乙型肝炎病毒、丙型肝炎病毒和人类免疫缺陷病毒传播。

3. 医疗器械传播 侵袭性诊疗器械或设备，如手术器械、导管、内镜、呼吸机、输液器、透析装置等受病原体污染导致感染传播，一旦发生，可在短期内甚至同时引起多人感染。

4. 空气飞沫传播 空气中带有病原微生物的气溶胶微粒和尘埃为传播媒介。空调传播是空气传播的特殊形式，常与军团菌感染有关。雾化吸入和吸氧装置也可传播病原菌。

5. 消化道传播 主要见于因饮水、食物被污染而引起感染性腹泻。

（三）人群易感性

住院患者对条件致病菌和机会病原体的易感性较高，但下列患者更易发生医院感染：

（1）所患疾病严重影响了机体的细胞免疫或体液免疫功能，如恶性肿瘤、糖尿病、肝病、肾病、结缔组织病、慢性阻塞性支气管肺疾病和血液病患者。

（2）新生儿、婴幼儿和老年人。

（3）烧伤或创伤患者。

（4）接受免疫抑制治疗、移植治疗、各种侵袭性操作、异物的植入、长期使用广谱抗生素或污染手术的患者。

三、发病机制

（一）侵袭性诊疗操作

创伤、烧伤、手术、留置尿管、留置血管内导管、机械通气和各种内镜检查等侵袭性操作导致患者皮肤、黏膜等解剖屏障破坏，为病原体入侵提供了直接的机会。

（二）宿主免疫功能降低

免疫抑制治疗、肿瘤放射治疗、化学治疗、器官移植、艾滋病以及糖尿病、肝病、血液病、恶性肿瘤、慢性基础疾病等造成机体免疫屏障受损，免疫功能低下成为医院感染的重要因素。

（三）不合理使用抗菌药物

长时间、大剂量或多种广谱抗菌药物使用导致体内正常菌群受到抑制而削弱了定植抵抗力，那些有毒力的耐药菌株被选择出来而得以繁殖，或者由于抗菌药物和免疫抑制剂的使用，使得微生态变化导致细菌移位引起内源性医院感染。

四、临床常见的医院感染 📱微课

虽然医院感染发生的部位不同，病原体亦有多种，但严重影响患者医疗安全、有措施可以控制的常见医院感染主要包括四种：①中心导管相关血流感染（central line associated bloodstream infection，CLABSI）；②呼吸机相关肺炎（ventilator associated pneumonia，VAP）；③尿管相关尿路感染（catheter associated urinary tract infection，CAUTI）；④手术部位感染（surgical site infection，SSI）。

（一）中心导管相关血流感染

血流感染包括原发血流感染和继发血流感染。原发血流感染指有细菌学证据的血流感染，而没有明确的其他部位感染。CLABSI 特指留置中心导管 >2 天，留置期间或拔除导管 48 小时内发生的原发血流感染。

（二）呼吸机相关肺炎

呼吸道感染一直占我国医院感染的首位，但呼吸机相关肺炎的具体发病率尚不清楚。

肺炎的诊断依赖于影像学、临床和实验室检查结果。VAP 特指气管插管患者机械通气 >2 天，患者插管期间或拔除插管 48 小时内发生的肺炎。

（三）尿管相关尿路感染

尿管相关尿路感染是常见的医院感染之一，尿路感染处理不及时，常导致膀胱炎、肾盂肾炎、革兰阴性菌血症、前列腺炎、附睾炎、睾丸炎等并发症。因此，必须充分重视尿管相关尿路感染，特别是有尿路操作时，应采取有效措施，预防感染发生。

临床上尿路感染常分为有症状尿路感染（symptomatic urinary tract infection，SUTI）、无症状细菌性尿路感染（asymptomatic bacteremic urinary tract infection，ABUTI）和其他尿路感染（other urinary tract infection，OUTI）。CAUTI 特指留置导尿管 >2 天，留置期间或拔除导尿管 48 小时内发生的尿路感染。首先尿路感染是诊断的基础，而 OUTI 不属于 CAUTI 的诊断范畴。

（四）手术部位感染

手术部位感染是指发生在切口或手术深部器官或腔隙的感染，如切口感染、器官脓肿、腹膜炎等，分为表浅切口感染、深部切口感染和器官/腔隙感染，不包括术后与手术操作无关的感染，如术后肺炎、尿路感染等。虽然手术室空气层流技术、灭菌技术、保护屏障、手术技巧、围手术期抗菌药物使用等控制措施不断改善，但 SSI 依然是重要的医院感染，造成的发病率、病死率仍是外科面临的难题。

五、治疗

（一）病原治疗

根据病原体种类、药敏结果、感染部位、患者基础疾病、免疫功能状态、抗菌药物 PK/PD 特点，选择适当的抗菌药物，同时强调正确的给药途径、剂量、次数、疗程，合理地联合用药等原则。

（二）对症治疗

根据患者病情酌情处理：①积极治疗基础疾病；②维持水、电解质的平衡和补充必要热量和营养；

③维护心、脑、肺、肾等重要的器官功能；④有脓肿或炎性积液者应及时采取有效的引流措施等。

六、医院感染的预防与控制

目前，国内外在预防医院感染方面推出了一系列规范和指南，本章仅就常见医院感染的预防与控制通用原则和关键措施进行简要介绍，其中标准预防、接触隔离、手卫生是最常用也是至关重要的通用原则，手卫生贯穿于医院感染预防与控制的全部过程，是关键措施。

（一）标准预防

基于所有患者的血液、体液、分泌物、排泄物、非完整皮肤和黏膜均有潜在传染性的原则，穿戴适宜的防护用品，也包括手卫生和安全注射。标准预防的概念强调的是双向防护的理念，既要防止疾病从患者传播至医务人员，也要防止从医务人员传播至患者和从患者传播至医务人员再传播至患者。

标准预防的措施包括：①医务人员接触患者的血液、体液、分泌物、排泄物时必须采取防护措施，如戴手套、口罩，穿隔离衣；②在进行有可能产生喷溅的操作时，应穿防护服或防水围裙、戴眼罩或防护面具；③严格执行手卫生；④重复使用的医疗用品和设备应该确保在下一患者使用前清洁消毒（灭菌）；⑤小心处置锐器和针头，防止锐器伤。

（二）接触隔离

适用于预防病原体通过直接或间接接触患者或患者医疗环境而引起的感染性疾病，如手足口病、多重耐药菌、诺如病毒感染等。隔离要求：①患者安置于单人病房，或同病种患者安置于同一病房，并在医疗、护理单元最后完成该患者的相应工作；②接触患者需穿隔离衣、戴手套、戴口罩，接触不同的患者需更换不同的隔离衣并进行手卫生；③为患者换药时应戴橡胶手套，患者用过的医疗器械要严格清洁消毒（灭菌）；④患者转科、出院或死亡，病室须进行终末消毒。

（三）手卫生

是指医务人员洗手、卫生手消毒和外科手消毒的总称。手卫生应该遵循的基本原则：手部有可见污染时应用肥皂/皂液和流动水洗手；手部无可见污染时可用速干手消毒剂揉搓双手；外科手消毒必须先洗手、后消毒，不同患者之间、手套破损或手被污染时，应该重新进行外科手消毒。世界卫生组织提倡手卫生的五个重要指征（"二前三后"）：接触患者前；进行清洁（无菌）操作前；接触体液后；接触患者后；接触患者周围环境后。执行手卫生方法遵循国内外通用的六步洗手法。

医院感染控制的核心是控制"可控"的感染，也就是控制那些具有明显危险因素并通过医务人员、诊疗流程等环节改变而可以少发生甚至不发生的感染。虽然目前还不能将医院感染的发生率降低至零，但是我们至少在应对每一次医院感染时应该抱有"怎样才能不发生"的"零容忍"态度作为对患者的承诺，"至少不能给患者带来伤害"。

💡 素质提升

汤飞凡，著名微生物学家，1943年指导研究人员用自己分离的中国菌种，生产中国首批5万单位一瓶的青霉素，为预防天花、黄热病、鼠疫等传染病做了大量工作。1955年和张晓楼等人成功分离出沙眼病毒（沙眼衣原体），被称为世界上第一个分离出沙眼病毒的人。汤飞凡等科学家对科学执着的钻研和持之以恒的精神，正是值得我们当代医学专业的学生敬仰和学习的优秀品质。

答案解析

目标检测

一、选择题

1. 下列有关医院感染的叙述，错误的是

    A. 是指在医院内获得的感染

    B. 出院之后的感染有可能是医院感染

    C. 与上次住院有关的感染是医院感染

    D. 入院时处于潜伏期的感染不是医院感染

    E. 新生儿经胎盘获得的感染属于医院感染

2. 下列各项，不属于医院感染的是

    A. 无明显潜伏期的感染，在入院48小时后发生的感染

    B. 本次感染直接与上次住院有关

    C. 有明确潜伏期的感染，自入院时算起没有超过其平均潜伏期的感染

    D. 新生儿经产道获得的感染

    E. 肿瘤患者住院化疗期间出现带状疱疹

3. 下列有关医院感染的叙述，错误的是

    A. 洗手是预防医院感染的重要措施

    B. 滥用抗菌药物是医院感染的重要原因

    C. 有部分医院感染的发生与消毒隔离缺陷有关

    D. 所有医院感染是可以预防的

    E. 新生儿经产道获得的感染属于医院感染

4. 下列操作，不符合标准预防原则的是

    A. 医生接触冠心病患者的体液时戴手套

    B. 脱手套后立即洗手

    C. 护士的手有伤口，护理患者时戴双层手套

    D. 用过的一次性针头套上针头套后放入锐器盒内

    E. 诊疗中可能发生患者体液飞溅到医生面部时，医生应戴口罩

5. 下列不属于临床常见医院感染的是

    A. 术后肺炎、尿路感染

    B. 中心导管相关血流感染

    C. 呼吸机相关肺炎

    D. 尿管相关尿路感染

    E. 手术部位感染

二、简答题

1. 医院感染的好发人群都有哪些?
2. 简述标准预防的措施。

(殷存静 徐慧 余芳 张晓丹)

书网融合……

本章小结

微课

题库

参考文献

［1］李兰娟，任红．传染病学［M］．第9版．北京：人民卫生出版社，2018.

［2］王明琼，李金成．传染病学［M］．第6版．北京：人民卫生出版社，2018.

［3］白志峰，史卫红．传染病学［M］．北京：人民卫生出版社，2019.

［4］诸欣平，苏川．人体寄生虫学［M］．第9版．北京：人民卫生出版社，2018.

［5］张俊英，谢晓丽，熊励晶，等．成都地区腹泻儿童伤寒和副伤寒沙门氏菌感染状况研究［J］．四川医学，2019，40（09）：881－885.

［6］刘凤凤，赵善露，陈琦，等．2015年全国伤寒、副伤寒流行特征和空间聚类分析［J］．中华流行病学杂志，2017，38（06）：754－758.

［7］曹阳，韩营营，刘凤凤，等．2009－2013年全国伤寒/副伤寒流行特征及分子分型分析［J］．中华流行病学杂志，2018，39（03）：337－341.

［8］曲梅，黄瑛，张新，等．2008－2018年北京市伤寒、副伤寒沙门菌病原学特征［J］．首都公共卫生，2019，13（02）：57－61.

［9］赵善露，夏昕，罗垲炜，等．2011－2020年湖南省伤寒、副伤寒流行病学特征和菌株耐药分析［J］．现代预防医学，2022，49（04）：587－590＋599.

［10］杜真，张婧，卢金星，等．北京市2004－2015年细菌性痢疾分布特征及气象影响因素分析［J］．中华流行病学杂志，2018，39（05）：656－660.

［11］张辉，魏争，王春娟，等．2010－2017年西安市细菌性痢疾流行特征及病原学监测结果分析［J］．现代预防医学，2019，46（08）：1494－1497.

［12］曾好，王晓南，官旭华，等．2006－2017年湖北省细菌性痢疾流行病学特征分析［J］．现代预防医学，2019，46（14）：2507－2510.

［13］文翠容，戚扬，李庆虹，等．医务人员手卫生和院内感染情况调查［J］．白求恩军医学院学报，2009，7（01）：8－9.